U. Wappelhorst, A. Kittelmann

Funktionelle Anatomie des Bewegungsapparates – Arbeitsbuch

Ursula Wappelhorst, Andreas Kittelmann

Funktionelle Anatomie des Bewegungsapparates

Arbeitsbuch

1. Auflage

ELSEVIER

Elsevier GmbH, Bernhard-Wicki-Str. 5, 80636 München, Deutschland
Wir freuen uns über Ihr Feedback und Ihre Anregungen an kundendienst@elsevier.com

ISBN 978-3-437-48051-5

1. Auflage 2021

Wichtiger Hinweis für den Benutzer
Die medizinischen Wissenschaften unterliegen einem sehr schnellen Wissenszuwachs. Der stetige Wandel von Methoden, Wirkstoffen und Erkenntnissen ist allen an diesem Werk Beteiligten bewusst. Sowohl der Verlag als auch die Autorinnen und Autoren und alle, die an der Entstehung dieses Werkes beteiligt waren, haben große Sorgfalt darauf verwandt, dass die Angaben zu Methoden, Anweisungen, Produkten, Anwendungen oder Konzepten dem aktuellen Wissensstand zum Zeitpunkt der Fertigstellung des Werkes entsprechen.
Der Verlag kann jedoch keine Gewähr für Angaben zu Dosierung und Applikationsformen übernehmen. Es sollte stets eine unabhängige und sorgfältige Überprüfung von Diagnosen und Arzneimitteldosierungen sowie möglicher Kontraindikationen erfolgen. Jede Dosierung oder Applikation liegt in der Verantwortung der Anwenderin oder des Anwenders. Die Elsevier GmbH, die Autorinnen und Autoren und alle, die an der Entstehung des Werkes mitgewirkt haben, können keinerlei Haftung in Bezug auf jegliche Verletzung und/oder Schäden an Personen oder Eigentum, im Rahmen von Produkthaftung, Fahrlässigkeit oder anderweitig übernehmen.

Für die Vollständigkeit und Auswahl der aufgeführten Medikamente übernimmt der Verlag keine Gewähr.
Geschützte Warennamen (Warenzeichen) werden in der Regel besonders kenntlich gemacht (®). Aus dem Fehlen eines solchen Hinweises kann jedoch nicht automatisch geschlossen werden, dass es sich um einen freien Warennamen handelt.

Bibliografische Information der Deutschen Nationalbibliothek
Die Deutsche Nationalbibliothek verzeichnet diese Publikation in der Deutschen Nationalbibliografie; detaillierte bibliografische Daten sind im Internet über https://www.dnb.de abrufbar.

21 22 23 24 25 5 4 3 2 1

In ihren Veröffentlichungen verfolgt die Elsevier GmbH das Ziel, genderneutrale Formulierungen für Personengruppen zu verwenden. Um jedoch den Textfluss nicht zu stören sowie die gestalterische Freiheit nicht einzuschränken, wurden bisweilen Kompromisse eingegangen. Selbstverständlich sind **immer alle Geschlechter** gemeint.

Planung: Elisa Imbery
Projektmanagement: Dr. Andrea Beilmann
Redaktion: Isabella de la Rosée, Höhenkirchen-Siegertsbrunn
Rechteklärung: Petra Sneed
Herstellung: Der Buchmacher, Arthur Lenner, Windach
Satz: Thomson Digital, Noida/Indien
Druck und Bindung: Drukarnia Dimograf Sp. z o. o., Bielsko-Biała/Polen
Zeichnungen: Susanne Adler, Lübeck
Umschlaggestaltung: SpieszDesign, Neu-Ulm
Titelbilder: © adimas - stock.adobe.com, Hintergrund basiert auf © pipochka - stock.adobe.com
Grafik Umschlag hinten: Mia Mackenbach, Marburg

Aktuelle Informationen finden Sie im Internet unter **www.elsevier.de.**

Vorwort

Der Anatomieunterricht stellt für Auszubildende in der Physiotherapie, aber auch für Lernende und Studierende anderer medizinischer oder sportwissenschaftlicher Berufe eines der wichtigsten Grundlagenfächer dar. Ein fundiertes Wissen über die Anatomie des menschlichen Körpers – insbesondere des Bewegungsapparates – ist eine wesentliche Voraussetzung für jedes kompetente (physio-)therapeutische Handeln. Es ist die Basis fast all unserer Behandlungstechniken und nicht wegzudenken aus der Praxis.

Doch gerade zu Beginn der Ausbildung bedeutet Anatomie vor allem eines: eine scheinbar unendliche Zahl an Knochen, Muskeln und Nerven mit furchtbar komplizierten Namen, die irgendwie bis zur nächsten Prüfung im Kopf bleiben müssen. Erwirbt man dieses Wissen jedoch nur über Auswendiglernen der scheinbar endlosen Zahl von – meist auch noch lateinischen – Begriffen, hat es für den klinischen Alltag wenig Nutzen. Deshalb versucht dieses Buch den Leser*innen durch zahlreiche, unterschiedliche Aufgabenstellungen die Möglichkeit zu geben, sich Inhalte und Zusammenhänge auf verschiedenen Wegen zu „erarbeiten". Die Auseinandersetzung mit den relevanten Inhalten aus unterschiedlichen Perspektiven fördert das Verständnis funktioneller und klinischer Zusammenhänge und den Transfer des theoretischen Wissens in die Praxis – anstatt es *nur* zu lernen. Dabei erhebt dieses Buch keinen Anspruch auf Vollständigkeit – vielmehr haben wir uns bewusst auf aus unserer Sicht prüfungsrelevante Inhalte beschränkt.

Die Idee zu diesem Buch entstand in unserer langjährigen Arbeit mit Auszubildenden in der Physiotherapie und aus der Überlegung, wie man den Lernenden von der ersten Anatomiestunde bis zum Examen das umfangreiche Wissen in diesem wichtigen Fach so nahebringen kann, dass es auch über die nächste Prüfung hinaus noch lange abrufbar bleibt.

Wie wohl jedes Buch wäre auch dieses nicht ohne die Unterstützung von vielen Menschen entstanden, denen wir an dieser Stelle herzlich „Danke!" sagen möchten.

Allen voran danken wir herzlich unserer Lektorin Elisa Imbery, die dieses Projekt mit auf den Weg gebracht und uns immer wieder daran erinnert hat, für wen wir dieses Buch schreiben. Ebenso allen Mitarbeiter*innen vom Elsevier Verlag, besonders Andrea Beilmann, die uns gemeinsam mit Sibylle Hartl bei der Arbeit an diesem Buch tatkräftig unterstützt hat.

Ein großer Dank gebührt auch unserer Zeichnerin Susanne Adler, die unter anderem die biomechanischen Aufgaben gezeichnet und immer wieder in Details verändert und verfeinert hat. Und nicht zu vergessen Isabella de la Rosée, die mit fachlichem und geübtem Blick das Manuskript redaktionell überarbeitet und uns viele gute Anregungen gegeben hat.

Und zu guter Letzt natürlich unseren Schülerinnen und Schülern, die uns mit ihren Fragen inspiriert haben – und denen wir hiermit ihren Weg durch den „Dschungel" der Anatomie hoffentlich ein Stück weit erleichtern können …

Marburg, Göttingen, Frühjahr 2021
Ursula Wappelhorst, Andreas Kittelmann

Wegweiser

Dieses Buch möchte all denen eine Hilfe sein, die die Anatomie des Bewegungsapparates nicht nur lernen, sondern auch verstehen wollen. Dazu wird auf die deskriptive Anatomie ebenso eingegangen wie auf funktionelle Zusammenhänge – denn erst auf dieser Grundlage lässt sich die Anatomie erfassen.

Das Buch gliedert sich in drei Kapitel: Während sich das 1. Kapitel mit dem **Rumpf** beschäftigt, behandeln die Kapitel 2 und 3 die **Untere** bzw. **Obere Extremität.**

Die jeweiligen Kapitel sind folgendermaßen aufgebaut:

- Zunächst wird der **knöcherne Aufbau** der entsprechenden Region behandelt. Zahlreiche Abbildungen können beschriftet werden und ermöglichen so dem Leser, die relevanten Strukturen der einzelnen Skelettelemente zu erfassen. Die Reduktion auf die aus unserer Sicht funktionell bedeutsamen Strukturen soll es den Leserinnen und Lesern ermöglichen, sich zunächst einen guten Überblick zu verschaffen.
- Die knöchernen Strukturen bilden die Grundlage für die folgenden **Informationen zu den einzelnen Gelenken.** Hier werden alle relevanten Aspekte zum
  - Gelenktyp,
  - den artikulierenden Gelenkpartnern,
  - der Gelenkkapsel und den Bändern sowie
  - möglichen funktionellen Zusammenhängen des jeweiligen Gelenks behandelt.

  Auch hier laden zahlreiche Abbildungen und Aufgabenstellungen dazu ein, den Aufbau der Gelenke zu erfassen und sich die Funktionen zu erarbeiten.
- Nachdem damit der passive Bewegungsapparat behandelt ist, wird der aktive Bewegungsapparat, d. h. die jeweilige **Muskulatur** der zuvor beschriebenen Region vorgestellt. Hier kann der Leser die Muskeln in funktionelle Gruppen gliedern oder nach topografischen Gesichtspunkten einteilen und so in überschaubaren Abschnitten wiederholen. Verschiedene Aufgabenstellungen bieten auch hier die Möglichkeit, sich Funktionen, Besonderheiten und klinische Zusammenhänge zu verdeutlichen. Dabei werden unterschiedliche Lernniveaus berücksichtigt.
- Zum Abschluss bietet der Abschnitt **Innervation** nochmals einen kurzen Überblick über die wichtigsten Leitungsbahnen der entsprechenden Region – natürlich eingebettet in verschiedene Aufgabenstellungen.

Jedem Kapitel schließt sich ein umfangreicher, übersichtlich gegliederter Lösungsteil an. Hier finden die Leser*innen die Antworten zu allen Aufgabenstellungen inklusive der entsprechenden Abbildungen. So können sie ihr Wissen und ihren Lernfortschritt jederzeit überprüfen.

Die rund 100 **Aufgaben** umfassen zahlreiche Abbildungen, die aus dem Text heraus beschriftet oder denen bestimmte Begriffe zugeordnet werden sollen. So können sich die Leser*innen den Aufbau der Strukturen verdeutlichen und gleichzeitig ihren Kenntnisstand überprüfen.

Andere Aufgaben laden die Leser*innen ein, Strukturen (z. B. Muskeln bestimmten Knochenpunkten, funktionellen Gruppen oder zugehörigen Leitungsbahnen) zuzuordnen, um so Zusammenhänge verschiedener Regionen zu erfassen.

Biomechanische Aufgaben fordern die Anwendung mechanischer Prinzipien, um daraus mögliche funktionelle Konsequenzen abzuleiten bzw. einen konkreten Bezug zur Praxis herzustellen. In Kapitel 3 dienen darüber hinaus kleine Exkurse zur **Allgemeinen Anatomie** dazu, wichtige Inhalte auch aus diesem Bereich zu rekapitulieren.

Die unterschiedlichen Aufgabenstellungen sind gleichermaßen als Einladung zu verstehen, sie auf jeweils andere Bereiche des Bewegungsapparates zu übertragen. So finden sich z. B. Aufgaben zu möglichen klinischen Auswirkungen peripherer Nervenläsionen. Diese werden exemplarisch für einen Nerv dargestellt, der in der physiotherapeutischen Praxis häufig betroffenen ist, lassen sich jedoch gleichermaßen auf andere periphere Nerven übertragen.

Das Lektorat Physiotherapie und die Autoren wünschen allen Lernenden viel Spaß, Erfolg und vor allem „Aha-Erlebnisse", wenn sie mit diesem Buch die funktionellen Zusammenhänge des Bewegungsapparates (be)greifen lernen und sich so (nicht nur) auf die nächste Prüfung vorbereiten!

Fehler gefunden?

An unsere Inhalte haben wir sehr hohe Ansprüche. Trotz aller Sorgfalt kann es jedoch passieren, dass sich ein Fehler einschleicht oder fachlich-inhaltliche Aktualisierungen notwendig geworden sind.

Sobald ein relevanter Fehler entdeckt wird, stellen wir eine Korrektur zur Verfügung. Mit diesem QR-Code gelingt der schnelle Zugriff.

https://else4.de/978-3-437-48051-5

Wir sind dankbar für jeden Hinweis, der uns hilft, dieses Werk zu verbessern. Bitte richten Sie Ihre Anregungen, Lob und Kritik an folgende E-Mailadresse: kundendienst@elsevier.com

Autoren

Ursula Wappelhorst, Jg. 1973, absolvierte von 1994 bis 1997 die Ausbildung zur Physiotherapeutin in Marburg. Im Anschluss arbeitete sie in vorwiegend orthopädisch orientierten Praxen zunächst in Marburg, später in Karlsruhe. Sie verfügt u. a. über abgeschlossene Weiterbildungen in der Manuellen Therapie (OMT Kaltenborn/Evjenth-Konzept), PNF und Brügger-Therapie und belegte darüber hinaus zahlreiche Fortbildungen überwiegend zur Behandlung des muskuloskelettalen Systems.

Neben ihrer Praxistätigkeit arbeitet sie seit 2001 als Lehrkraft an der Physiotherapieschule des Universitätsklinikums Marburg, zunächst mit dem Schwerpunkt Orthopädie, später auch auf dem Gebiet der topografischen und funktionellen Anatomie des Bewegungsapparates. Seit 2018 unterrichtet sie außerdem die Fächer Manuelle Therapie und Biomechanik. Ursula Wappelhorst ist Mitautorin des bisherigen Lehr- und Arbeitsbuch Funktionelle Anatomie sowie Mitautorin und -herausgeberin des Leitfaden Physiotherapie.

2015 schloss die Autorin den berufsbegleitenden Studiengang „Physiotherapie – Angewandte Therapiewissenschaften, B. Sc." an der Hochschule Fresenius in Idstein ab.
E-Mail: ursula.wappelhorst@gmx.de

Dr. med. Andreas Kittelmann, Jg. 1962, studierte Humanmedizin an der Universität in Göttingen und wurde 1993 als Arzt approbiert. Anschließend war er als ärztlicher Dozent in der Physiotherapieausbildung tätig und unterrichtete bis 2003 die Fächer Funktionelle Anatomie des Bewegungsapparates, Spezielle Krankheitslehre (u. a. Orthopädie, Chirurgie, Traumatologie, Sportmedizin), Neuro- und Muskelphysiologie sowie Trainingslehre. Von 2001 bis 2003 hatte er die ärztliche Leitung der Loges-Schule in Bad Harzburg inne. Seine Fortbildungsschwerpunkte liegen neben der Manuellen Therapie v. a. im Bereich der Medizinischen Trainingslehre, der Sportmedizin und der Rettungsmedizin. Seit 2003 beschäftigt sich Dr. Andreas Kittelmann als Medizinaldezernent mit der Ausbildung und Prüfung in den Gesundheitsfachberufen.
E-Mail: Dr.A.Ki@gmx.net

Abbildungsnachweis

Der Verweis auf die jeweilige Abbildungsquelle befindet sich bei allen Abbildungen im Werk am Ende des Legendentextes in eckigen Klammern. Alle nicht besonders gekennzeichneten Grafiken und Abbildungen © Elsevier GmbH, München.

G439-001	Palastanga, N./et al.: Anatomy and Human Movement. Elsevier Churchill Livingstone, 6*th* ed. 2012
L126	Dr. med. Katja Dalkowski, Buckenhof
L127	Jörg Mair, München
L157	Susanne Adler, Lübeck
L266	Stephan Winkler, München
S700	Paulsen, F./Waschke, J.: Sobotta. Atlas der Anatomie des Menschen. Elsevier/Urban&Fischer, 24. Aufl. 2017
R431	Wappelhorst, U./Kittelmann, A./Röbbelen, C.: Lehr- und Arbeitsbuch Funktionelle Anatomie. Elsevier/Urban & Fischer, 1. Aufl. 2005

Inhaltsverzeichnis

KAPITEL

1 Rumpf

1.1 Wirbelsäule (Columna vertebralis)

Die Wirbelsäule ist das Achsenorgan und bildet das zentrale Element im Skelettsystem. Von kranial nach kaudal unterscheidet man fünf Abschnitte, die jeweils aus einer unterschiedlichen Anzahl von Wirbeln aufgebaut sind:

- Halswirbelsäule (zervikal C1–C7)
- Brustwirbelsäule (thorakal Th1–Th12)
- Lendenwirbelsäule (lumbal L1–L5)
- Kreuzbein (sakral S1–S5)
- Steißbein (kokzygeal 3–5 Wirbel)

In der Sagittalebene weist die Wirbelsäule vier **physiologische Krümmungen** auf, sodass man von kranial nach kaudal einen doppelt-S-förmigen Verlauf findet.

?Aufgabe 1.1

Veranschaulichen Sie sich den Aufbau der Wirbelsäule mit ihren unterschiedlichen Abschnitten anhand der > Abb. 1.1. Arbeiten Sie heraus, welche physiologischen Krümmungen man an der Wirbelsäule unterscheidet und welchen mechanischen Vorteil diese mit sich bringen. Wie bezeichnet man Krümmungen in der Frontalebene?

1 ....

2 ....

3 ....

4 ....

5 ....

....

....

....

....

....

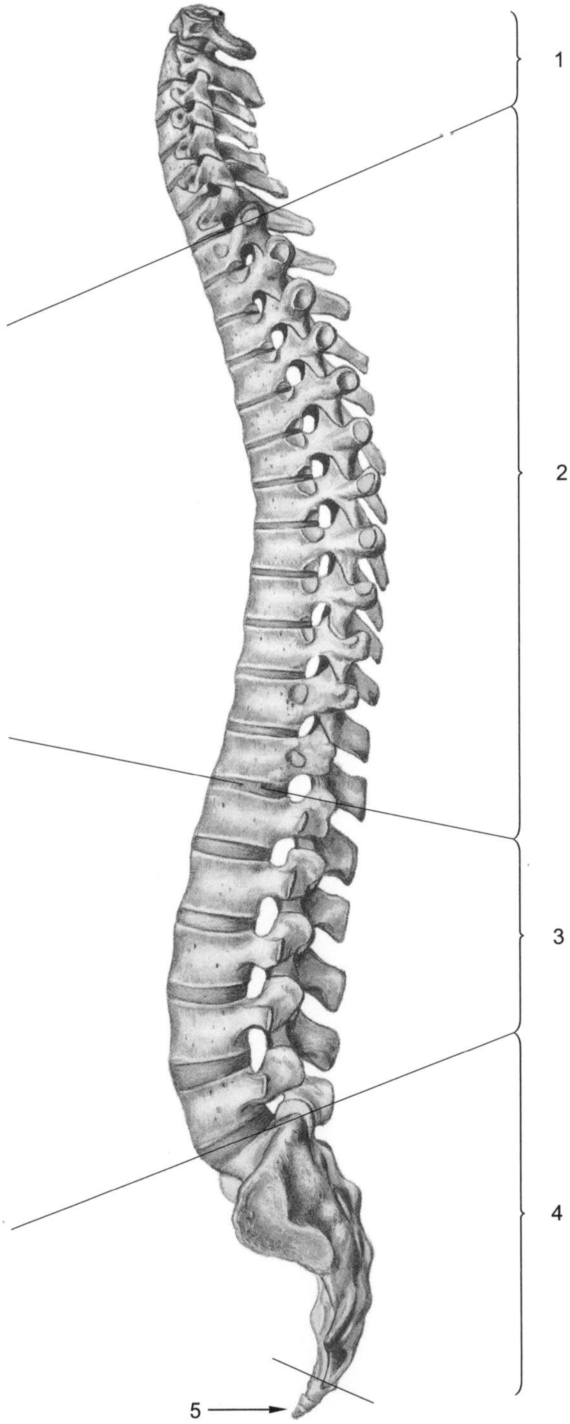

Abb. 1.1 Abschnitte und Krümmungen der Wirbelsäule, Ansicht von lateral [S700]

1.1.1 Knöcherner Aufbau der Wirbel

Mit Ausnahme des 1. und 2. Halswirbels (Atlas und Axis) folgen alle Wirbel einem einheitlichen Bauprinzip und sind aus folgenden Elementen aufgebaut:

- einem **Wirbelkörper (Corpus vertebrae = 1),**
- einem **Wirbelbogen (Arcus vertebrae = 2)** sowie
- mehreren Fortsätzen:
  - **Dornfortsatz (Proc. spinosus = 3)**
  - **Querfortsätze (Procc. transversi = 4)**
  - **Gelenkfortsätze (Procc. articulares superior = 5** und **inferior = 6)**

Der Wirbelkörper bildet den kompakten ventralen Teil des Wirbels und trägt den Hauptteil der auf die Wirbelsäule wirkenden axialen Belastung. Er besitzt eine kräftige Kortikalis, deren kaudaler bzw. kranialer Abschluss als Grund- bzw. Deckplatte bezeichnet wird. Die verdickten Randleisten entstehen aus den ringförmig angelegten Epiphysen (Epiphysis anularis) der Wirbelkörper.

Wirbelkörper und Wirbelbogen umschließen gemeinsam ein **Wirbelloch (Foramen vertebrale = 7);** alle Wirbellöcher in ihrer Gesamtheit bilden den knöchernen Wirbelkanal (Canalis vertebralis), in dem geschützt das Rückenmark liegt. Von kranial nach kaudal hin nimmt die Höhe der Wirbelkörper zu, während das Lumen des Foramen vertebrale kleiner wird.

Der Wirbelbogen wird durch die Procc. articulares in einen vorderen Anteil **(Pediculus arcus vertebrae = 8)** und einen hinteren Anteil **(Lamina arcus vertebrae = 9)** unterteilt.

Die knöchernen Fortsätze dienen dem Ansatz von Muskeln und Bändern (Procc. transversi und Proc. spinosus) sowie zur gelenkigen Verbindung mit dem darüber bzw. darunter liegenden Wirbel (Procc. articulares).

? Aufgabe 1.2

Die ➤ Abb. 1.2 zeigt den schematischen Aufbau eines Wirbels. Veranschaulichen Sie sich diesen Grundaufbau, indem Sie der Abbildung die im Text **fett** geschriebenen Strukturen zuordnen.

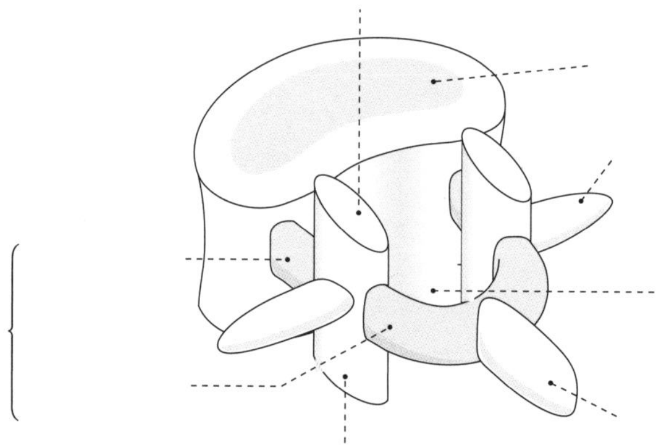

Abb. 1.2 Schematischer Aufbau eines Wirbels [L157]

1 ....

2 ....

3 ....

4 ....

5 ....

6 ....

7 ....

8 ....

9 ....

Die einzelnen Wirbelsäulenabschnitte weisen darüber hinaus besondere knöcherne Merkmale auf, die für die jeweilige Region charakteristisch sind und im Folgenden besprochen werden.

Untere Halswirbelsäule

Der Wirbelsäulenabschnitt vom **3. bis zum 7. Halswirbel** wird aus funktioneller Sicht als untere Halswirbelsäule bezeichnet. Diese Halswirbel haben einen kurzen, meist gespaltenen Dornfortsatz (Proc. spinosus). Er sieht aus wie ein Schwalbenschwanz, wobei eine große Variabilität besteht. Der Dornfortsatz des 7. Halswirbels **(Vertebra prominens)** ist im Verhältnis sehr lang und kann als knöcherner Orientierungspunkt dienen, da er gut zu tasten ist. Er ist nicht gespalten.

Die Querfortsätze C3–C7 (Procc. transversi) weisen an ihrer Oberseite jeweils eine Rinne auf **(Sulcus nervi spinalis),** die am lateralen Rand in zwei Fortsätzen endet **(Tuberculum anterius** und **posterius).** Der vordere Teil des Querfortsatzes mit dem Tuberculum anterius stellt das Rippenrudiment der Halswirbelsäule dar. In den Querfortsätzen findet sich jeweils ein Loch **(Foramen transversarium)**, durch das die Wirbelarterie (A. vertebralis) nach kranial verläuft.

An den seitlichen Rändern der Halswirbelkörper finden sich zudem kleine, nach kranial gerichtete Fortsätze (**Procc. uncinati,** Unci corporis), die mit dem darüberliegenden Wirbel eine gelenkähnliche Verbindung (Unkovertebralgelenke) bilden. Sie sind jedoch nicht primär vorhanden, sondern entstehen erst zwischen dem 5. und 10. Lebensjahr.

Brustwirbelsäule

Die Brustwirbel haben einen langen, nach dorsal-kaudal ausgerichteten Dornfortsatz (Proc. spinosus). Die Ausrichtung und Länge der Dornfortsätze ändert sich im Verlauf der thorakalen Kyphose: Im Bereich der oberen und unteren BWS zeigen die Procc. spinosi mehr nach dorsal, wogegen sie in der mittleren BWS steil nach kaudal abfallen.

Die Brustwirbel tragen seitlich am Wirbelkörper kleine Gelenkflächen zur Artikulation mit den Rippenköpfchen **(Fovea costalis superior** bzw. **inferior).** An den Querfortsätzen des 1. bis 10. Brustwirbels findet sich darüber hinaus eine Gelenkfläche zur Artikulation mit den Rippenhöckerchen **(Fovea costalis processus transversi).**

Lendenwirbelsäule

Die Lendenwirbel haben zwar einen mächtigen Wirbelkörper (Corpus vertebrae), im Verhältnis dazu jedoch ein kleines Wirbelloch (Foramen vertebrale).

Die breiten, kräftigen Dornfortsätze (Procc. spinosi) sind nach dorsal gerichtet. Nur der Dornfortsatz von L5 ist kleiner und runder.

Der lange, nach dorsal-lateral ragende Querfortsatz in der LWS ist der ursprünglich aus einer Rippenanlage entstandene **Rippenfortsatz (Proc. costalis)**.

Der eigentliche Proc. transversus ist nur noch rudimentär zwischen dem Rippenfortsatz und dem **Proc. mamillaris** vorhanden und wird als **Proc. accessorius** bezeichnet.

?Aufgabe 1.3

Die folgenden Abbildungen zeigen einen typischen Hals-, Brust- und Lendenwirbel im Vergleich von oben (➤ Abb. 1.3, ➤ Abb. 1.4, ➤ Abb. 1.5) bzw. von der Seite (➤ Abb. 1.6, ➤ Abb. 1.7, ➤ Abb. 1.8). Vergleichen Sie die Wirbel miteinander und veranschaulichen sich die im Text beschriebenen typischen Merkmale eines jeden Wirbelsäulenabschnittes, indem Sie die Abbildungen beschriften.

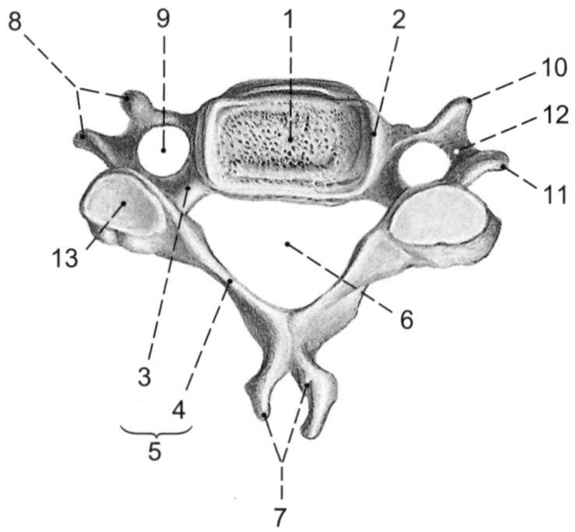

Abb. 1.3 5. Halswirbel (Vertebra cervicalis V), Ansicht von kranial [S700]

1 ....
2 ....
3 ....
4 ....
5 ....
6 ....
7 ....
8 ....
9 ....
10 ....
11 ....
12 ....
13 ....

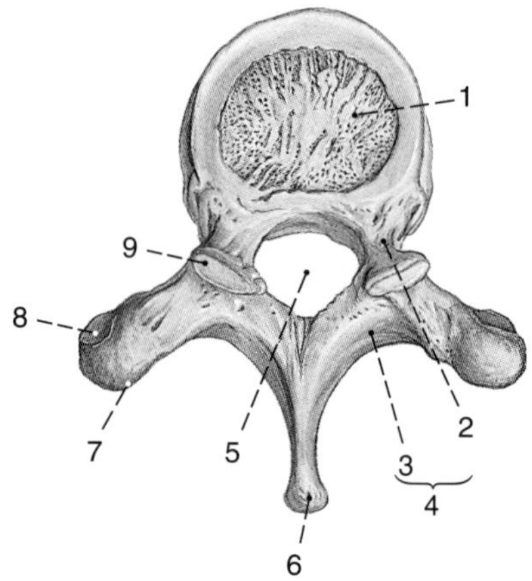

Abb. 1.4 5. Brustwirbel (Vertebra thoracica V), Ansicht von kranial [S700]

1 ....
2 ....
3 ....
4 ....
5 ....
6 ....
7 ....
8 ....
9 ....

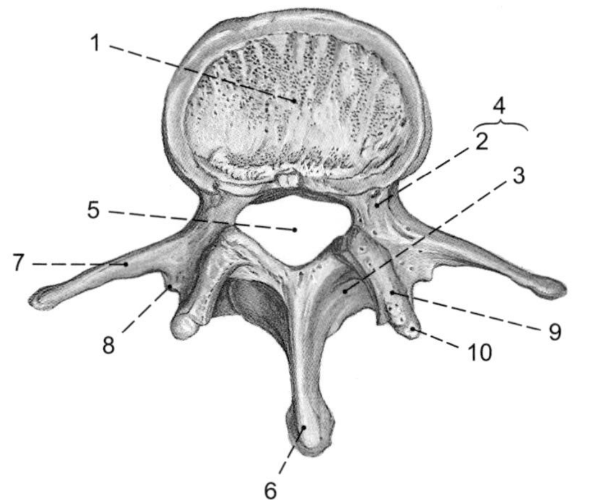

Abb. 1.5 4. Lendenwirbel (Vertebra lumbalis IV), Ansicht von kranial [S700]

1 ....

2 ....

3 ....

4 ....

5 ....

6 ....

7 ....

8 ....

9 ....

10 ....

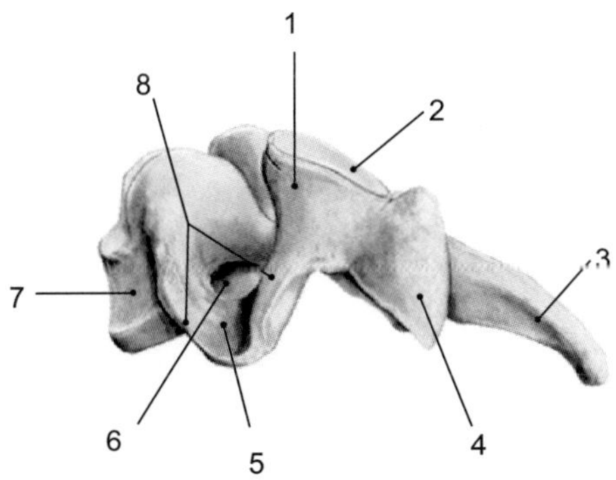

Abb. 1.6 5. Halswirbel (Vertebra cervicalis V), Ansicht von lateral [S700-L266]

1 ....

2 ....

3 ....

4 ....

5 ....

6 ....

7 ....

8 ....

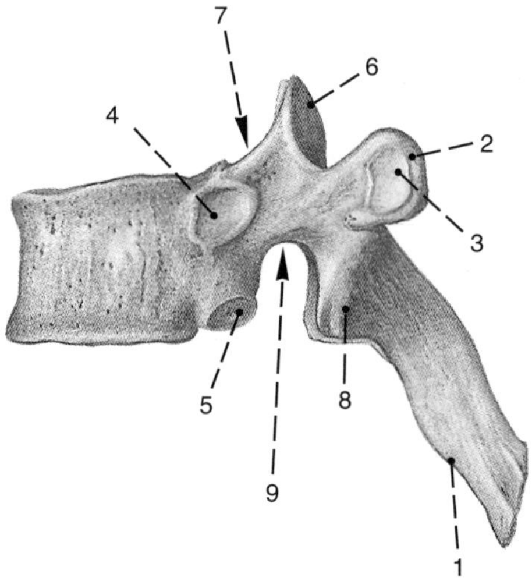

1 ....

2 ....

3 ....

4 ....

5 ....

6 ....

7 ....

8 ....

9 ....

Abb. 1.7 6. Brustwirbel (Vertebra thoracica VI), Ansicht von lateral [S700]

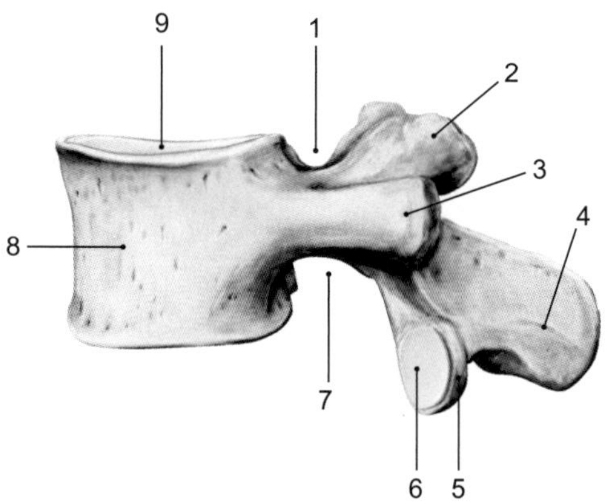

Abb. 1.8 4. Lendenwirbel (Vertebra lumbalis IV), Ansicht von lateral [S700-L266]

1 ....

2 ....

3 ....

4 ....

5 ....

6 ....

7 ....

8 ....

9 ....

Obere Halswirbelsäule

Die beiden oberen Halswirbel (Atlas und Axis), die mit dem Hinterhaupt (Os occipitale) die obere Halswirbelsäule bilden, unterscheiden sich in ihrem Aufbau grundsätzlich von den übrigen Wirbeln.

Die auffälligste Besonderheit des **Atlas** ist der fehlende Wirbelkörper. Stattdessen hat der Atlas zwei massive seitliche Anteile **(Massae laterales = 6),** die über den vorderen **(Arcus anterior atlantis = 1)** und hinteren Wirbelbogen **(Arcus posterior atlantis = 4)** miteinander verbunden sind. Sie umschließen das große **Foramen vertebrale (= 10)** des Atlas. Die beiden Wirbelbögen tragen jeweils ein **Tuberculum anterius atlantis (= 2)** bzw. **posterius atlantis (= 5).** Auf der Rückseite des vorderen Atlasbogens findet sich eine kleine Gelenkfläche **(Fovea dentis = 3),** über die der Atlas mit dem Dens axis in Verbindung steht. Im **Proc. transversus (= 8)** findet sich, wie auch bei den übrigen Halswirbeln, ein **Foramen transversarium (= 9).**

? Aufgabe 1.4

Veranschaulichen Sie sich den Aufbau des Atlas, indem sie der ➢ Abb. 1.9 die im Text **fett** geschriebenen Strukturen zuordnen.

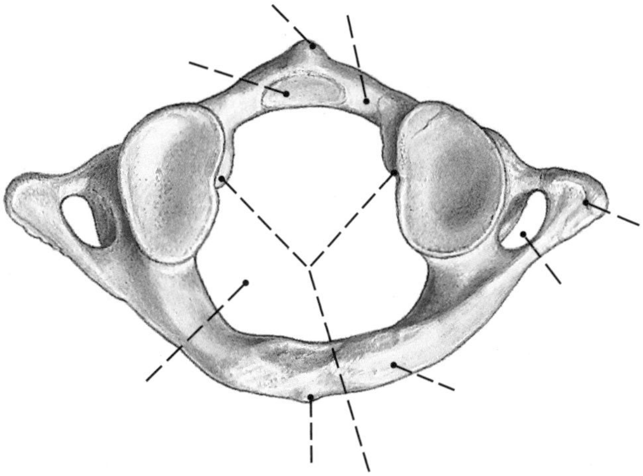

Abb. 1.9 Atlas (1. Halswirbel), Ansicht von kaudal [S700]

1 ....

2 ....

3 ....

4 ....

5 ....

6 ....

7 ....

8 ....

9 ....

10 ....

Das charakteristischste Merkmal des **Axis** ist sein zahnartiger Fortsatz, der **Dens axis,** der dem Wirbelkörper aufsitzt. Er hat auf seiner Spitze eine kleine Erhebung, den **Apex dentis.** Nach ventral und dorsal gerichtet finden sich zwei ovale Gelenkflächen **(Facies articularis anterior** und **posterior).** Daneben hat der Axis alle Merkmale eines „normalen" Halswirbels.

?Aufgabe 1.5

Veranschaulichen Sie sich den Aufbau des Axis, indem sie die nummerierten Strukturen in ➤ Abb. 1.10 beschriften. Für die fehlenden Strukturen des Axis blättern Sie noch einmal zurück zum Halswirbel (➤ Abb. 1.3, ➤ Abb. 1.6).

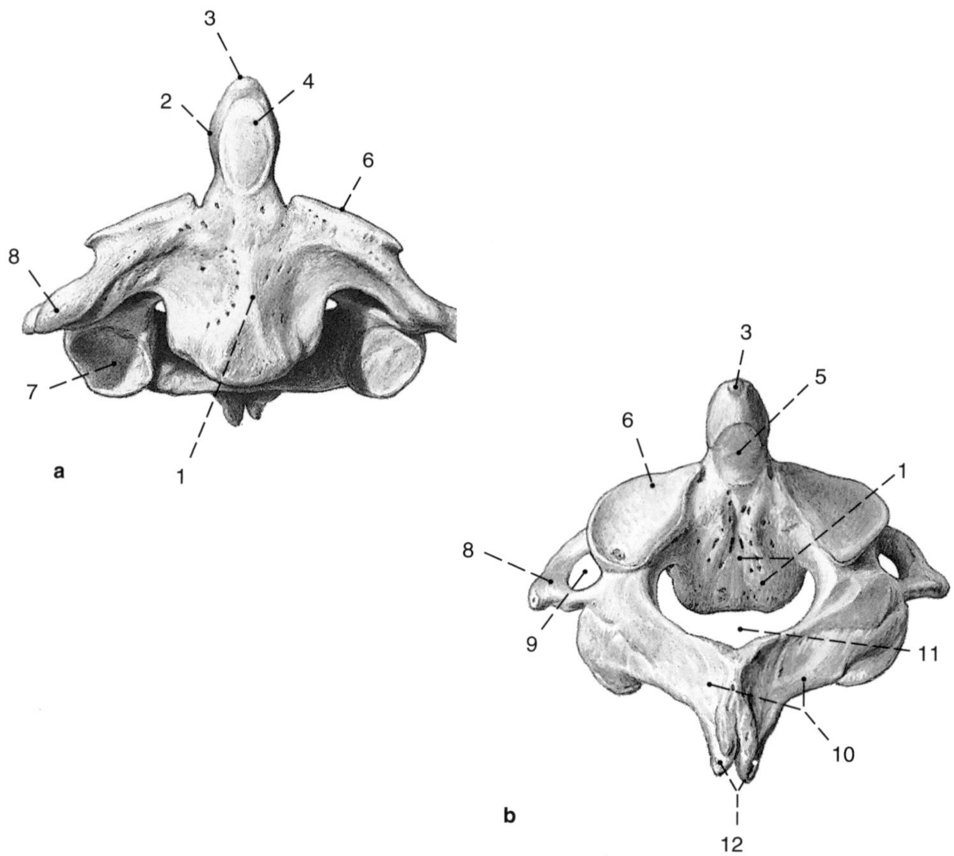

Abb. 1.10 Axis (2. Halswirbel), Ansicht von ventral (a) und dorsal-kranial (b) [S700]

1 ....

2 ....

3 ....

4 ....

5 ....

6 ....

7 ....

8 ....

9 ....

10 ....

11 ....

12 ....

Kreuzbein

Das **Kreuzbein (Os sacrum)** entsteht aus der Verschmelzung der fünf sakralen Wirbel (Vertebrae sacrales). Bei Geburt ist die Sakralwirbelsäule mit fünf eigenständigen Wirbeln angelegt und verbindet sich zunächst über Synchondrosen, die dann bis zum 20.–25. Lebensjahr ossifizieren. Daraus erklären sich auch der Aufbau und die äußeren Merkmale des Sakrums.

Aus den ursprünglichen Dornfortsätzen entwickelt sich ein Knochenkamm **(Crista sacralis mediana = 10)**, aus den verschmolzenen Gelenkfortsätzen (Procc. articulares) eine verknöcherte Randleiste **(Crista sacralis intermedia = 14)** und aus den Querfortsätzen wird das Seitenteil des Sakrums **(Pars lateralis = 8)** gebildet. Der **Proc. articularis superior (= 3)** ragt hinter der **Basis ossis sacri (= 1)** nach kranial auf, deren vorderer Rand als **Promontorium (= 2)** bezeichnet wird. Der ventrale Abschnitt der Pars lateralis verbreitert sich zu den Kreuzbeinflügeln **(Alae ossis sacri = 7),** die die Gelenkflächen für das Iliosakralgelenk **(Facies auricularis sacralis = 15)** und die **Tuberositas ossis sacri (= 13)** tragen.

Die hintere Fläche des Os sacrum **(Facies dorsalis = 17)** ist konvex gebogen, die vordere Fläche **(Facies pelvina = 16)** konkav.

Der Wirbelkanal (Canalis vertebralis) setzt sich nach kaudal in den **Canalis sacralis (= 9)** fort, der im **Hiatus sacralis (= 11)** endet. Aus dem Canalis sacralis treten die vorderen Äste (Rr. anteriores) der Spinalnerven durch die **Foramina sacralia anteriora (= 6),** die hinteren Äste (Rr. posteriores) durch die **Foramina sacralia posteriora (= 12)** nach außen. Zwischen den Foramina sacralia anteriora verlaufen die **Lineae transversae (= 5),** welche die Reste der verknöcherten Bandscheiben darstellen.

Am unteren Ende des Sakrums, der **Apex ossis sacri (= 4),** befindet sich das Steißbein **(Os coccygis = 18).** Das Steißbein des Menschen ist der rudimentäre Rest der Schwanzwirbelsäule der Wirbeltiere. Es entsteht aus einer synostotischen Verschmelzung von meist vier Wirbeln und ist über eine Symphyse mit dem Sakrum verbunden.

? Aufgabe 1.6

Veranschaulichen Sie sich die knöchernen Merkmale des Sakrums anhand der folgenden Abbildungen (➢ Abb. 1.11, ➢ Abb. 1.12), indem sie jeweils die im Text **fett** geschriebenen Strukturen zuordnen.

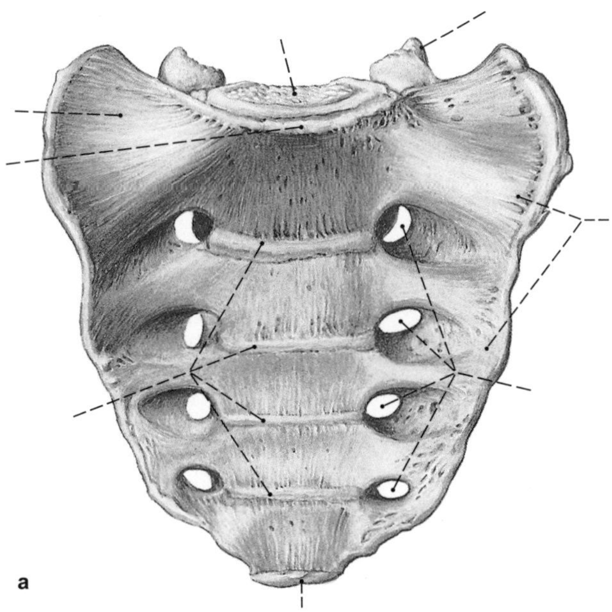

Abb. 1.11 Os sacrum, Ansicht von ventral (a) [S700]

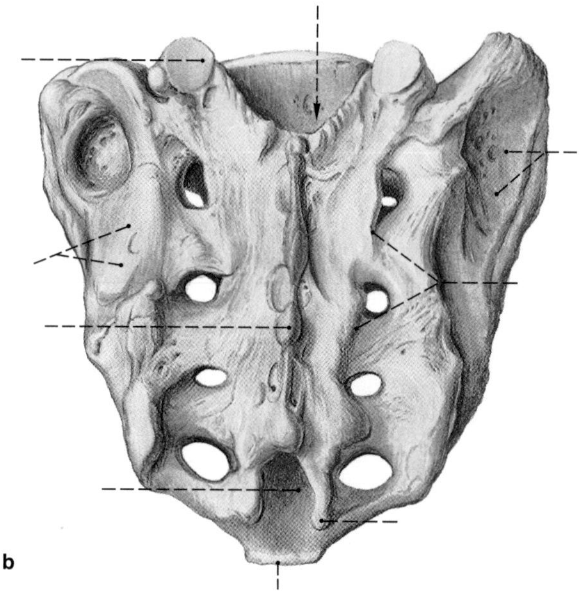

Abb. 1.11 Os sacrum, Ansicht von dorsal (b) [S700]

1 ....

2 ....

3 ....

4 ....

5 ....

6 ....

7 ....

8 ....

9 ....

10 ....

11 ....

12 ....

13 ....

14 ....

15 ....

16 ....

17 ....

18 ....

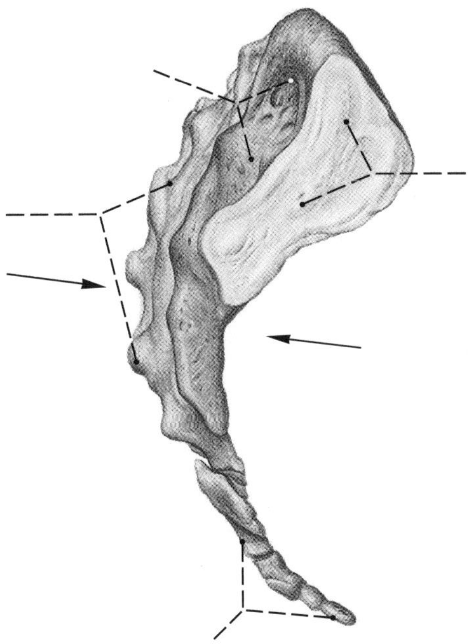

Abb. 1.12 Os sacrum mit Os coccygis, Ansicht von lateral [S700]

? Aufgabe 1.7

Rekapitulieren Sie hier noch einmal, welchem Merkmal eines klassischen Wirbels die Strukturen des Sakrums entsprechen und ergänzen Sie die fehlenden Begriffe in der Tabelle.

Klassischer Wirbel	**Sakrum**
Procc. spinosi	
	Crista sacralis intermedia
Procc. transversi	
	Canalis sacralis
Discus intervertebralis	

1

1.1.2 Bewegungssegmente

Als **Bewegungssegment** bezeichnet man die kleinste bewegliche Einheit der Wirbelsäule. Sie besteht aus zwei benachbarten Wirbeln einschließlich ihrer verbindenden Elemente, also aus

- zwei Wirbeln,
- einer Bandscheibe (Discus intervertebralis) im ventralen Bereich,
- zwei Intervertebralgelenken (Artt. zygapophysiales) im dorsalen Bereich,
- einer Vielzahl von Bändern und Faszien sowie
- kurzen, segmentalen Muskeln.

Zur Funktionseinheit im weiteren Sinne zählen auch die Strukturen für die nervale und trophische Versorgung des Bewegungssegments.

Aus der Incisura vertebralis inferior des oberen Wirbels und der Incisura vertebralis superior des unteren Wirbels wird das **Neuroforamen (Foramen intervertebrale)** gebildet, durch das der Spinalnerv nach außen tritt.

Bandscheibe (Discus intervertebralis)

Bandscheiben verbinden – mit Ausnahme des 1. und 2. Halswirbels – alle benachbarten Wirbelkörper miteinander (Symphysis intervertebralis). Zusammen machen die Bandscheiben ca. 25 % der Gesamtlänge der Wirbelsäule aus. Die Höhe der Bandscheiben nimmt von kranial nach kaudal zu.

Eine Bandscheibe besteht aus einem äußeren Faserring (Anulus fibrosus) und einem gallertartigen Kern (Nucleus pulposus).

- Der **Anulus fibrosus** besteht aus zahlreichen ringförmigen Schichten (Lamellen), deren kollagene Fasern jeweils gegenläufig angeordnet sind. Während die Fasern in den äußeren Schichten fast senkrecht zwischen den Wirbelkörpern liegen, verlaufen sie in den inneren Schichten zunehmend diagonal. Ähnlich den Stahlfasern eines Autoreifens sind sie imstande, den enormen Zug- und Scherkräften, die bei Bewegungen der Wirbelsäule auftreten können, Widerstand zu leisten.
- Der **Nucleus pulposus** enthält relativ wenige Zellen, dafür jedoch viele verzweigte Riesenmoleküle (sog. Proteoglykane). Diese Molekülaggregate bilden die Voraussetzung für die große Wasserspeicherfähigkeit der Bandscheibe und verleihen dem Gewebe die große Widerstandskraft gegenüber Druckbelastungen.

Die Bandscheibe besitzt kaum Blutgefäße. Daher hat sie nur ein begrenztes Regenerationspotenzial und wird mit zunehmendem Alter anfälliger für Verschleiß. Über das vordere und hintere Längsband (Lig. longitudinale anterius und posterius) werden lediglich die Randbereiche der Bandscheibe durchblutet. Im Bereich der Grund- und Deckplatten (unterer und oberer Abschluss der Wirbelkörper) findet die Ernährung über Diffusion aus den Wirbelkörpern statt.

Die Funktion der Bandscheiben und der Intervertebralgelenke ist es, die Beweglichkeit der Wirbelsäule zu ermöglichen und gleichzeitig zu stabilisieren. Die gesunde Bandscheibe liegt wie ein Kissen zwischen den Wirbelkörpern. Sie überträgt bei aufrechter Körperhaltung einen Teil der Last zwischen den einzelnen Wirbeln und absorbiert Druck- und Stoßkräfte.

?Aufgabe 1.8

In ➤ Abb. 1.13 sehen Sie einen Medianschnitt durch ein lumbales Bewegungssegment. Veranschaulichen Sie sich hier noch einmal die zugehörigen knöchernen und ligamentären Strukturen, indem Sie die Begriffe aus dem Kasten der Abbildung zuordnen. Benennen Sie außerdem die Strukturen, die das Neuroforamen begrenzen.

Anulus fibrosus
Corpus vertebrae
Discus intervertebralis
Foramen intervertebrale
Lamina arcus vertebrae
Lig. flavum
Lig. interspinale
Lig. longitudinale anterius
Lig. longitudinale posterius
Lig. supraspinale
Nucleus pulposus
Pediculus arcus vertebrae
Proc. articularis inferior
Proc. articularis superior
Proc. spinosus

....

....

....

....

Intervertebralgelenke (Artt. zygapophysiales)

Die Intervertebralgelenke – auch als **Facettengelenke, Wirbelbogengelenke** oder **kleine Wirbelgelenke** bezeichnet – sind plane Gelenke (Art. plana) mit zwei translatorischen Freiheitsgraden. Die Gelenkfortsätze (Procc. articulares superiores und inferiores) der benachbarten Wirbel bilden die Gelenkpartner: Die oberen Gelenkfortsätze des unteren Wirbels artikulieren jeweils mit den unteren Gelenkfortsätzen des oberen Wirbels.

Die Gelenkkapseln sind an der Knorpel-Knochen-Grenze befestigt und werden von kranial nach kaudal straffer. Teilweise bilden sie meniskoide Falten, die die Inkongruenzen ausgleichen können.

Die Gelenkflächen (**Facetten**) der Gelenkfortsätze haben in den einzelnen Wirbelsäulenabschnitten eine jeweils charakteristische Ausrichtung und sind so für das unterschiedliche Bewegungsausmaß in die einzelnen Bewegungsrichtungen verantwortlich (➤ Abb. 1.15).

Funktionell sind in allen Wirbelsäulenabschnitten Bewegungen um drei Achsen möglich, wobei jede Bewegung zwischen zwei benachbarten Wirbeln – also in den Bewegungssegmenten – stattfindet. Dabei ist die charakteristische Ausrichtung der Gelenkfacetten für die Bewegungsrichtung verantwortlich, die Höhe der Bandscheiben dagegen für das Ausmaß der Bewegung im Segment. Der gesamte Bewegungsumfang eines Wirbelsäulenabschnitts ergibt sich aus der Summe der möglichen Einzelbewegungen.

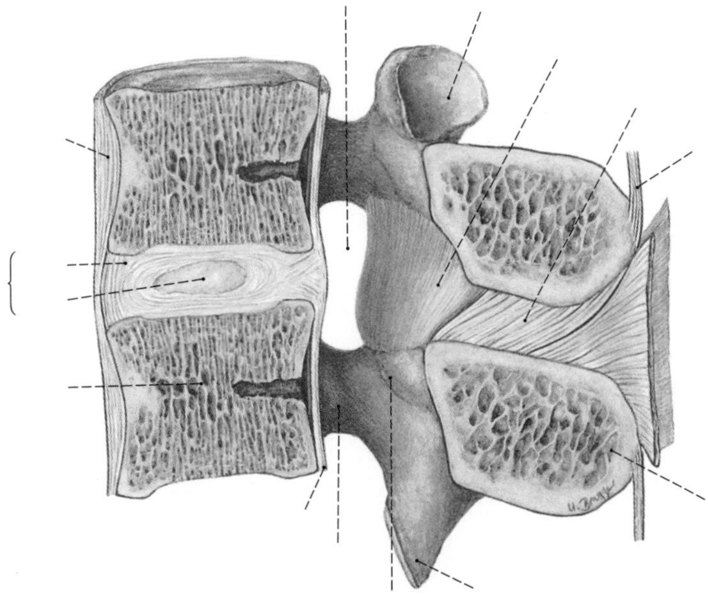

Abb. 1.13 Lumbales Bewegungssegment der Wirbelsäule im Medianschnitt [S700]

? Aufgabe 1.9

Veranschaulichen Sie sich anhand der Abbildung ➢ Abb. 1.14 die artikulierenden Partner der Intervertebralgelenke, indem Sie die nummerierten Strukturen beschriften.

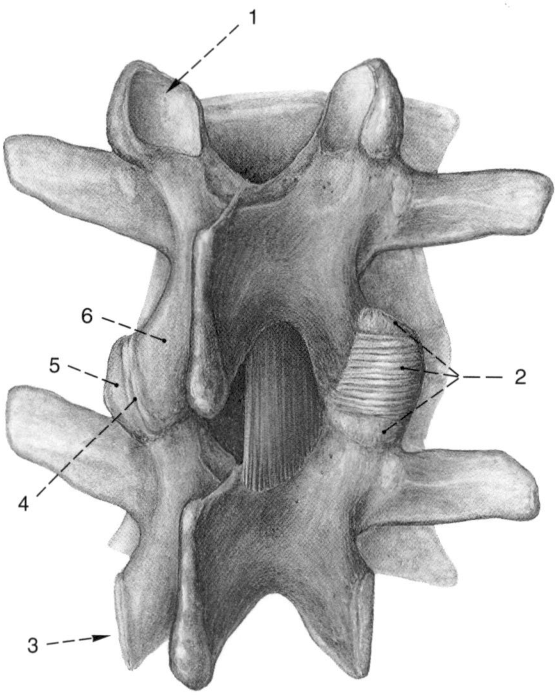

Abb. 1.14 Intervertebralgelenk der Lendenwirbelsäule, Ansicht von dorsolateral [S700]

1 ....

2 ....

3 ....

4 ....

5 ....

6 ....

?Aufgabe 1.10

Die Ausrichtung der Gelenkfacetten in den verschiedenen Wirbelsäulenabschnitten gibt vor, in welche Bewegungsrichtung ein Wirbelsäulenabschnitt bewegen kann (> Abb. 1.15). Analysieren sie – wenn möglich mit Hilfe eines flexiblen Wirbelsäulenmodels –, welche Bewegungsrichtungen in welchen Wirbelsäulenabschnitten besonders gut durchgeführt werden können.

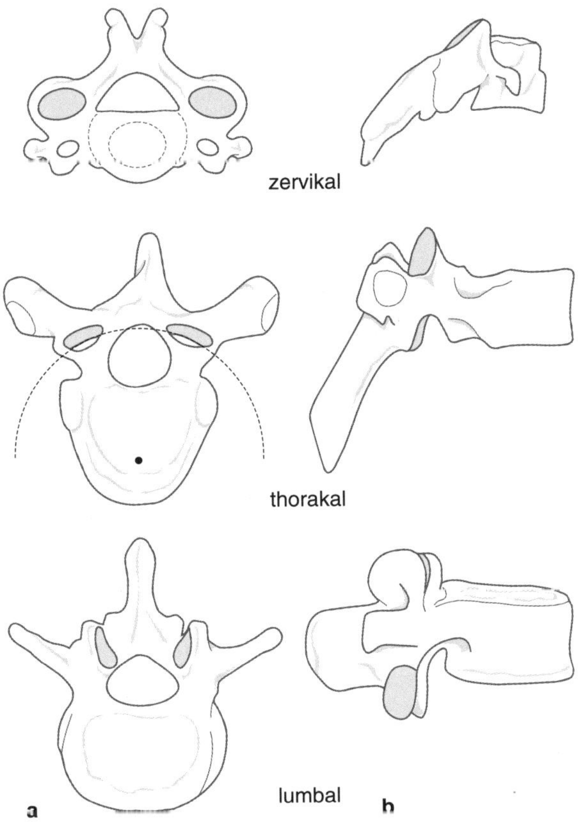

Abb. 1.15 Ausrichtung der Gelenkfacetten in unterschiedlichen Abschnitten der Wirbelsäule, Ansicht von kranial (a) und lateral (b) [G439-001]

....

....

....

....

....

1

?Aufgabe 1.11

Die gesunde Bandscheibe liegt wie ein Kissen zwischen den Wirbelkörpern. Bei aufrechter Körperhaltung wird sie gleichmäßig (axial) belastet und kann so gut einen Teil der Last zwischen den einzelnen Wirbeln übertragen. Welchen Einfluss kann eine dauerhafte Flexionshaltung der Wirbelsäule möglicherweise auf die Entstehung degenerativer Veränderungen der Bandscheiben haben?

....

....

....

....

1.1.3 Bänder der Wirbelsäule

Die Bewegungssegmente der Wirbelsäule werden durch verschiedene Bänder stabilisiert. Dabei lassen sich die **Wirbelkörper**- und die **Wirbelbogenbänder** unterscheiden. Ihre Aufgabe ist die Begrenzung von extremen Bewegungen der Wirbelsäule, nicht aber die passive Sicherung der aufrechten Körperhaltung.

Das **vordere Längsband (Lig. longitudinale anterius)** zieht als kräftiges, breites Band entlang der ventralen Wirbelkörper vom vorderen Atlasbogen (Arcus anterior atlantis) bis zum Os sacrum. Dabei wird es nach kaudal breiter. Das Band besteht aus tiefen segmentalen und oberflächlichen langstreckigen Fasern. Es ist fest mit den Wirbelkörpern verbunden und nur über lockeres Bindegewebe an den Bandscheiben angeheftet.

Das **hintere Längsband (Lig. longitudinale posterius)** zieht als kräftiges Band im Wirbelkanal an der Hinterfläche der Wirbelkörper vom Axis bis zum Os sacrum. Es ist im Bereich zwischen den Pediculi arcus vertebrae relativ schmal und verbreitert sich jeweils im Bereich der Bandscheiben, mit denen es fest verbunden ist (➢ Abb. 1.13). In diesen Bereichen werden die äußeren Schichten der Bandscheibe über das Band mit Gefäßen und Nerven versorgt. Ansonsten steht das Band nur mit den Randleisten der Wirbelkörper in Verbindung. Es besteht wie das vordere Längsband aus tiefen segmentalen und oberflächlichen langen Fasern. Nach kaudal setzt sich das Band bis in den Sakralkanal (Canalis sacralis) fort.

Die **Ligg. flava** spannen sich als kurze elastische Bänder segmental zwischen den benachbarten Wirbelbögen (Laminae arcus vertebrae) aus. Durch den hohen Anteil an elastischen Fasern (ca. 80 %) erscheinen sie in vivo gelblich und werden daher auch als **gelbe Bänder** bezeichnet.

Die **Ligg. interspinalia** sind kurze segmentale Bänder, die sich zwischen den Dornfortsätzen der Wirbel ausspannen. Sie gehen nach dorsal in das Lig. supraspinale über.

Das **Lig. supraspinale** inseriert an den Spitzen der Dornfortsätze und zieht als ein langes Band vom Os occipitale bis zur Crista sacralis mediana.

Das **Lig. nuchae** ist ein sagittal ausgerichtetes, flächiges Band. Kranial inseriert es an der Protuberantia occipitalis externa, kaudal am Proc. spinosus des 7. Halswirbels. Das Band verbindet die Dornfortsätze der Halswirbel miteinander und geht unterhalb von C7 in das Lig. supraspinale bzw. in die Ligg. interspinalia über.

Die **Ligg. intertransversaria** sind kurze segmentale Bänder, die sich zwischen den Querfortsätzen der Wirbel ausspannen.

?Aufgabe 1.12

Veranschaulichen Sie sich anhand der schematischen ➢ Abb. 1.16 die Lage der Bänder an der Wirbelsäule, indem Sie die Abbildung beschriften.

Leiten Sie anhand der Lage die Funktion der jeweiligen Bänder ab und nennen Sie die Bewegungsrichtungen, die sie begrenzen. Sie können erneut ein flexibles Wirbelsäulenmodell zu Hilfe nehmen.

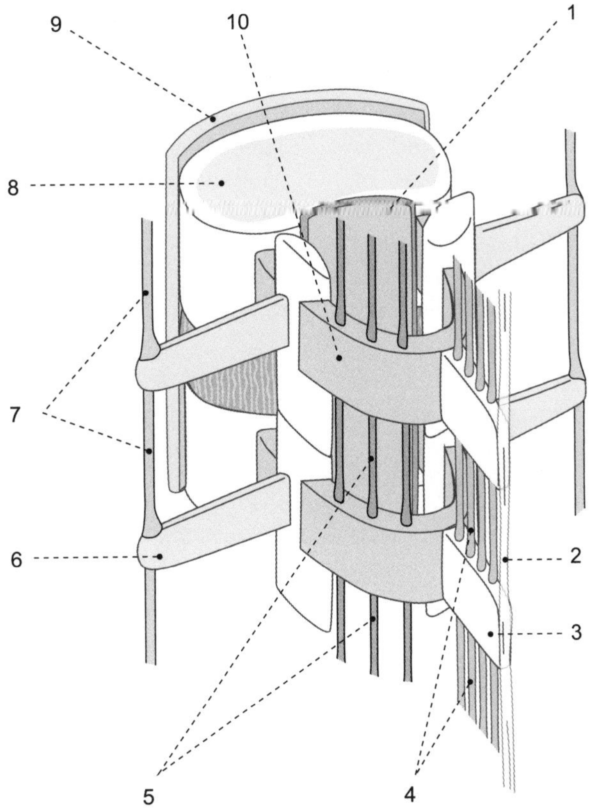

Abb. 1.16 Schematische Darstellung der Wirbelbogen- und Wirbelkörperbänder [L157]

1 ....

2 ....

3 ....

4 ....

5 ....

6 ....

7 ....

8 ....

9 ....

10 ....

....

....

....

....

....

1.1.4 Kopfgelenke

Im Bereich der oberen HWS sind das Hinterhaupt (Os occipitale) und der Atlas über das **obere Kopfgelenk,** Atlas und Axis über die **unteren Kopfgelenke** miteinander verbunden. Obwohl die Kopfgelenke insgesamt aus fünf einzelnen Gelenken bestehen, kann man sie in ihrer Gesamtheit als Kugelgelenk auffassen. Die Aufteilung der Bewegung in zwei Etagen dient der besseren Kopfkontrolle.

Im **oberen Kopfgelenk (Art. atlantooccipitalis)** artikulieren die Hinterhauptskondylen (Condyli occipitales) mit den superioren Gelenkflächen des Atlas (Facies articulares superiores atlantis). Das Gelenk wird von den meisten Autoren als Eigelenk (Art. ellipsoidea) mit zwei Freiheitsgraden beschrieben, in dem eine Extensions- und Flexionsbewegung sowie eine Lateralflexion möglich ist.

Der **mediale Teil des unteren Kopfgelenks (Art. atlantoaxialis mediana)** stellt die unpaarige Verbindung zwischen Atlas und Axis dar. Der Dens axis steht fast senkrecht auf dem Wirbelkörper des Axis und ragt in einen osteoligamentären Ring, der aus dem Arcus anterior und den Massae laterales des Atlas sowie dem Lig. transversum atlantis gebildet wird (➢ Abb. 1.18). Die vordere Gelenkfläche des Dens (Facies articularis anterior) artikuliert mit der Fovea dentis des vorderen Atlasbogens, die hintere Gelenkfläche (Facies articularis posterior) mit dem Lig. transversum atlantis. Das Gelenk stellt anatomisch ein Radgelenk (Art. trochoidea) dar, bei dem sich der Atlas um den Dens axis dreht.

Der **laterale Teil des unteren Kopfgelenks (Art. atlantoaxialis lateralis)** ist paarig, d. h. auf der linken und rechten Seite vorhanden. Hier artikuliert die Facies articularis inferior der Massa lateralis des Atlas mit dem Proc. articularis superior des Axis. Beide Gelenkpartner sind in der sagittalen Ebene konvex. Diese Inkongruenz wird durch meniskoide Falten der Gelenkkapsel ausgeglichen. Nach Kapandji (2016) gibt es in diesem Gelenk eine weitere Bewegung um eine transversale Achse im Sinne einer Extension und Flexion. Diese Bewegung ist möglich, weil das Lig. transversum atlantis eine flexible Struktur ist, die diese kleinen Bewegungen des Atlas erlaubt.

? Aufgabe 1.13

Die ➢ Abb. 1.17 zeigt die beiden oberen Halswirbel in einem Medianschnitt. Rekapitulieren Sie noch einmal den Aufbau von Atlas und Axis (➢ Abb. 1.9, ➢ Abb. 1.10) und ordnen Sie die im Kasten aufgeführten Begriffe den Strukturen in ➢ Abb. 1.17 zu. Wenn vorhanden, nehmen Sie ein Modell zur Hilfe.

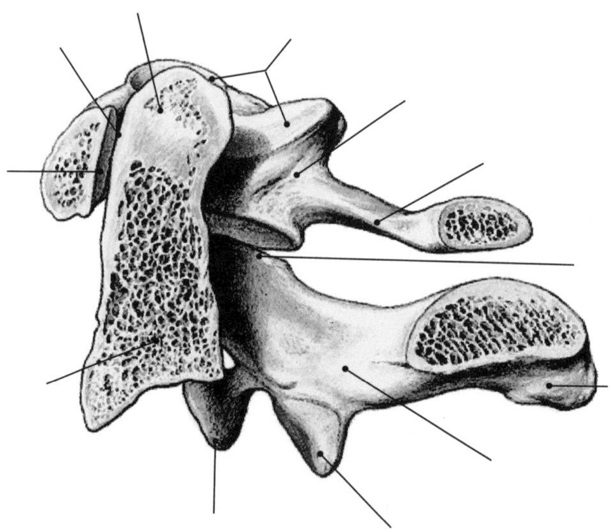

Abb. 1.17 Atlas und Axis im Medianschnitt [S700]

Arcus posterior atlantis
Arcus vertebrae
Corpus vertebrae
Dens axis
Facies articularis anterior
Facies articularis superior
Fovea dentis
Massa lateralis atlantis
Proc. articularis inferior
Proc. articularis superior
Proc. spinosus
Proc. transversus

?Aufgabe 1.14

In ≻ Abb. 1.18 können Sie den medialen Anteil des unteren Kopfgelenks gut erfassen. Beschriften Sie die Strukturen, die an der Bildung dieses Gelenkes beteiligt sind.

Arbeiten Sie heraus, welche wichtige Struktur in dem Raum hinter dem Lig. transversum atlantis liegt und welche wesentliche Funktion dem Band zukommt.

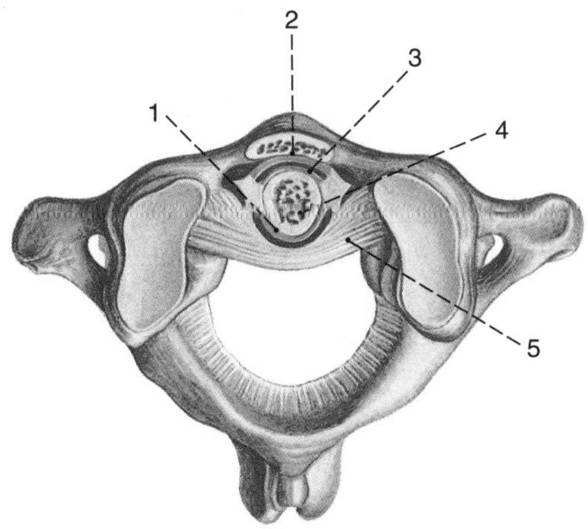

Abb. 1.18 Art. atlantoaxialis mediana, Ansicht von kranial [S700]

1 ....

2 ....

3 ....

4 ....

5 ....

....

....

....

....

....

Bänder der oberen Halswirbelsäule

Die Bänder im Bereich der Kopfgelenke stellen im Grunde eine Fortsetzung der Bänder der Wirbelsäule (≻ Kap. 1.1.3) dar. Aufgrund der veränderten knochernen Situation tragen die Strukturen allerdings andere Namen.

Das **Lig. transversum atlantis** verläuft hinter dem Dens axis transversal von der linken zur rechten Massa lateralis des Atlas (≻ Abb. 1.18). Es ist eines der wichtigsten Bänder in diesem Bereich. Mit seiner Vorderseite steht das Lig. transversum atlantis mit der Facies articularis posterior des Dens axis in Verbindung und bildet so einen Teil der Gelenkfläche der Art. atlantoaxialis mediana. An dieser Stelle finden sich eingelagerte Knorpelzellen.

Die **Fasciculi longitudinales superior** und **inferior** ziehen vom Vorderrand des Foramen magnum am Os occipitale zur Hinterfläche des Axiskörpers. Sie werden aus den tiefen Fasern des hinteren Längsbandes gebildet (≻ Kap. 1.1.3). Sie stabilisieren das Lig. transversum atlantis und bilden mit ihm das **Lig. cruciforme atlantis (Kreuzband).**

Ventral des Kreuzbandes liegen die Ligg. alaria und das Lig. apicis dentis. Die **Ligg. alaria** (sog. Flügelbänder) sind paarigen Bänder, die jeweils vom rechten bzw. linken Seitenrand des Foramen magnum am Os occipitale entspringen und dorsolateral am Dens axis inserieren.

Sie halten den Dens axis in einer mittleren Position zwischen den Hinterhauptskondylen und verhindern eine Verlagerung des Dens in Richtung Rückenmark.

Vom Vorderrand des Foramen magnum am Os occipitale zieht das zarte **Lig. apicis dentis** zur Spitze des Dens axis (Apex dentis).

Dorsal wird das Kreuzband von der **Membrana tectoria** bedeckt, die vom Vorderrand des Foramen magnum am Os occipitale zur Hinterfläche des Axiskörpers zieht. Sie stellt die Verlängerung der oberflächlichen Fasern des hinteren Längsbandes dar.

?Aufgabe 1.15

In den folgenden Abbildungen (➢ Abb. 1.19, ➢ Abb. 1.20, ➢ Abb. 1.21) lassen sich die drei Schichten der tiefen Bänder gut erfassen. Benennen Sie die gekennzeichneten Strukturen und orientieren Sie sich so über die Lagebeziehung der Bänder zueinander.

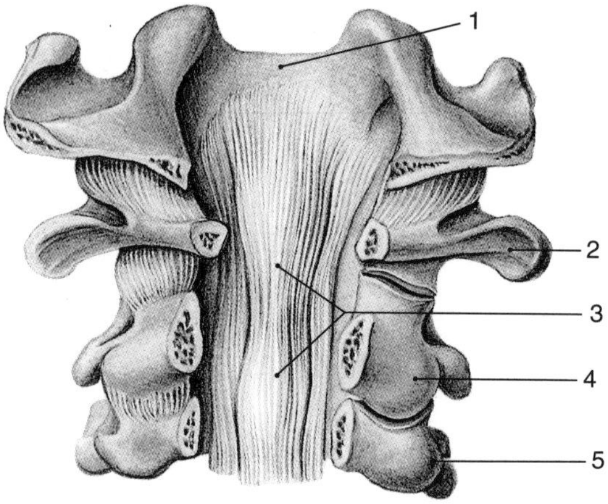

Abb. 1.19 Bänder der Kopfgelenke (tiefe Schicht, Wirbelbögen entfernt), Ansicht von dorsal [S700]

1 ....
2 ....
3 ....
4 ....
5 ....

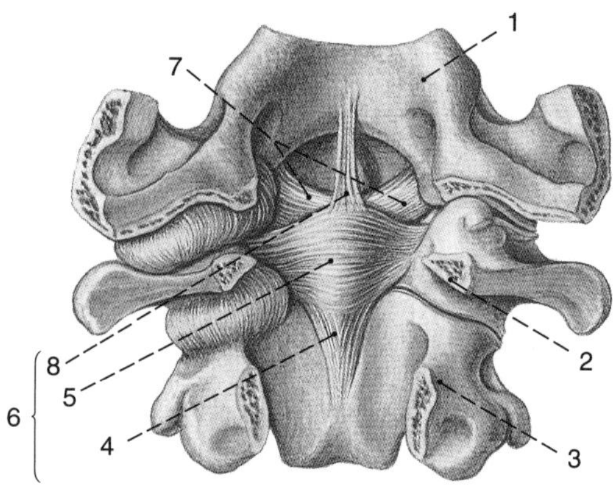

Abb. 1.20 Bänder der Kopfgelenke (tiefe Schicht, Membrana tectoria entfernt), Ansicht von dorsal [S700]

1 ....
2 ....
3 ....
4 ....
5 ....
6 ....
7 ....
8 ....

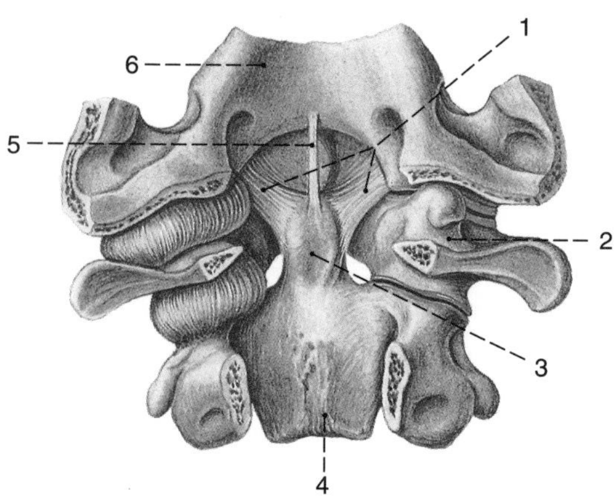

Abb. 1.21 Bänder der Kopfgelenke (tiefe Schicht, Membrana tectoria und Lig. cruciforme atlantis entfernt), Ansicht von dorsal [S700]

1 ....
2 ....
3 ....
4 ....
5 ....
6 ....

Neben diesen tiefen Bändern finden sich ventral und dorsal weitere, oberflächlich gelegene Bänder, die aufgrund der Breite des Atlas als Membranen bezeichnet werden.

Ventral verbindet die **Membrana atlantooccipitalis anterior** die Pars basilaris des Os occipitale mit dem Arcus anterior des Atlas. Dorsal spannt sich die **Membrana atlantooccipitalis posterior** zwischen dem dorsalen Rand des Foramen magnum und dem Arcus posterior des Atlas aus. Deren seitliche Verlängerung wird als **Lig. atlantooccipitale laterale** beschrieben.

Die Bänder gewährleisten gemeinsam die Stabilität im Bereich der oberen Halswirbelsäule.

? Aufgabe 1.16

In diesem Medianschnitt (➤ Abb. 1.22) lässt sich die Lage der Bänder im Bereich der oberen Halswirbelsäule gut erfassen. Benennen Sie die Bänder und die knöchernen Anteile der Kopfgelenke.

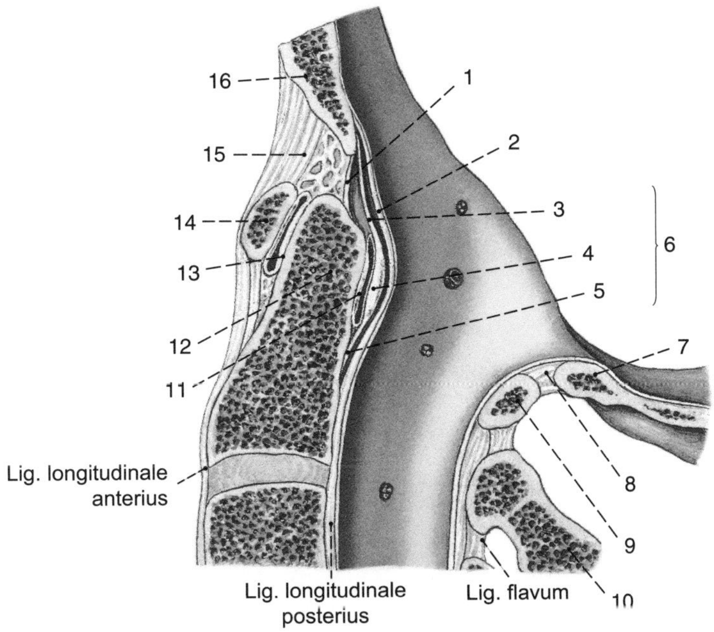

Abb. 1.22 Art. atlantoaxialis mediana und Bänder der Kopfgelenke im Medianschnitt [S700]

1 ....

2 ....

3 ....

4 ....

5 ....

6 ....

7 ....

8 ....

9 ....

10 ....

11 ....

12 ....

13 ....

14 ....

15 ....

16 ....

1

?Aufgabe 1.17

Verdeutlichen Sie sich anhand von > Abb. 1.22 noch einmal, welchem Wirbelsäulenband das jeweilige Band der Kopfgelenke entspricht. Tragen Sie das jeweils entsprechende Band in die Tabelle ein.

Da es sich um einen Medianschnitt handelt, sind manche Bänder *nicht* zu sehen – welche sind das?

Bänder der Wirbelsäule	Bänder der oberen Halswirbelsäule
Lig. longitudinale anterius	
Lig. longitudinale posterius (tiefe Fasern)	
Lig. longitudinale posterius (oberflächliche Fasern)	
Lig. flavum	

....

....

....

1.1.5 Autochthone Rückenmuskulatur (M. erector spinae)

Die autochthone Rückenmuskulatur (*altgriech.:* autochthon = an Ort und Stelle entstanden) wird ausschließlich von den hinteren Ästen (Rr. posteriores) der Spinalnerven innerviert. Sie liegt in einem osteoligamentären Kanal, der begrenzt wird von

- den Dornfortsätzen **(Procc. spinosi)**,
- den Wirbelbögen **(Laminae arcus vertebrae)**,
- den Rippen- bzw. Querfortsätzen **(Procc. costales** bzw. **Procc. transversi)** und den Rippen im thorakalen Bereich und
- der Fascia thoracolumbalis mit ihrem oberflächlichen **(Lamina superficialis)** und tiefen Blatt **(Lamina profunda)**.

? Aufgabe 1.18

Veranschaulichen Sie sich die Begrenzung des osteoligamentären Kanals, in dem die autochthonen Rückenmuskeln liegen, anhand dieses Transversalschnitts (➤ Abb. 1.23) und ergänzen Sie die fehlenden Beschriftungen.

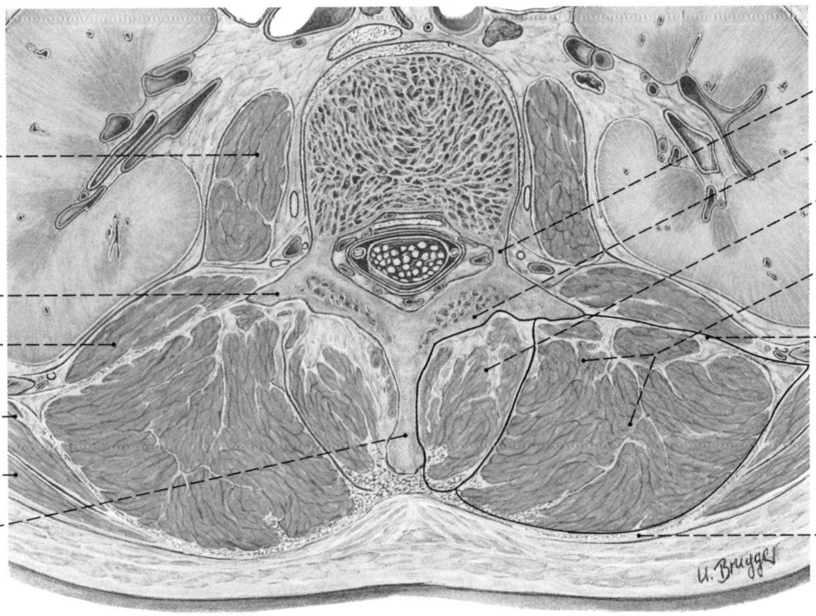

Abb. 1.23 Autochthone Rückenmuskulatur in ihrem osteoligamentären Kanal (Transversalschnitt auf Höhe des 2. Lendenwirbels) [S700]

1 ....

2 ....

3 ....

4 ....

5 ....

6 ....

7 ....

8 ....

? Aufgabe 1.19

Arbeiten Sie heraus, welche Strukturen in Höhe der Lendenwirbelsäule topografisch in unmittelbarer Nähe zum lumbalen Bewegungssegment und dem osteoligamentären Kanal der autochthonen Muskeln liegen.

....

....

....

Die autochthone Rückenmuskulatur besteht aus tiefen kurzen, monosegmentalen Muskeln, die v. a. für die Stabilisierung der Wirbelsäule zuständig sind, sowie aus oberflächlicheren längeren, multisegmentalen Muskeln, die mehr an der Bewegung des Rumpfes beteiligt sind. In ihrer Gesamtheit sind die Muskeln, die auch als **M. erector spinae** (*lat.:* erectus = aufgerichtet, aufrecht) bezeichnet werden, Aufrichter des Rumpfes.

Mit Ausnahme der Mm. levatores costarum haben alle Muskeln ihren Ursprung jeweils kaudal und ihren Ansatz kranial.

Um diese Vielzahl von Einzelmuskeln zu verinnerlichen, ist es hilfreich, sie zunächst in Gruppen einzuteilen. Nach ihrer Lage lassen sich die autochthonen Muskeln zunächst in einen medialen und einen lateralen Teil unterteilen: Die medial gelegene Muskulatur wird als **medialer Trakt** und die lateral gelegene Muskulatur als **lateraler Trakt** bezeichnet (➢ Abb. 1.23). In beiden kann man jeweils noch gerade bzw. schräg verlaufende Muskeln unterscheiden: Man spricht auch vom sog. **Geradsystem** bzw. **Schrägsystem.**

Medialer Trakt

- **Geradsystem (interspinales System):** Muskeln, die in longitudinaler Richtung von Dornfortsatz zu Dornfortsatz verlaufen
- **Schrägsystem (transversospinales System):** Muskeln, die diagonal von Querfortsatz zu Dornfortsatz verlaufen

Lateraler Trakt

- **Geradsystem (intertransversales bzw. sakrospinales System):** Muskeln, die in longitudinaler Richtung von Querfortsatz zu Querfortsatz bzw. von Rippe zu Rippe verlaufen
- **Schrägsystem (spinotransversales System):** Muskeln, die diagonal von Dornfortsatz zu Querfortsatz verlaufen.

? Aufgabe 1.20

Im folgenden Kasten finden Sie alle autochthonen Muskeln aufgelistet. Überlegen Sie, welche der Muskeln welchem System zugeordnet werden und tragen sie diese entsprechend in die Tabelle ein. Hierbei kann es hilfreich sein, sich die Namen der jeweiligen Muskeln zu übersetzen (vgl. Liste mit wichtigen anatomischen Begriffen im Anhang). Evtl. nehmen Sie sich ein Anatomiebuch zu Hilfe, um sich die Lage und den Verlauf der einzelnen Muskeln noch einmal in Erinnerung zu rufen.

Vergleichen Sie die Muskeln doch einmal mit den Bändern der Wirbelsäule (➢ Abb. 1.16) – vielleicht können Sie Parallelen erkennen?

Mm. iliocostalis (lumborum, thoracis, cervicis)
Mm. interspinalis (cervicis, thoracis, lumborum)
Mm. intertransversarii (lumborum, cervicis)
Mm. levatores costarum breves et longi
Mm. longissimus (thoracis, cervicis, capitis)
Mm. multifidi
Mm. rotatores breves et longi (cervicis, thoracis, lumborum)
M. semispinalis (thoracis, cervicis, capitis)
M. spinalis (thoracis)
M. splenius (cervicis, capitis)

Medialer Trakt	
Geradsystem (interspinales System)	
Schrägsystem (transversospinales System)	
Lateraler Trakt	
Geradsystem (intertransversales bzw. sakrospinales System)	
Schrägsystem (spinotransversales System)	

? Aufgabe 1.21

Die ➤ Abb. 1.24 zeigt ein Bewegungssegment der Lendenwirbelsäule von lateral. Das Gewicht des Oberkörpers ist als dicker Pfeil dargestellt – er zeigt die Kraft, mit der die kraniale Wirbelsäule die Bandscheiben und die Wirbelkörper komprimiert. Dorsal ist der M. interspinalis im Bereich der Dornfortsätze als Kraftvektor eingezeichnet. Die kleinen Wirbelgelenke übernehmen hier die Rolle des Drehpunktes für die Bewegung, sodass die Situation eines sog. zweiseitigen Hebels entsteht.

Zeichnen Sie die Wirkungslinie des Oberkörpergewichts als Verlängerung des Kraftvektors in die Abbildung ein.

Ermitteln Sie im nächsten Schritt die wirksamen Hebel für das Oberkörpergewicht und für den M. interspinalis, indem Sie das Lot (also den senkrechten Abstand) von der Wirkungslinie bzw. des Kraftvektors auf den Drehpunkt fällen.

Analysieren Sie dann die Funktion des M. interspinalis im Bewegungssegment und überlegen Sie, welche Wirkung sich daraus auf die betreffende Bandscheibe und die Wirbelgelenke ergibt.

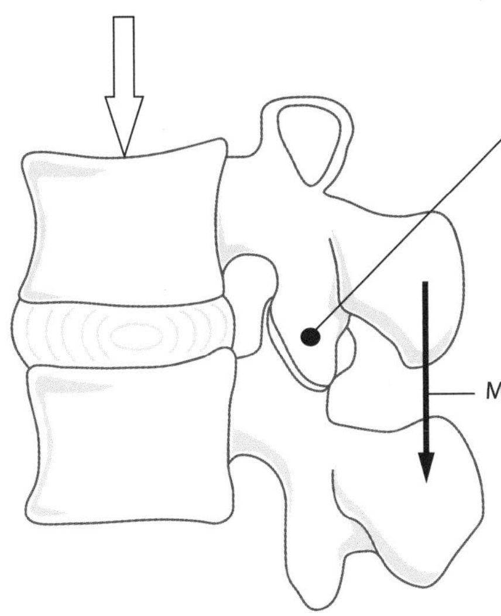

Abb. 1.24 Wirkung der autochthonen Rückenmuskulatur auf die Bandscheiben und Wirbelgelenke am Beispiel des M. interspinalis [L157]

Die **Lendenwirbelsäule** liegt relativ „ungeschützt" zwischen dem knöchernen Thorax und dem Becken. Aus diesem Grund findet sich in diesem Wirbelsäulenabschnitt eine besonders kräftige Muskulatur. Maßgeblich verantwortlich für die Stabilität im Bewegungssegment sind die **Mm. rotatores longi** und **breves** sowie die Mm. multifidi. Unterstützt werden sie dabei durch den **M. transversus abdominis.** Die **Mm. multifidi** (*lat.:* multifidus = vielgespalten) bilden lumbal die kräftigste Muskelmasse unter der Aponeurose des M. erector spinae. Sie strahlen in die dorsalen Bänder des Beckens ein. Die tiefen Fasern der Muskeln stehen außerdem in direkter Verbindung mit den Gelenkkapseln der Facettengelenke.

LERNHILFE

Veranschaulichen Sie sich die Funktion der Mm. rotatores und Mm. multifidi, indem Sie an einer flexiblen Wirbelsäule mehrere kleine Haushaltsgummibänder im Verlauf dieser Muskeln platzieren. Dabei wird deutlich, wie diese Muskeln die Lordose der Lendenwirbelsäule stabilisieren und den Kraftschluss der Facettengelenke sichern.

Ebenfalls der autochthonen Muskulatur zugerechnet werden die sog. kurzen **Nackenmuskeln,** da auch sie vom Ramus posterior des 1. Spinalnervs (N. suboccipitalis) innerviert werden. Hierzu zählen der **M. rectus capitis posterior minor** und **major** sowie der **M. obliquus capitis inferior** und **superior.** Bis auf den M. obliquus capitis inferior kann man sie dem Geradsystem zuordnen. Sie liegen dorsal zwischen Axis bzw. Atlas und dem Hinterhaupt und sind in erster Linie für die Feineinstellung des Kopfes in den Kopfgelenken verantwortlich.

1

1.1.6 Muskulatur der Bauchwand

Im Gegensatz zur autochthonen Rückenmuskultur haben wir an der vorderen Rumpfwand eher große, flächige Muskeln, welche die Bauchorgane und die lumbale Wirbelsäule wie ein System aus „weichen" Rippen umschließen und so gegenüber äußeren Kräften weitgehend schützen.

Als direkte **Gegenspieler** zur autochthonen Rückenmuskulatur wirken die Bauchmuskeln als **kräftige Rumpfbeuger** und besitzen zudem einen guten **Hebel für die Rotation und Seitneigung der Wirbelsäule,** abhängig davon, welche Muskeln aktiv sind.

Darüber hinaus sind die Bauchmuskeln, bedingt durch ihre Lage, die wichtigsten **Exspirationsmuskeln.** Sie sind einerseits in der Lage, den Thorax kräftig nach kaudal zu ziehen, und können andererseits über eine Erhöhung des intraabdominellen Drucks das Zwerchfell nach kranial pressen. Beides erhöht den intrathorakalen Druck und lässt die Luft aus dem Thorax strömen.

Alle Bauchmuskeln können bei gleichzeitiger Kontraktion den intraabdominellen Druck erhöhen und sind damit unentbehrlich für das Husten und die Austreibungsphase unter der Geburt. Daneben sind sie beim Stuhlgang behilflich.

Die Bauchwand wird aus seitlichen (schrägen) und vorderen (geraden) Muskel gebildet. Die **seitlichen Muskeln (M. obliquus externus abdominis, M. obliquus internus abdominis und M. transversus abdominis)** liegen in drei Schichten übereinander und sind ventral miteinander verflochten. Die Verflechtungszone der flächigen Ansatzsehnen (Aponeurosen) dieser Muskeln bildet einen festen, bindegewebigen Strang **(Linea alba)**, der vom Schwertfortsatz des Sternums bis zur Symphyse reicht und lediglich durch den Bauchnabel (Umbilicus) unterbrochen ist. Unmittelbar neben der Linea alba bilden die Aponeurosen dieser Muskeln die sog. **Rektusscheide** (Vagina musculi recti abdominis), in der die **vorderen Bauchmuskeln (M. rectus abdominis und M. pyramidalis)** liegen.

Die **hintere (tiefe) Bauchwand** wird vom M. psoas major und vom M. quadratus lumborum gebildet. Der **M. psoas major** ist funktionell der Hüfte zuzuordnen. Der **M. quadratus lumborum** liegt ventral auf dem tiefen Blatt der Fascia thoracolumbalis (➤ Abb. 1.26) und spannt sich als viereckige Muskelplatte zwischen der letzten Rippe, der Crista iliaca und den Procc. costales der Lendenwirbelsäule aus. Seine Faserzüge liegen in drei Lagen übereinander.

? Aufgabe 1.22

In ➢ Abb. 1.25 sind die Muskeln der Bauchwand schematisch dargestellt. Verdeutlichen Sie sich, evtl. mit Hilfe eines Anatomiebuches, noch einmal die Insertionen, die Verläufe und die topografische Lage der Muskeln zueinander. Arbeiten Sie anhand der Abbildungen heraus, welche Bewegungsfunktion auf die Wirbelsäule die jeweiligen Muskeln übernehmen, wenn sie alleine (isoliert) kontrahieren. Welche wichtige Funktion übernehmen die Bauchmuskeln, wenn sie gemeinsam mit den Muskeln des Beckenbodens und dem Zwerchfell arbeiten?

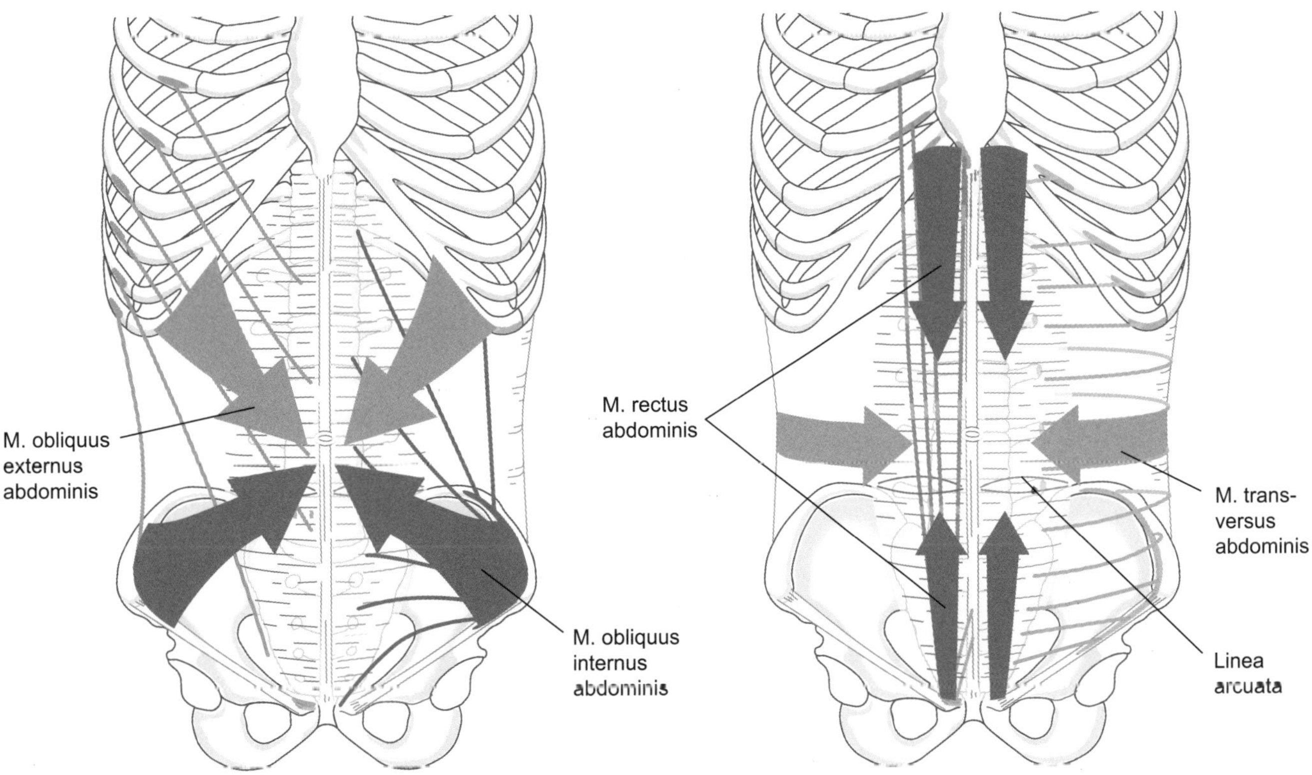

Abb. 1.25 Schematische Darstellung der Muskulatur der Bauchwand [L157]

....

....

....

....

....

....

....

....

1

?Aufgabe 1.23

In > Abb. 1.26 sehen Sie verschiedene Horizontalschnitte durch den Rumpf. Ordnen Sie die im Kasten genannten Begriffe der Abbildung zu. Beachten Sie dabei, dass einige Strukturen auf mehreren Schnitthöhen zu sehen sind.

Arbeiten Sie heraus, welche Lage die Aponeurosen der seitlichen Muskeln in Bezug zum M. rectus abdominis haben.

Beschreiben Sie die Bereiche kranial und kaudal des Bauchnabels.

Ala ossis ilium
Fascia thoracolumbalis, Lamina profunda
Fascia thoracolumbalis, Lamina superficialis
Fascia transversalis
Linea alba
M. gluteus medius
M. iliacus
M. iliocostalis lumborum
M. latissimus dorsi
M. longissimus thoracis
M. obliquus externus abdominis
M. obliquus externus abdominis, Aponeurosis
M. obliquus internus abdominis
M. psoas major
M. psoas minor
M. pyramidalis
M. quadratus lumborum
M. rectus abdominis
M. transversus abdominis
M. transversus abdominis, Aponeurosis
Mm. intercostales
Umbilicus
Vagina musculi recti abdominis
Vagina musculi recti abdominis, Lamina anterior
Vagina musculi recti abdominis, Lamina anterior
Vertrebra lumbalis; Corpus vertebrae

....

....

....

....

....

....

....

....

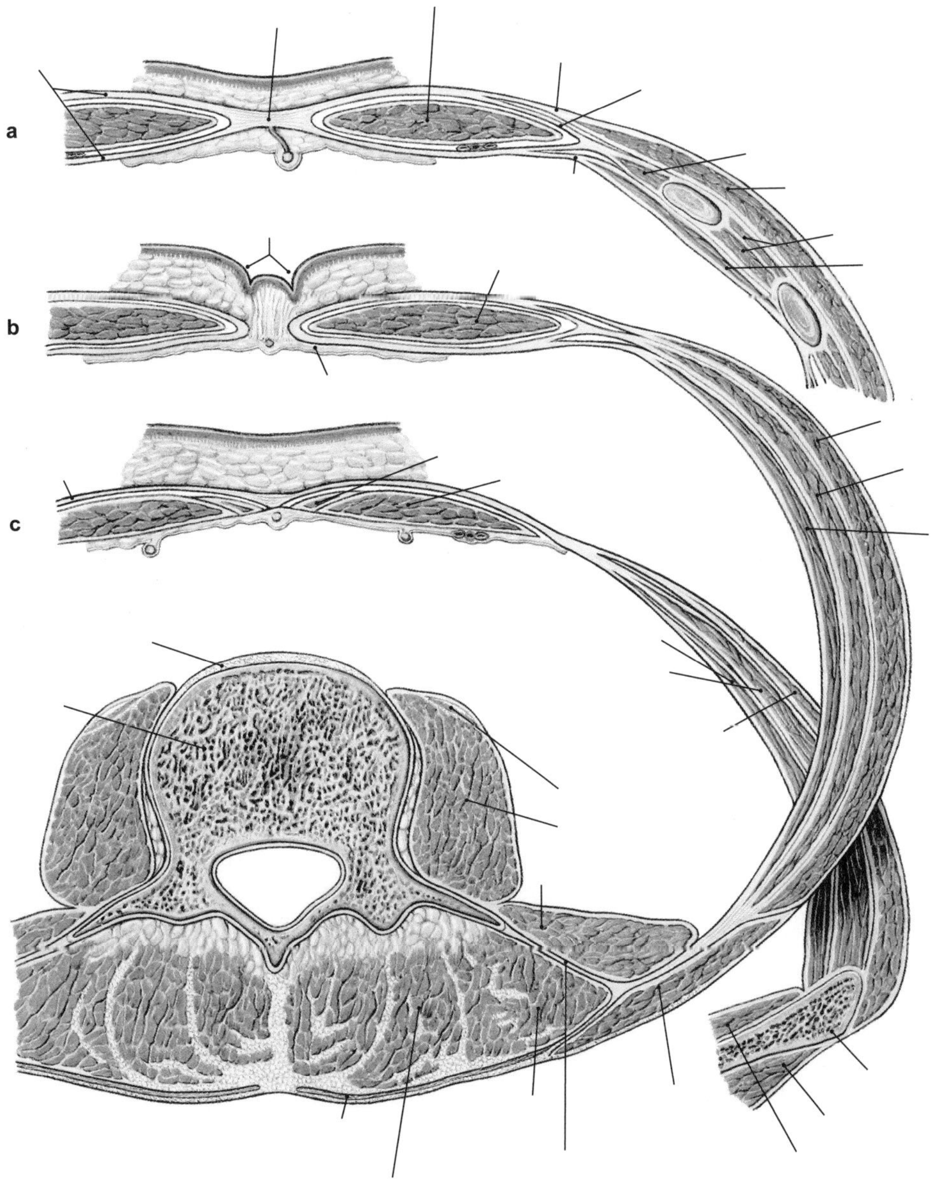

Abb. 1.26 Aufbau der Rektusscheide in Höhe der Spina iliaca anterior superior (a), des Nabels (b) und des Rippenbogens (c). Horizontalschnitte, Ansicht von kaudal [S700]

1.1.7 Muskulatur der HWS

Analog zum Rumpf befinden sich auch im Bereich der Halswirbelsäule Gegenspieler der autochthonen Nackenmuskeln. Der **M. longus capitis** und der **M. longus colli** liegen unmittelbar vor der Halswirbelsäule, weshalb sie auch als prävertebrale Muskulatur bezeichnet werden. Obwohl nicht besonders kräftig, sind sie maßgeblich für die ventrale Zuggurtung der Halswirbelsäule verantwortlich und entlordosieren die Halswirbelsäule.

Seitlich finden sich außerdem die Mm. scaleni sowie der M. sternocleidomastoideus.

Die **Mm. scaleni** entspringen von den Procc. transversi der Halswirbel und inserieren an der 1. bzw. 2. Rippe. Der **M. sternocleidomastoideus** zieht vom Sternum bzw. der Klavikula zum Proc. mastoideus des Schädels. Der M. scalenus anterior bildet zusammen mit dem M. sternocleidomastoideus die **vordere Skalenuslücke,** durch die die V. subclavia verläuft. Der M. scalenus medius bildet zusammen mit dem M. scalenus anterior die **hintere Skalenuslücke,** durch die die A. subclavia und der Plexus brachialis verlaufen.

Die Mm. scaleni und der M. sternocleidomastoideus können an der Halswirbelsäule eine Seitneigung und Rotation bewirken. Bei fixierter Halswirbelsäule können sie jedoch vor allem die 1. bzw. 2. Rippe sowie das Sternum heben und wirken damit als inspiratorische Atemhilfsmuskeln.

1.2 Brustwirbelsäule und Thorax

Der knöcherne Thorax wird aus der Brustwirbelsäule, den 12 paarigen **Rippen,** den **Rippenknorpeln (Cartilagines costales)** und dem **Brustbein (Sternum)** gebildet. Die Rippen artikulieren dorsal mit den Brustwirbeln, ventral mit dem Brustbein. Nur die ersten sieben Rippen stehen direkt mit dem Brustbein in Verbindung. Sie werden als **echte Rippen (Costae verae)** bezeichnet. Die nur indirekt mit dem Brustbein in Verbindung stehenden Rippen 8–10 werden **falsche Rippen (Costae spuriae)** genannt. Die Rippen 11 und 12 haben keinen Kontakt mit dem Sternum und werden daher als **freie Rippen (Costae fluctuantes)** bezeichnet.

Das **Rippenköpfchen (Caput costae = 6)** ist mit hyalinem Knorpel überzogen **(Facies articularis capitis costae = 8),** der bei der 2.–10. Rippe jeweils durch eine kleine Kante **(Crista capitis costae = 7)** unterbrochen wird. Dem Caput schließt sich das **Collum costae** (= 5) an. Das nach dorsal gerichtete **Rippenhöckerchen (Tuberculum costae = 3)** markiert den Übergang zum **Corpus costae (= 1).** Es trägt eine kleine runde Gelenkfläche **(Facies articularis tuberculi costae = 4),** über die das Rippenhöckerchen mit dem Querfortsatz des entsprechenden Brustwirbels artikuliert. Den Bereich der stärksten Krümmung im dorsalen Bereich der Rippe bezeichnet man als **Angulus costae (= 2).**

Das Sternum ist ein flacher, nach vorne leicht konvex gebogener Knochen. In seiner Form einem Schwert ähnlich, besteht es aus einem Griff **(Manubrium sterni = 9)**, einem Körper **(Corpus sterni = 13)** und dem Schwertfortsatz **(Proc. xiphoideus = 15)**. Der Übergang vom Manubrium zum Corpus sterni wird als **Angulus sterni (= 12)** bezeichnet. Am oberen seitlichen Rand des Manubriums finden sich zwei Vertiefungen **(Incisurae claviculares = 11)** zur Artikulation mit dem linken und rechten Schlüsselbein. Dazwischen liegt die Drosselgrube **(Incisura jugularis = 10)**. Am seitlichen Rand des Sternums finden sich insgesamt sieben Vertiefungen zur Verbindung mit den Rippen **(Incisurae costales = 14).** Der Einschnitt für die 1. Rippe liegt unterhalb der Incisurae claviculares, der für die 2. Rippe auf Höhe des Angulus sterni. Für die übrigen Rippen finden sich Vertiefungen am seitlichen Rand des Corpus sterni.

?Aufgabe 1.24

Ordnen Sie in den folgenden Abbildungen die relevanten Strukturen (im Text **fett** geschrieben) der Rippen (> Abb. 1.27) und des Sternums (> Abb. 1.28) zu.

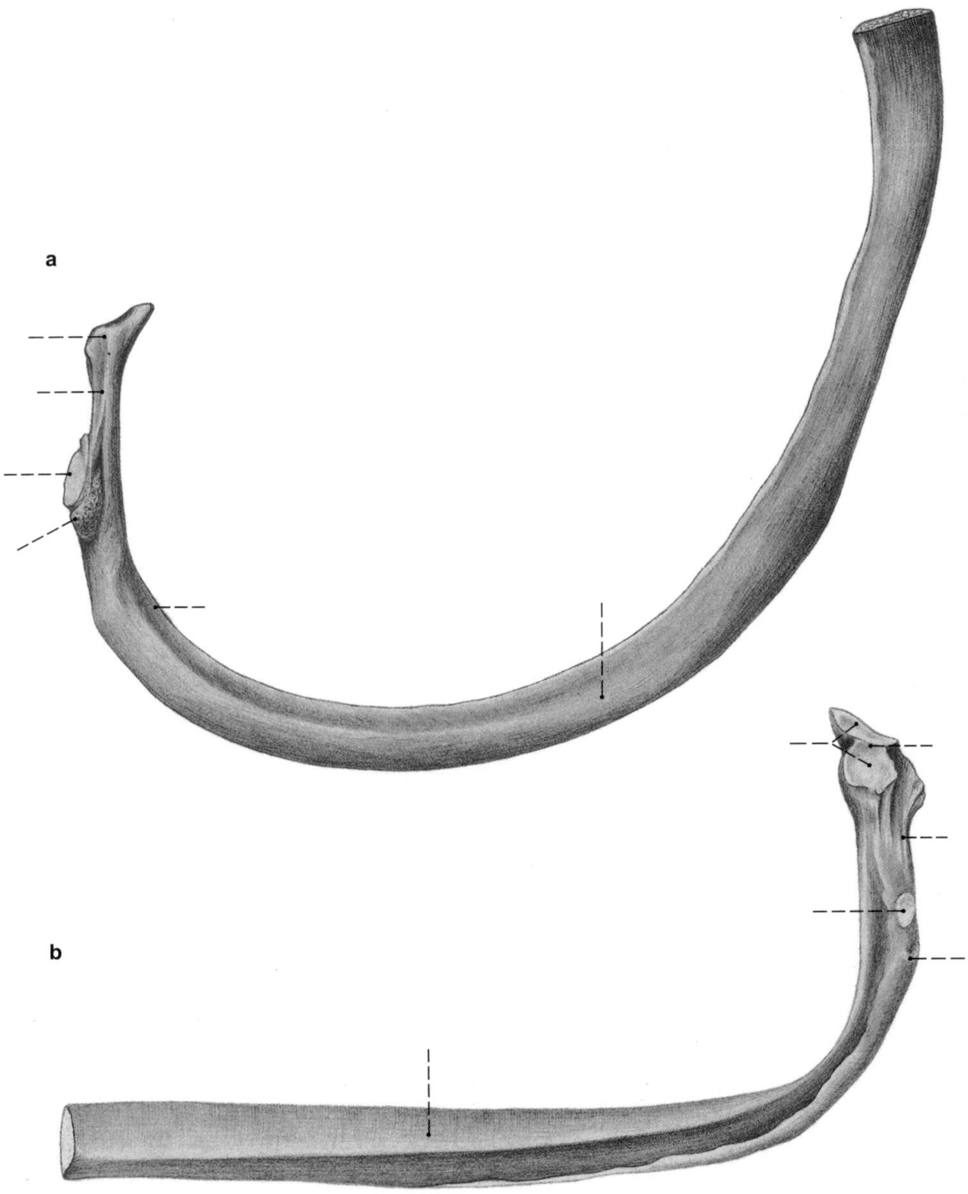

Abb. 1.27 a) 3. Rippe, Ansicht von kranial; b) 8. Rippe, Ansicht von kaudal [S700]

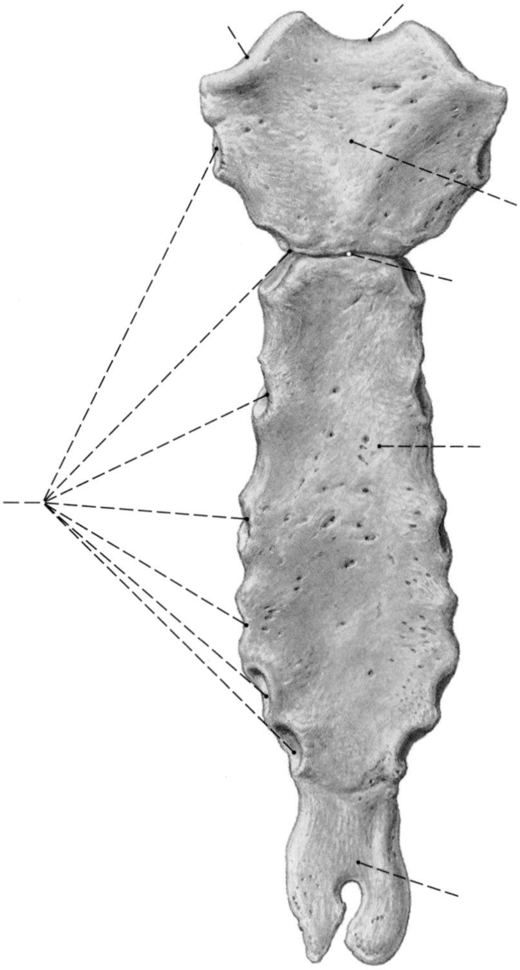

Abb. 1.28 Sternum, Ansicht von ventral [S700]

1 ....

2 ....

3 ....

4 ....

5 ....

6 ....

7 ....

8 ....

9 ....

10 ....

11 ....

12 ....

13 ....

14 ....

15 ....

Kostovertebrale Verbindungen

Dorsal sind die Rippen über die Rippenköpfchen- und die Rippenhöckerchengelenke mit der Brustwirbelsäule verbunden.

Die **Rippenköpfchengelenke (Artt. capitis costae = 1)** sind Kugelgelenke (Art. spheroidea) mit drei Freiheitsgraden. Außer bei den Rippen 1, 11 und 12 wird jedes Gelenk durch ein intraartikuläres Band **(Lig. capitis costae intraarticulare = 2)** in zwei Kammern unterteilt (➢ Abb. 1.30).

Die Körper des 2.–9. Brustwirbels besitzen an ihrem oberen und unteren Rand je eine halbe Gelenkfläche (**Fovea costalis superior = 3** und **inferior = 4**), die zusammen mit der **Bandscheibe (Discus intervertebralis = 5)** die Gelenkpfanne für das konvexe Rippenköpfchen **(Caput costae = 6)** bilden (➢ Abb. 1.29, ➢ Abb. 1.30). Der Körper des 10. Brustwirbels besitzt nur eine halbe Gelenkfläche an seinem oberen Rand und bildet zusammen mit der unteren Gelenkfläche des 9. Brustwirbels und der Bandscheibe die Gelenkpfanne für das Köpfchen der 10. Rippe. Der 1. Brustwirbelkörper hat eine ganze Gelenkfläche für die Artikulation mit der 1. Rippe und eine halbe Gelenkfläche für die Artikulation mit der 2. Rippe. Die 11. und 12. Rippe artikulieren über eine ganze Gelenkfläche mit dem 11. bzw. 12. Brustwirbelkörper.

Die Rippenköpfchengelenke werden zusätzlich durch das **Lig. capitis costae radiatum** (= **7**) stabilisiert. Es verstärkt die Gelenkkapsel und stabilisiert das Gelenk in der Atemmittellage.

Bei den **Rippenhöckerchengelenken (Artt. costotransversariae = 8)** handelt sich anatomisch um Radgelenke (Art. trochoidea) mit einem Freiheitsgrad. Im Rippenhöckerchengelenk artikuliert das **Tuberculum costae** (= **9**) mit der Fovea costalis am Proc. transversus des entsprechenden Brustwirbels (➢ Abb. 1.29, ➢ Abb. 1.31). Bei der 11. und 12. Rippe fehlt dieses Gelenk, da diese Rippen keine Verbindung mit dem Sternum haben.

Die Gelenkfläche am Proc. transversus **(Fovea costalis proc. transversi = 10)** ist im kranialen Bereich der Brustwirbelsäule konkav, während sie im kaudalen Bereich der BWS eher plan ist. Die Ausrichtung der Fovea costalis processus transversi richtet sich nach der Stellung der Procc. transversi, die in der oberen BWS eher nach lateral zeigen und nach kaudal zunehmend weiter nach dorsal ausgerichtet sind (➢ Abb. 1.32).

Die Gelenkflächen am Tuberculum costae (Facies articularis tuberculi costae) der kranialen Rippen haben eine leicht konvexe Form und zeigen nach dorsal-medial. Die Gelenkflächen an den kaudalen Rippen sind eher plan und liegen den Querfortsätzen auf.

Die Rippenhöckerchengelenke werden über drei Bänder stabilisiert (➢ Abb. 1.31):

- Das **Lig. costotransversarium (= 11)** spannt sich zwischen **Proc. transversus (= 14)** und **Collum costae (= 15)** aus.
- Das **Lig. costotransversarium laterale (= 12)** zieht von der Spitze des Querfortsatzes an die Rückseite des Corpus costae (direkt lateral des Tuberculum costae).
- Das **Lig. costotransversarium superius (= 13)** zieht von der Unterkante des Querfortsatzes zur Oberkante des nächsttieferen Collum costae und sichert die Rippe gegen eine Verlagerung nach kaudal.

? Aufgabe 1.25

In den folgenden Abbildung (➢ Abb. 1.29, ➢ Abb. 1.30, ➢ Abb. 1.31) können Sie die artikulierenden Gelenkpartner und den Aufbau der kostovertebralen Verbindungen gut erfassen. Ordnen Sie die nummerierten Begriffe aus dem Text der jeweiligen Abbildung zu.

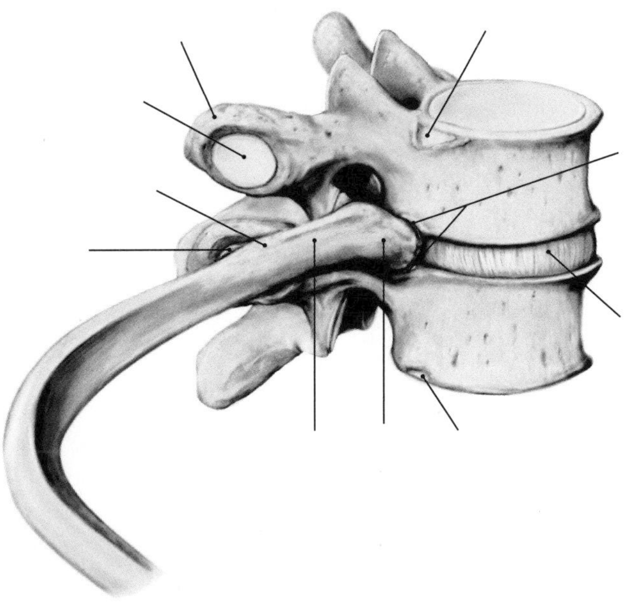

Abb. 1.29 Rippenköpfchengelenk, Ansicht von lateral [S700-L266]

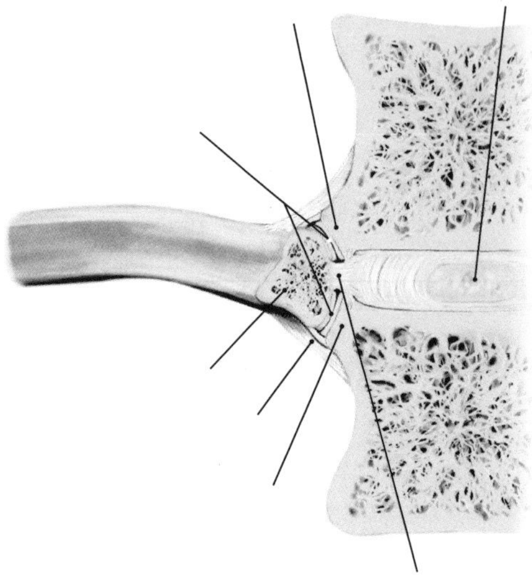

Abb. 1.30 Rippenköpfchengelenk im Frontalschnitt, Ansicht von ventral [S700-L266]

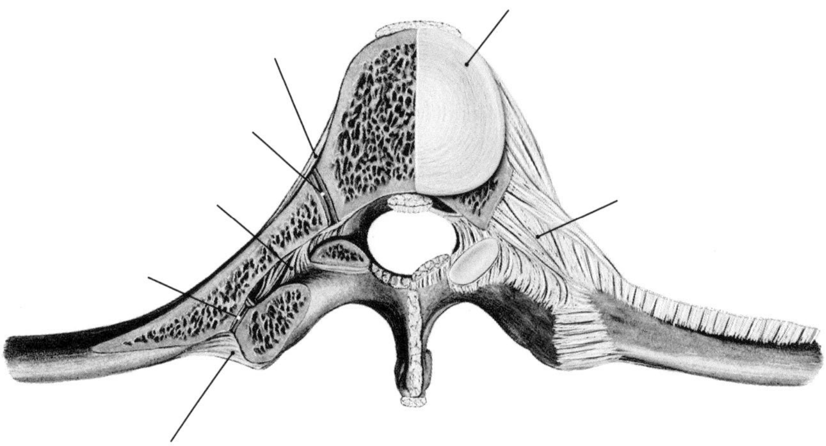

Abb. 1.31 Rippenhöckerchen- und Rippenköpfchengelenke im Transversalschnitt, Ansicht von kranial [S700-L127]

1 ....

2 ....

3 ....

4 ....

5 ....

6 ....

7 ....

8 ....

9 ....

10 ....

11 ....

12 ....

13 ....

14 ....

15 ....

Die Rippenbewegungen dienen der Atmung. Dabei führt ein Anheben der Rippen zu einer Thoraxerweiterung (Inspiration) und ein Senken der Rippen zu einer Thoraxverkleinerung (Exspiration). In den kostovertebralen Verbindungen findet diese Bewegung um die anatomische **Collum-costae-Längsachse** statt, die durch beide Gelenke (Rippenköpfchen- und Rippenhöckerchengelenk) verläuft.

Diese Achse hat im kranialen Bereich des Thorax eine andere Ausrichtung als im kaudalen Bereich (➤ Abb. 1.32): Die kranialen Rippen werden um eine annähernd transversale Achse bewegt, sodass sich der Thorax nach ventral vergrößern kann. Die kaudalen Rippen werden um eine annähernd sagittale Achse bewegt, wodurch sich der Thorax nach lateral erweitert.

LERNHILFE

Verdeutlichen Sie sich den Verlauf der Collum-costae-Längsachse und die daraus resultierenden Atembewegungen der Rippen an der Abbildung ➤ Abb. 1.32. Legen Sie die Hände auf Ihren Thorax und versuchen Sie die Bewegungen selbst nachzuvollziehen.

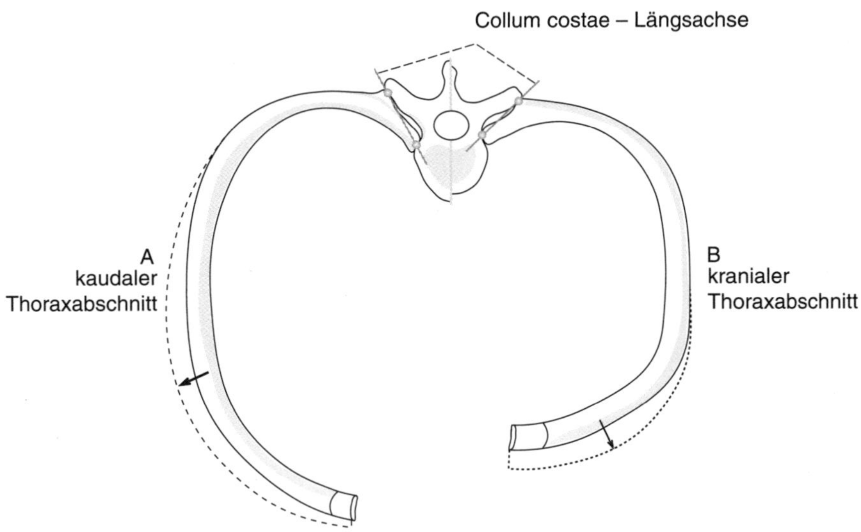

Abb. 1.32 Ausrichtung der Collum-costae-Längsachse im kaudalen (a) und kranialen (b) Thoraxabschnitt [R431]

Sternokostale Verbindungen

Die vorderen Enden der Rippenknorpel stehen in den **Sternokostalgelenken (Artt. sternocostales)** mit den entsprechenden Incisurae costales am Sternum in Verbindung. Die 1., 6. und 7. Rippe sind dort synchondrotisch mit dem Brustbein verbunden; man findet keinen Gelenkspalt. Im Bereich der 2.–5. Rippe findet man dagegen regelmäßig echte Gelenke (Diarthrosen), die vom Gelenktyp einem Kugelgelenk (Art. spheroidea) entsprechen. Diese Gelenke gleichen im Aufbau den Rippenköpfchengelenken. Lediglich bei der 2. Rippe ist das Gelenk regelmäßig durch das intraartikulär gelegene **Lig. sternocostale intraarticulare** in zwei Kammern unterteilt. Das **Lig. sternocostale radiatum** verstärkt jeweils die Gelenkkapsel und stabilisiert das Gelenk in der Atemmittellage.

Die Rippenknorpel werden während der Inspiration wie ein elastischer Stab verwrungen, der in Längsrichtung verdreht wird. Die dafür notwendige Energie wird von der inspiratorischen Muskulatur aufgebracht. Endet die Muskelaktion, drehen sich die Rippen in ihre ursprüngliche Form zurück. Der Brustkorb wird über die Elastizität der Rippen, der Bänder und der Lunge in seine Ausgangslage zurückgebracht.

? Aufgabe 1.26

In ➢ Abb. 1.33 sehen Sie einen Abschnitt der Wirbelsäule. Beschriften Sie die Abbildung und bestimmen Sie anhand der knöchernen Merkmale, um welchen Abschnitt und welche Wirbel es sich hier genau handelt.

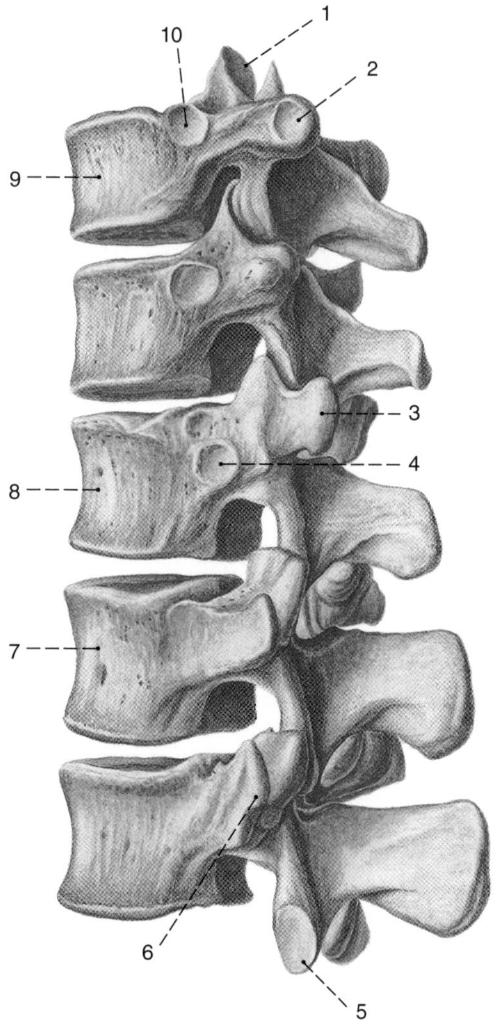

Abb. 1.33 Wirbelsäulenabschnitt, Ansicht von dorsolateral [S700]

1 ....
2 ....
3 ....
4 ....
5 ....
6 ....
7 ....
8 ....
9 ....
10 ....

....

....

....

....

....

....

....

....

1.2.1 Atemmuskulatur

Zwerchfell (Diaphragma)

Das Diaphragma (*altgriech.* = Trennwand) trennt als kuppelförmige Struktur den Thorax vom Abdomen. Es entspringt mit einem kleinen Teil an der Innenfläche des **Proc. xiphoideus (Pars sternalis)**, großflächig von der Innenfläche der Rippenknorpel 7–12 **(Pars costalis)** sowie von der lumbalen Wirbelsäule **(Pars lumbalis).** Der Pars lumbalis unterteilt sich nochmals in ein Crus mediale und laterale. Während das **Crus mediale** von den Lendenwirbeln entspringt, nimmt das **Crus laterale** seinen Ursprung von den Faszien des **M. quadratus lumborum (Lig. arcuatum laterale)** und des **M. psoas major (Lig. arcuatum mediale).** Alle Anteile ziehen bogenförmig nach oben und inserieren in einer gemeinsamen Sehnenplatte, dem **Centrum tendineum.** Zwischen den jeweiligen Anteilen gibt es Schwachstellen, die als Bruchpforten für Eingeweidebrüche (Hernien) dienen können. Im ventralen Bereich findet man das **Trigonum sternocostale** und im dorsolateralen Bereich das **Trigonum lumbocostale.** Im Centrum tendineum befindet sich eine Öffnung für den Durchtritt der V. cava inferior **(Foramen v. cavae).** In der Pars lumbalis befinden sich zwei weitere Durchtrittsstellen:

- **Hiatus aorticus:** für die Aorta und den Ductus thoracicus (Lymphabfluss des Bauchraums)
- **Hiatus oesophageus:** für die Speiseröhre (Ösophagus) und den N. vagus (Trunci vagales).

Ursprünglich entsteht das Diaphragma als transversales Septum in der Halswirbelsäule und wandert dann im Laufe der embryologischen Entwicklung nach kaudal. Daher entstammt seine Innervation dem zervikalen Plexus (N. phrenicus, C3–C5).

? Aufgabe 1.27

Veranschaulichen Sie sich anhand von ➢ Abb. 1.34 noch einmal den Aufbau und die Durchtrittstellen des Zwerchfells, indem Sie die fehlenden Begriffe in der Abbildung beschriften.

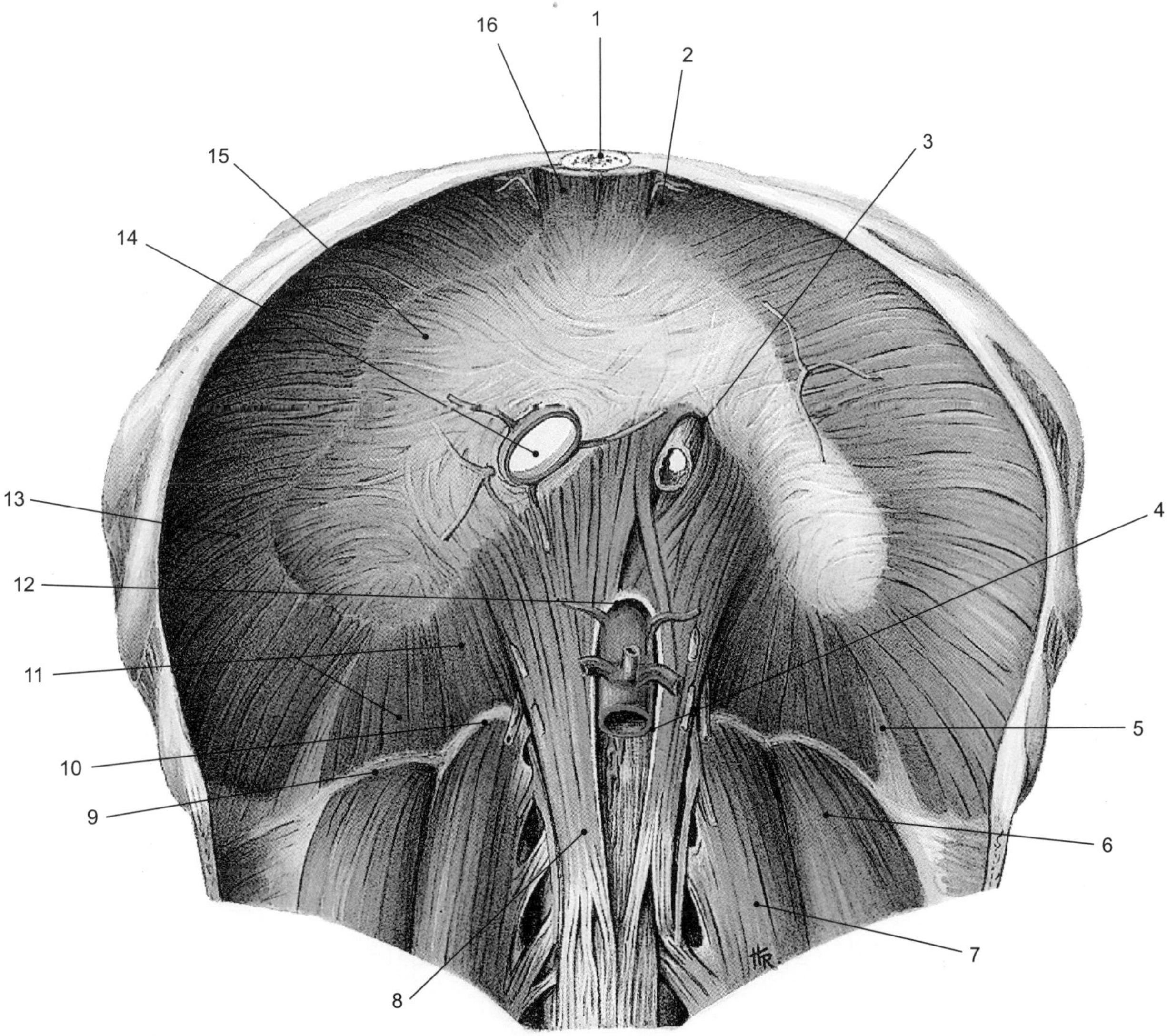

Abb. 1.34 Diaphragma, Ansicht von kaudal [S700-L240]

1 ....
2 ....
3 ....
4 ....
5 ....
6 ....
7 ....
8 ....
9 ....
10 ....
11 ....
12 ....
13 ....
14 ....
15 ....
16 ....

?Aufgabe 1.28

Das Zwerchfell ist unser wichtigster Atemmuskel. Arbeiten Sie (evtl. mit Hilfe eines Anatomieatlas) heraus, welche Strukturen oberhalb und unterhalb an das Zwerchfell grenzen und welche Strukturen durch das Zwerchfell hindurchtreten. Analysieren Sie, welche weiteren Funktionen des Zwerchfells sich daraus ergeben können und warum eine physiologische Zwerchfellatmung so bedeutsam ist.

Brustkorbmuskulatur

Die Brustkorbmuskulatur spannt sich im Wesentlichen in den Zwischenrippenräumen aus. Die Schichtung und der Verlauf der Brustkorbmuskulatur entsprechen im Grunde dem Aufbau der Bauchwand: Die äußere, oberflächliche Schicht der Bauchwand (M. obliquus externus abdominis) entspricht dem Verlauf und der Lage der **Mm. intercostales externi,** die mittlere Schicht (M. obliquus internus abdominis) dem der **Mm. intercostales interni**. Die Mm. intercostales interni werden durch die Interkostalgefäße (**A. und V. intercostales**) sowie den **N. intercostalis** in einen äußeren und einen inneren Bereich unterteilt. Die innen liegenden Muskelfasern bezeichnet man auch als **Mm. intercostales intimi.**

Der **M. transversus thoracis** entspricht dem Verlauf des innersten Bauchmuskels (M. transversus abdominis). Er spannt sich von der Innenseite des Proc. xiphoideus und des Corpus sterni annähernd horizontal zur 2.–6. Rippe aus.

Innen liegen der Brustwand die **Fascia endothoracica,** das **Rippenfell (Pleura parietalis)** und das **Lungenfell (Pleura visceralis)** auf. Zwischen der Pleura parietalis und visceralis befindet sich der **Pleuraspalt.**

?Aufgabe 1.29

Veranschaulichen Sie sich den Aufbau der Brustwand und den Verlauf der Interkostalmuskeln, indem Sie in ➢ Abb. 1.35 die gekennzeichneten Strukturen benennen.

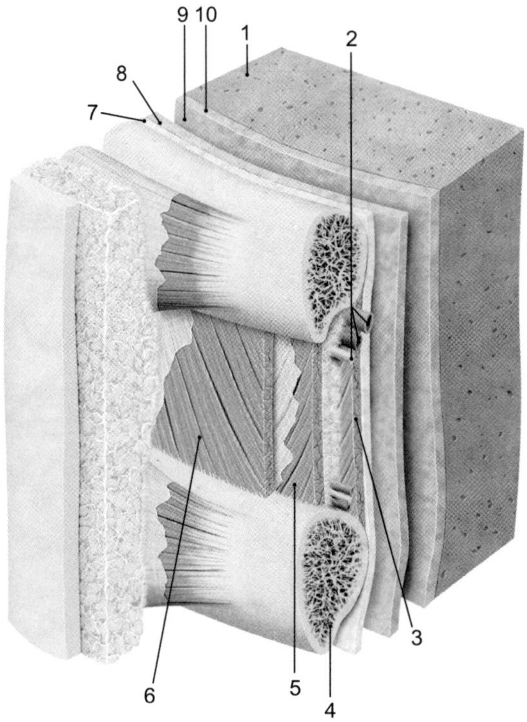

Abb. 1.35 Schichtung der Brustwand, schematische Darstellung eines Interkostalraums [S700-L127]

1 ....

2 ....

3 ....

4 ....

5 ....

6 ....

7 ....

8 ....

9 ....

10 ....

1.3 Becken

Das Becken bildet über das Sakrum den kaudalen Abschluss der Wirbelsäule und eine funktionelle Einheit mit den Hüftgelenken sowie dem lumbosakralen Übergang. Der Beckenring wird aus drei Knochen gebildet: dem linken und rechten **Os coxae** (➢ Kap. 2.1.1) sowie dem **Os sacrum** (➢ Abb. 1.11). Er trägt das Gewicht des Rumpfes und überträgt die Belastung auf beide Beine.

Man unterscheidet zwei hintere Beckenringverbindungen (Iliosakralgelenke) und eine vordere Beckenringverbindung **(Symphysis pubica).** Das Os coccygis ist über eine gelenkige Verbindung **(Art. sacrococcygea)** mit dem Os sacrum verbunden.

1.3.1 Iliosakralgelenke

Die Iliosakralgelenke (ISG, **Artt. iliosacrales**) sind Amphiarthrosen mit sehr straffen Bändern und dadurch stark eingeschränkter Beweglichkeit. Die Hauptbewegungsachse ist eine annähernd transversale Achse auf Höhe des 2. Sakralwirbels. Um diese Achse finden die Nutations- und Gegennutationsbewegung des Sakrums bzw. die Rotation des Iliums nach anterior/posterior statt. Die Facies auricularis des Os sacrum artikuliert mit der Facies auricularis des Os ilium. Sie hat die Form eines Bumerangs mit einem kurzen und einem längeren Schenkel. Die artikulierenden Gelenkflächen sind sehr unregelmäßig und häufig seitendifferent geformt. Sie weisen eine hohe Variabilität auf. Seine Stabilität erhält das Iliosakralgelenk zum einen durch die Form des Sakrums, das wie ein Keil zwischen den beiden Ossa ilia sitzt. Diesen Mechanismus bezeichnet man als **Formschluss.** Er wird durch die unebenen Gelenkflächen verstärkt.

Voraussetzung für die mechanische Funktion des Beckens ist die Intaktheit der Beckenringstruktur. Diese Stabilität wird unter anderem durch starke Bänder im ventralen (Ligg. sacroiliaca anteriora) und dorsalen Bereich (Ligg. sacroiliaca interossea und posteriora, Lig. sacrotuberale und sacrospinale, Lig. iliolumbale) gewährleistet. Zusätzlich wird die Stabilität in den Beckenringverbindungen durch die gelenkkomprimierende Wirkung der horizontal verlaufenden Muskulatur vergrößert. Diesen Mechanismus bezeichnet man als **Kraftschluss.**

? Aufgabe 1.30

Das Becken wird dorsal von kräftigen Bändern überspannt (➢ Abb. 1.36) – ein Grund dafür, warum eine genaue Orientierung in vivo in diesem Bereich ausgesprochen schwierig ist. Veranschaulichen Sie sich die Bänder, die dorsal das Iliosakralgelenk stabilisieren, indem Sie die gekennzeichneten Strukturen beschriften.

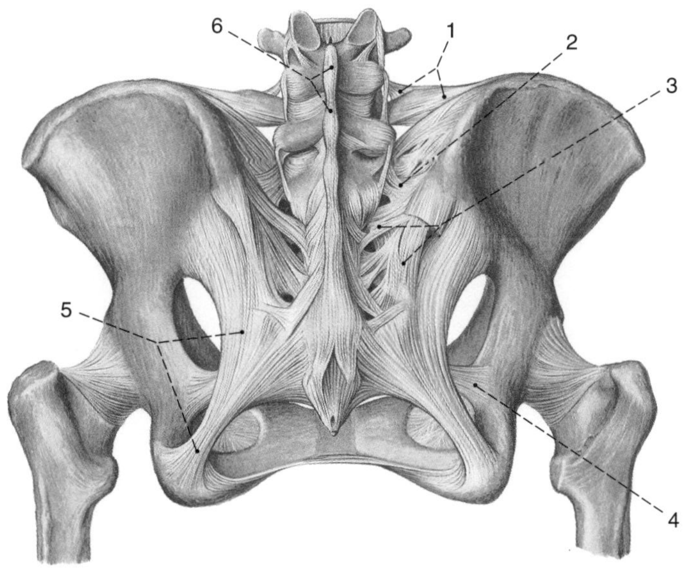

Abb. 1.36 Bänder des Iliosakralgelenks, Ansicht von dorsal [S700]

1 ....

2 ....

3 ....

4 ....

5 ....

6 ....

?Aufgabe 1.31

Im aufrechten Stand ist das Sakrum mehr oder weniger nach vorne geneigt, sodass die Basis ossis sacri nach ventral-kaudal abfällt (➤ Abb. 1.37a und b). Das Gewicht der darüber liegenden Wirbelsäule trifft über den 5. Lendenwirbel demnach *schräg* auf das Sakrum. Wir sprechen in diesem Fall von einer schiefen Ebene. Die auftreffende Gewichtskraft (F_G) lässt sich dann in eine *Normalkraft* (F_N, senkrecht zur Gelenkebene) und eine *Hangabtriebs-* oder *Scherkraft* (F_S, parallel zur Gelenkebene) zerlegen. Bildet man aus beiden Kräften ein Kräfteparallelogramm, wird das Verhältnis dieser Kräfte zueinander deutlich.

Die Gewichtskräfte, die auf das Sakrum wirken, sind in ➤ Abb. 1.37 bereits eingezeichnet (Pfeile). Zerlegen Sie diese, indem Sie die Normalkraft (F_N) und die Scherkraft (F_S) einzeichnen und ein Kräfteparallelogramm bilden. Nehmen Sie dazu ggf. ein Biomechanikbuch zu Hilfe. Welche translatorische Bewegung bewirkt die entstehende Scherkraft im Segment L5/S1 und welche Strukturen werden dadurch vermehrt beansprucht? Vergleichen Sie in beiden Teilabbildungen a und b das Verhältnis von Normalkraft zur Scherkraft. Wie könnte man die Beanspruchung im Segment reduzieren?

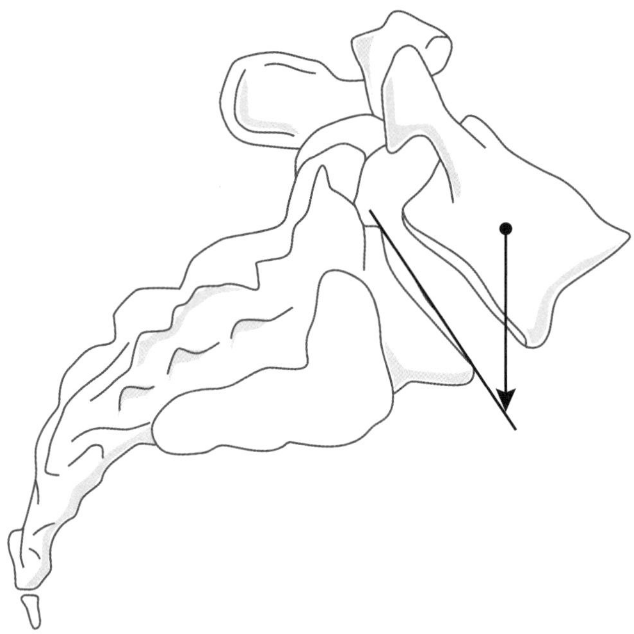

a

Abb. 1.37 Prinzip der schiefen Ebene am Beispiel der Basis ossis sacri bei eher horizontal (a)

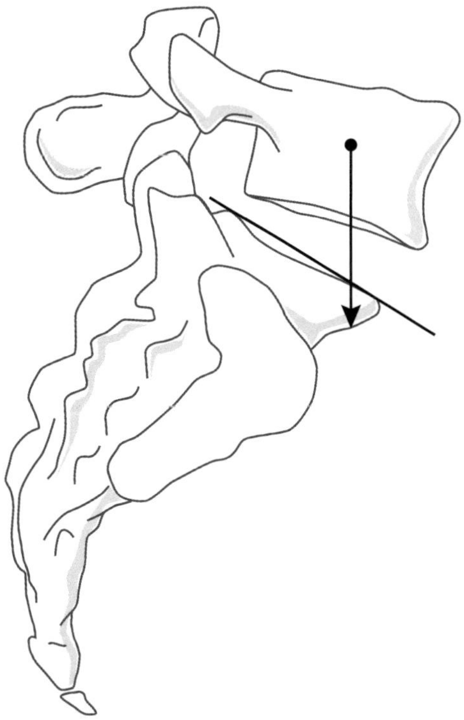

b

Abb. 1.37 *(Forts.)* bzw. eher vertikal (b) stehendem Sakrum [L157]

1

1.3.2 Symphyse

Bei der **Symphyse (Symphysis pubica)** handelt es sich um ein primär unechtes Gelenk (Synarthrose) mit überwiegend faserknorpligem Zwischengewebe. Gelenkpartner sind die **Facies symphysialis** des linken und rechten Schambeins. Ihre ovalen Gelenkflächen sind von einer Schicht hyalinen Knorpels bedeckt. Zwischen den beiden Gelenkflächen befindet sich der **Discus interpubicus,** der aus Faserknorpel aufgebaut ist. Aufgrund der hohen Belastung entsteht beim Erwachsenen im Faserknorpel ein Spalt **(Cavitas symphysialis)**, der mit synovialer Flüssigkeit gefüllt ist. Daher spricht man auch von einem Halbgelenk (Hemiarthrose).

Die Symphyse wird oberhalb und unterhalb des Diskus jeweils von dem annähernd horizontal verlaufenden **Lig. pubicum superius** und **inferius** stabilisiert.

? Aufgabe 1.32

In ➢ Abb. 1.38 können Sie den Aufbau der Symphyse gut erfassen, indem Sie die gekennzeichneten Strukturen benennen.

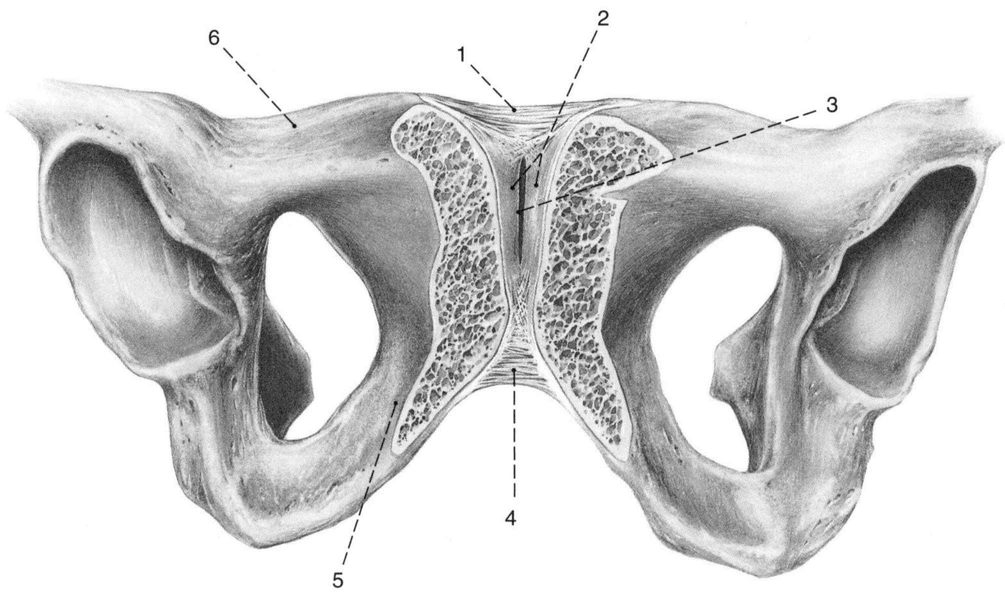

Abb. 1.38 Symphyse im Frontalschnitt, Ansicht von ventral [S700]

1 ....

2 ....

3 ....

4 ....

5 ....

6 ....

1.4 Innervation der Rumpfmuskulatur

Über die gesamte Länge der Wirbelsäule treten aus dem **Foramen intervertebrale** bzw. den **Foramina sacralia anteriora** und **posteriora** des Sakrums insgesamt 31 Spinalnervenpaare nach außen. Nachdem Sie das Neuroforamen verlassen haben, teilen sie sich in einen vorderen und einen hinteren Ast. Die hinteren Äste (**Rr. posteriores** oder dorsales) der Spinalnerven ziehen nach dorsal und innervieren dort motorisch die gesamte autochthone Rückenmuskulatur sowie sensibel die darüber liegenden Hautareale (➢ Kap. 1.1.5).

Die vorderen Äste (**Rr. anteriores** oder ventrales) der Spinalnerven bilden im Halsbereich den Plexus cervicalis (C1–C4) und den Plexus brachialis (C5–Th1).

Im Thorakalbereich bilden die vorderen Äste der Spinalnerven Th1–Th12 die **Nn. intercostales**, die jeweils an der Unterseite der Rippe des entsprechenden Wirbelsegments nach lateral-ventral ziehen und die Muskulatur des zugehörigen Interkostalraums versorgen (➢ Abb. 1.35).

Im Bereich der Lendenwirbelsäule bilden die Rr. anteriores den **Plexus lumbalis** (L1–L4), in der sakralen Wirbelsäule den **Plexus sacralis** (L4–S5).

?Aufgabe 1.33

In ➢ Abb. 1.39 sehen Sie eine grobe Einteilung des peripheren Nervensystems. Arbeiten Sie, evtl. mit Hilfe eines Neuroanatomiebuches, die Hauptnerven der jeweiligen Plexus und die innervierten Muskelgruppen heraus. Sie können das Ergebnis in die Tabelle eintragen. Ein guter Überblick über den groben Aufbau des peripheren Nervensystems erleichtert es, sich im Bereich der Extremitäten die innervierenden Nerven zu den einzelnen Muskeln herzuleiten.

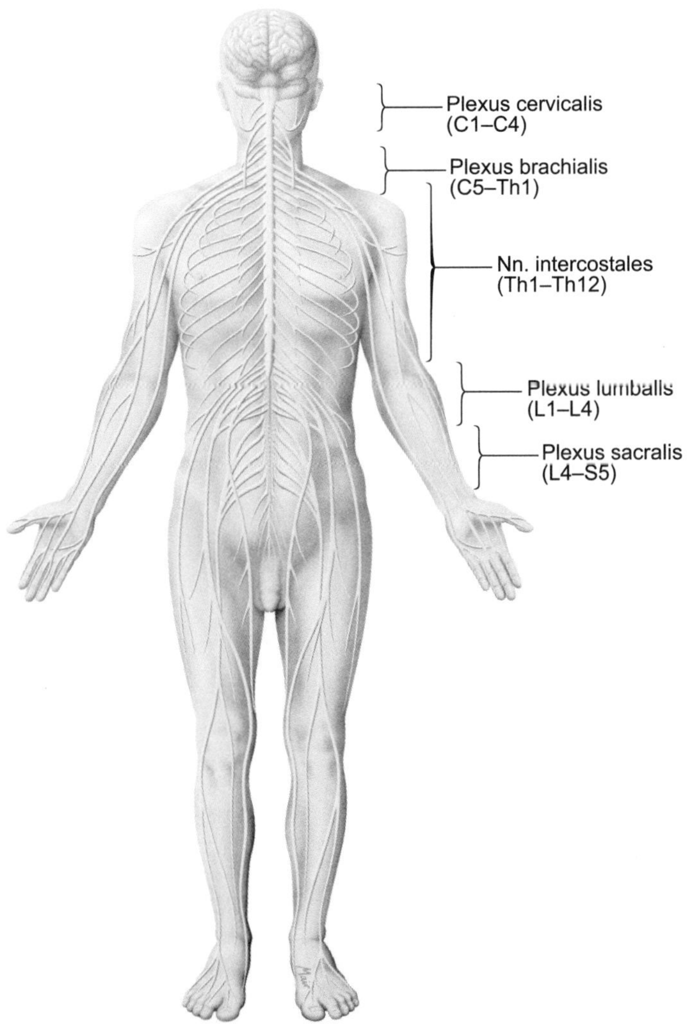

Abb. 1.39 Einteilung des peripheren Nervensystems, Ansicht von ventral [S700-L127]

Einteilung des peripheren Nervensystems

Plexus	Nerv	Innervation
Plexus cervicalis		
Plexus brachialis		
Plexus lumbalis		
Plexus sacralis		

Lösungsteil – Rumpf

! Aufgabe 1.1

Die Hals- und Lendenwirbelsäule sind nach ventral konvex geformt. Man spricht von einer **Lordose.** Die Brustwirbelsäule und das Kreuzbein sind nach dorsal konvex geformt. Man spricht von einer **Kyphose.**

Die Doppel-S-Form erhöht die Widerstandsfähigkeit der Wirbelsäule bei axialen Belastungen.

Seitausbiegungen der Wirbelsäule in der Fontalebene bezeichnet man je nach Ausprägung und Grad der Fixierung als **Skoliose** oder **skoliotische Fehlhaltung.** Belesen Sie sich hierzu in einem Orthopädiebuch.

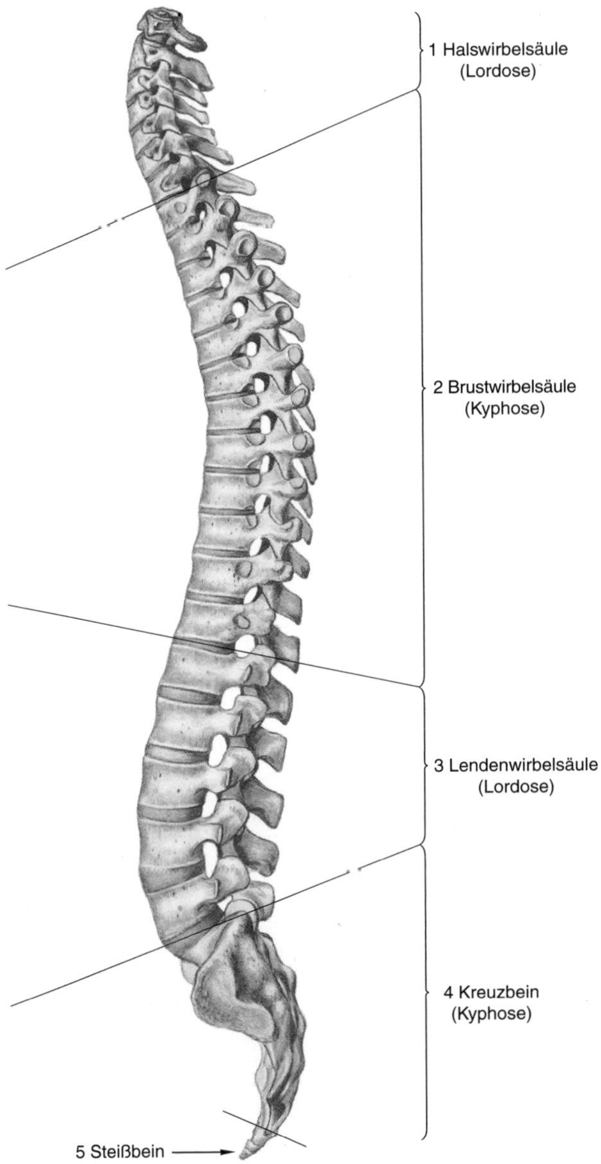

Abb. 1.1 Abschnitte und Krümmungen der Wirbelsäule, Ansicht von lateral [S700]

! Aufgabe 1.2

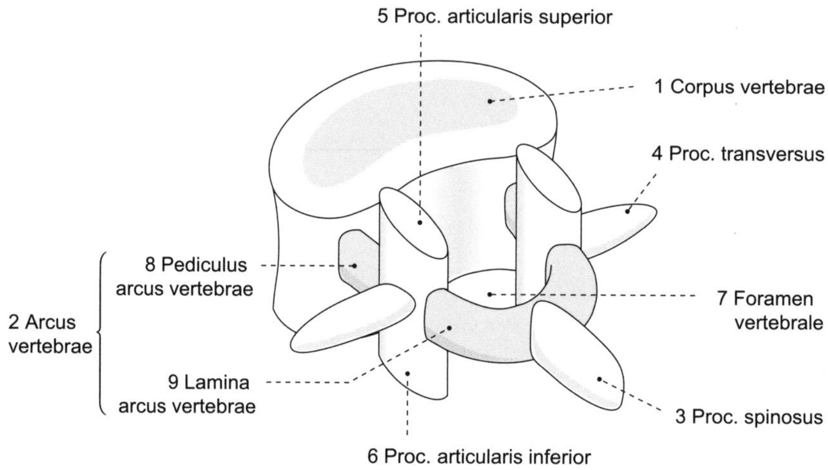

Abb. 1.2 Schematischer Aufbau eines Wirbels [L157]

! Aufgabe 1.3

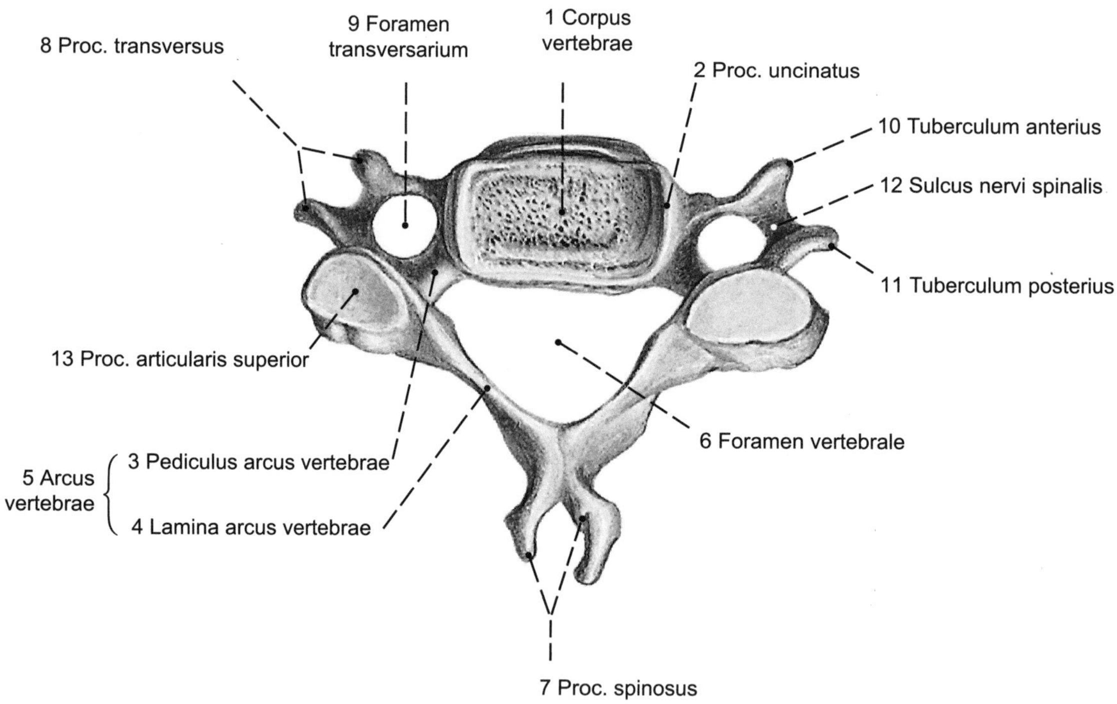

Abb. 1.3 5. Halswirbel (Vertebra cervicalis V), Ansicht von kranial [S700]

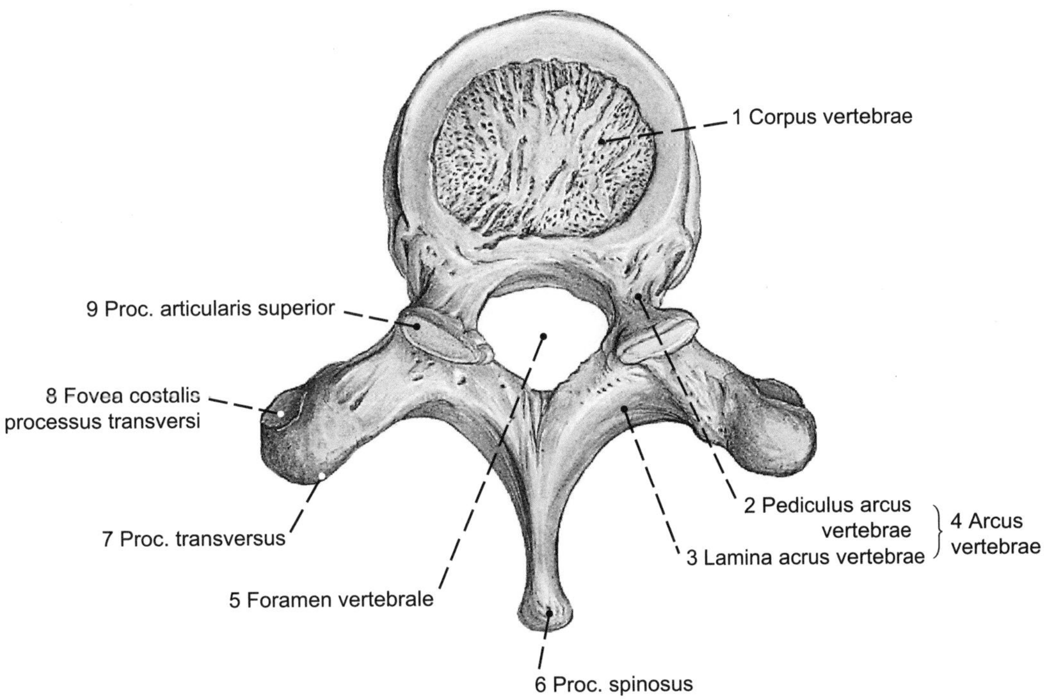

Abb. 1.4 5. Brustwirbel (Vertebra thoracica V), Ansicht von kranial [S700]

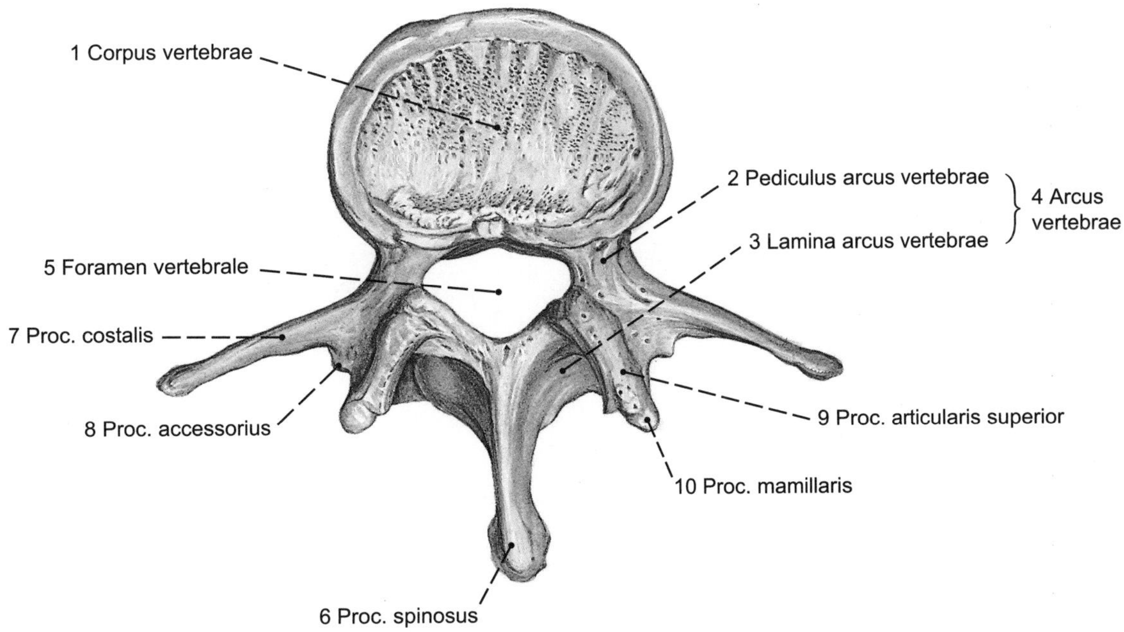

Abb. 1.5 4. Lendenwirbel (Vertebra lumbalis IV), Ansicht von kranial [S700]

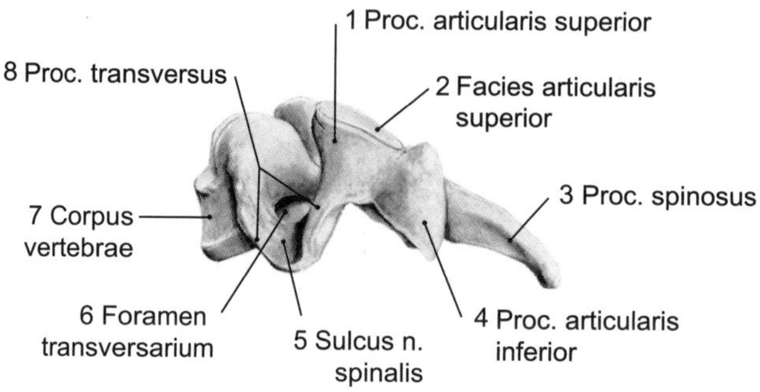

Abb. 1.6 5. Halswirbel (Vertebra cervicalis V), Ansicht von lateral [S700-L266]

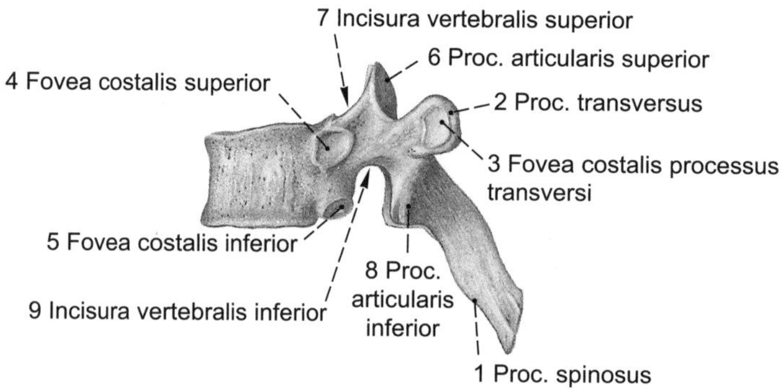

Abb. 1.7 6. Brustwirbel (Vertebra thoracica VI), Ansicht von lateral [S700]

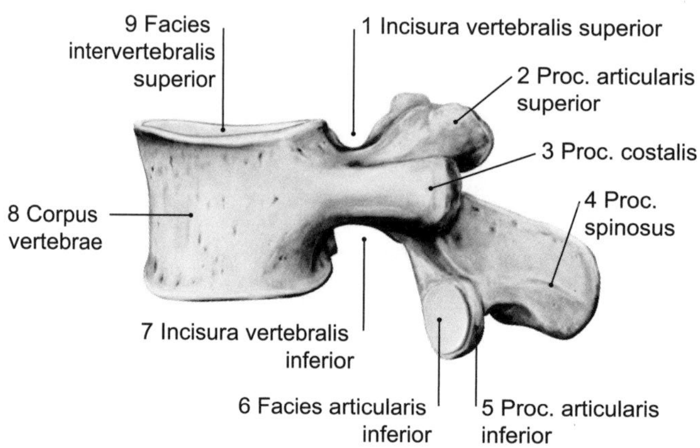

Abb. 1.8 4. Lendenwirbel (Vertebra lumbalis IV), Ansicht von lateral [S700-L266]

! Aufgabe 1.4

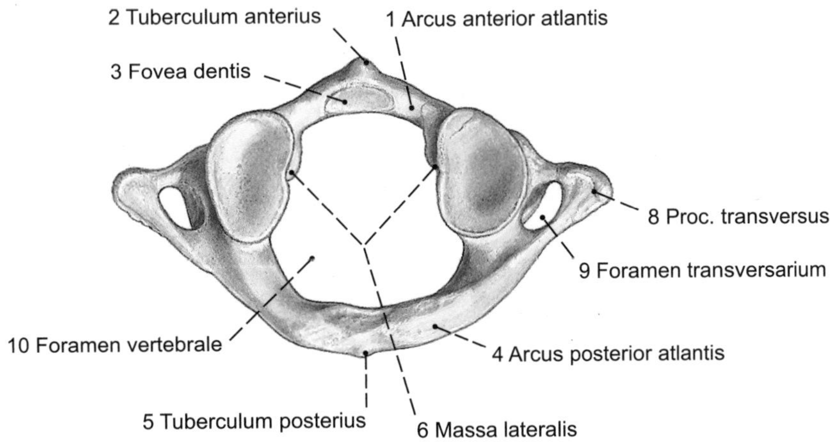

Abb. 1.9 Atlas (1. Halswirbel), Ansicht von kaudal [S700]

! Aufgabe 1.5

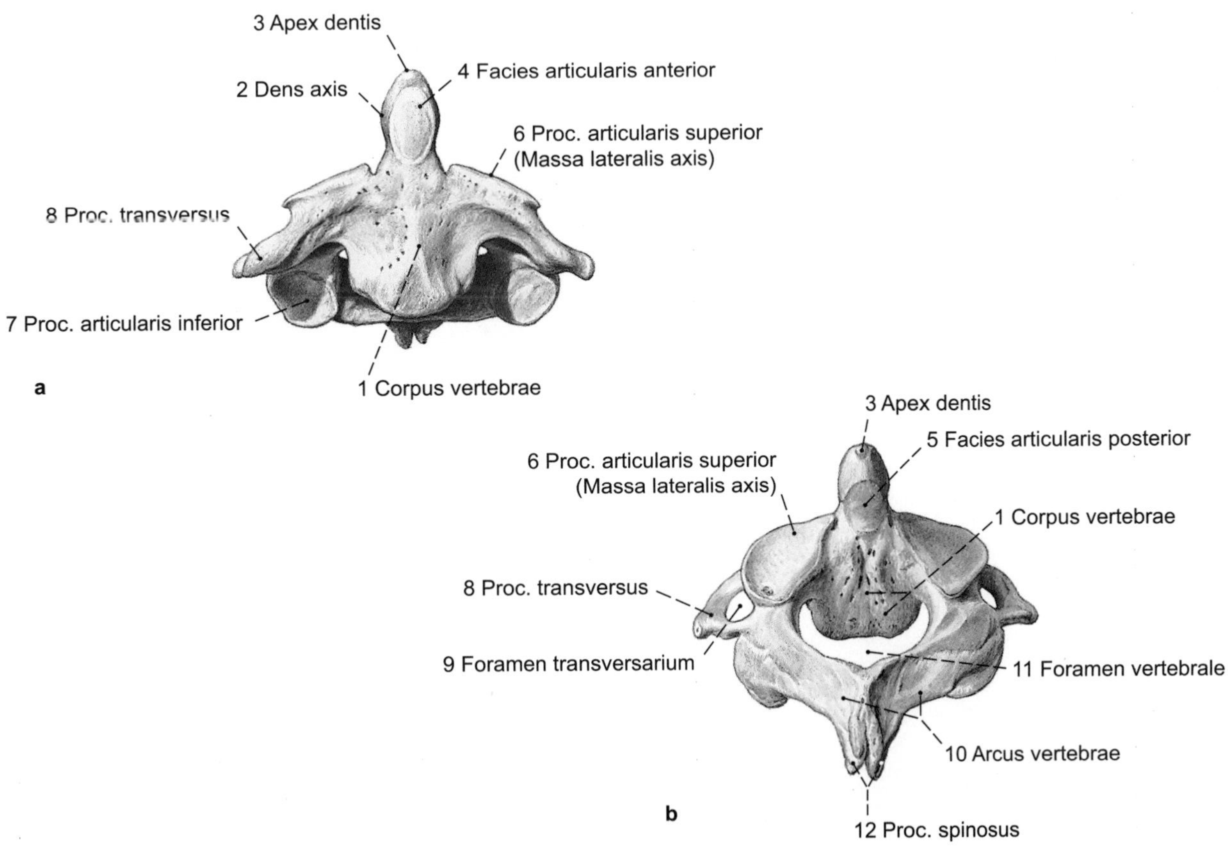

Abb. 1.10 Axis (2. Halswirbel), Ansicht von ventral (a) und dorsal-kranial (b) [S700]

! Aufgabe 1.6

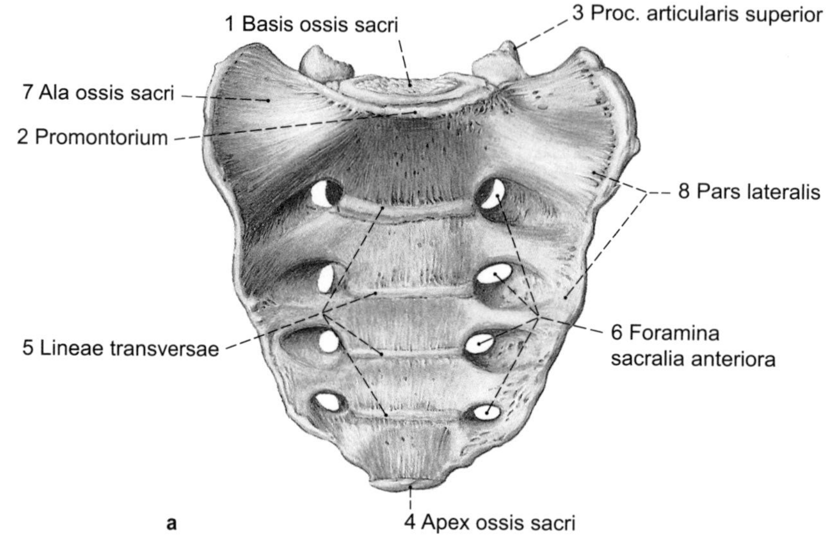

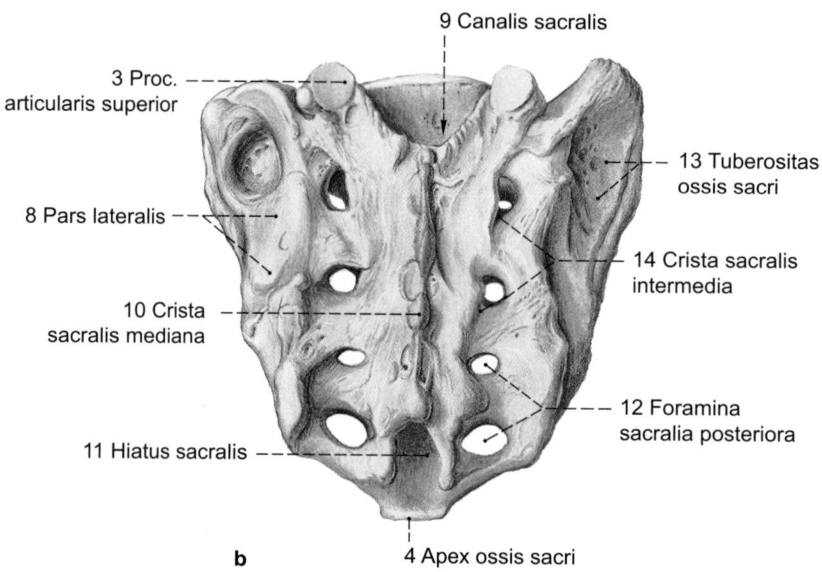

Abb. 1.11 Os sacrum, Ansicht von ventral (a) und dorsal (b) [S700]

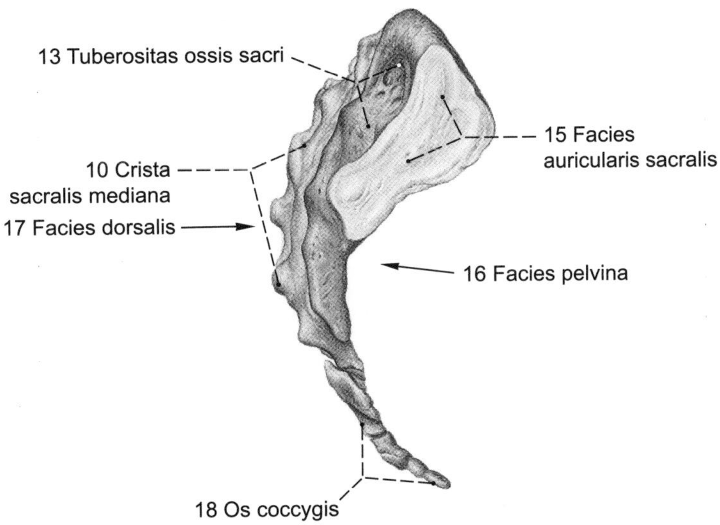

Abb. 1.12 Os sacrum mit Os coccygis, Ansicht von lateral [S700]

! Aufgabe 1.7

Klassischer Wirbel	Sakrum
Procc. spinosi	Crista sacralis mediana
Procc. articulares	Crista sacralis intermedia
Procc. transversi	Pars lateralis
Foramen vertebrale	Canalis sacralis
Discus intervertebralis	Linea transversae

! Aufgabe 1.8

Das Neuroforamen wird ventral von der Bandscheibe bzw. dem hinteren Längsband, dorsal vom Lig. flavum und nach kranial bzw. kaudal vom Wirbelbogen (Pediculus arcus vertebrae) begrenzt.

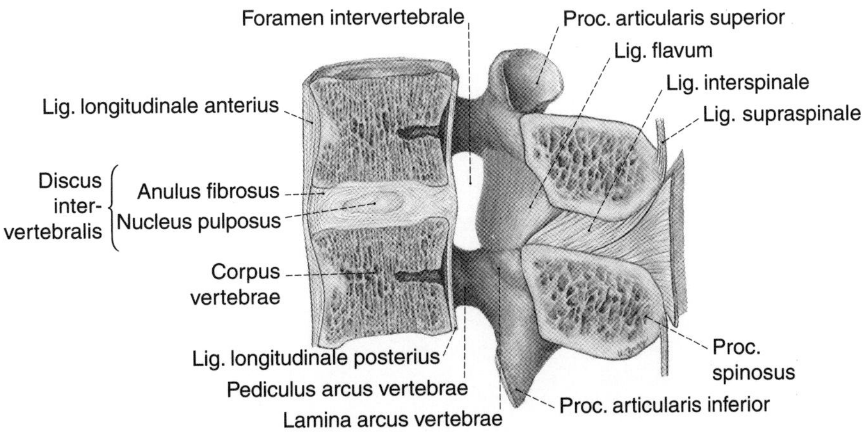

Abb. 1.13 Lumbales Bewegungssegment der Wirbelsäule im Medianschnitt [S700]

! Aufgabe 1.9

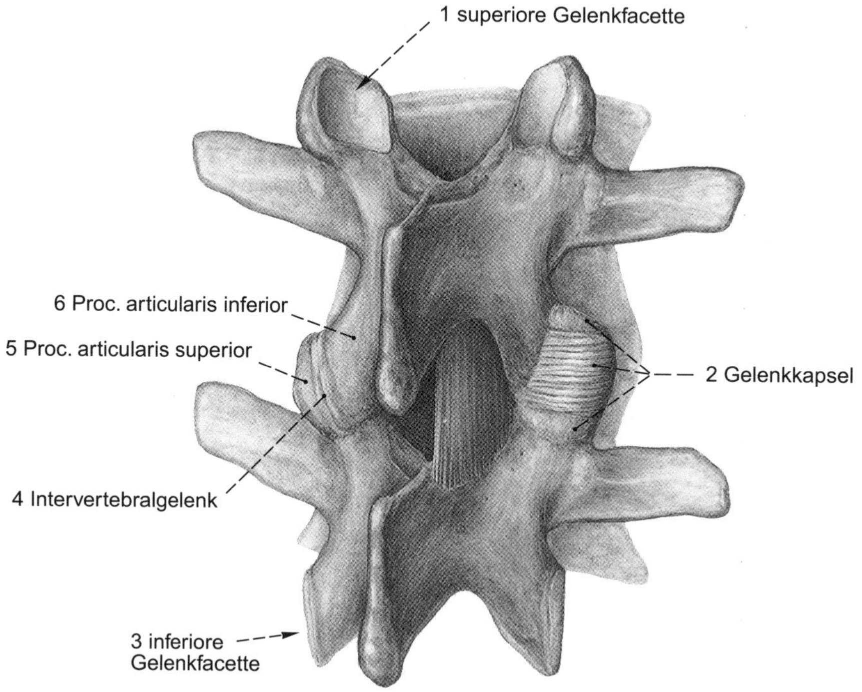

Abb. 1.14 Intervertebralgelenk der Lendenwirbelsäule, Ansicht von dorsolateral [S700]

! Aufgabe 1.10

Ist die Bewegungsebene der *frontalen Ebene* angenähert (wie in der Brustwirbelsäule), ergeben sich die drei oben beschrieben en Möglichkeiten: Flexion bzw. Extension, Lateralflexion und Rotation sind annähernd im gleichen Maße möglich.

In der LWS ist die Bewegungsebene der *sagittalen Ebene* angenähert. Die isolierten gleichsinnigen Gleitbewegungen der Gelenkfacetten nach links oder rechts sind hier kaum möglich, da es dabei zur Kompression der Gelenkpartner kommt. Dies ist eine Ursache für das geringe Ausmaß der Rotation in der LWS.

Die Bewegungsebene der HWS liegt in einer *schrägen Ebene*, die aus der Horizontalen nach dorsal-kaudal abfällt, was prinzipiell alle Bewegungsrichtungen erlaubt. Dadurch kommt es bei einer Lateralflexion im Bewegungssegment automatisch zu einer Rotation in die gleiche Richtung und umgekehrt (**gleichsinnige** oder **homolateral gekoppelte Bewegung**).

! Aufgabe 1.11

Durch eine Flexion der Wirbelsäule (nicht axiale Belastung) werden die Bandscheiben ventral komprimiert, wodurch der Nucleus nach dorsal gedrückt wird. Gleichzeitig entsteht dorsal eine vermehrte Zugbeanspruchung der kollagenen Fasern des Anulus fibrosus. Durch eine andauernde Flexionshaltung kommt es darüber hinaus zu einer dauerhaften Spannungserhöhung des hinteren Längsbands. Dies kann langfristig zu einer verminderten Durchblutung der dorsalen Bandscheibenbereiche führen und sich damit negativ auf das ohnehin schon schlechte Regenerationspotenzial auswirken.

! Aufgabe 1.12

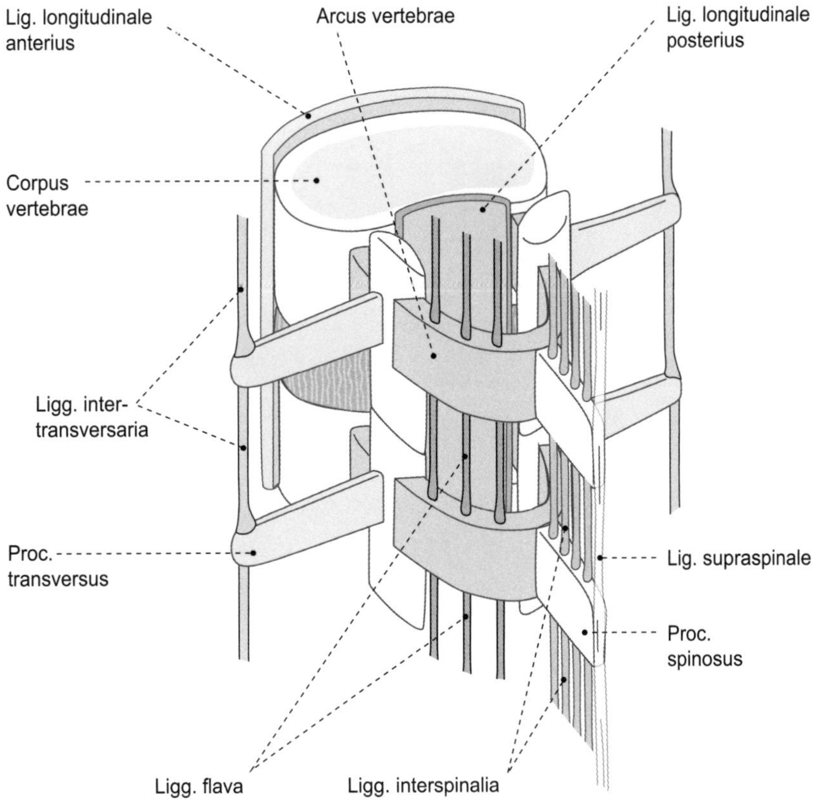

Abb. 1.16 Schematische Darstellung der Wirbelbogen- und Wirbelkörperbänder [L157]

Das vordere Längsband hemmt die Extension und die Rotationsbewegungen und stabilisiert die Bandscheibe nach ventral. Aufgrund seiner Breite können die seitlichen Fasern auch bei der Hemmung der Lateralflexion mitwirken.

Die dorsal der Wirbelsäule liegenden Bänder, also das hintere Längsband, die Ligg. interspinale, das Lig. supraspinale und das Lig. nuchae hemmen die Flexion und Rotationsbewegungen. Das hintere Längsband sichert zudem die Bandscheibe gegen eine Verlagerung in den Wirbelkanal.

Die Ligg. intertransversaria liegen dorsolateral und hemmen die Lateralflexion zur Gegenseite und Rotationsbewegungen.

! Aufgabe 1.13

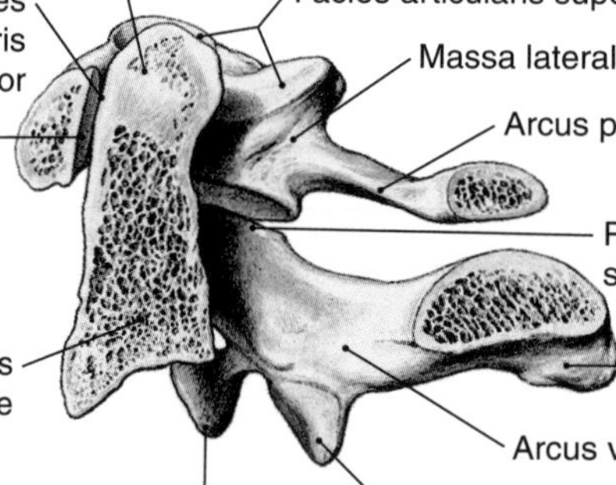

Abb. 1.17 Atlas und Axis im Medianschnitt [S700]

! Aufgabe 1.14

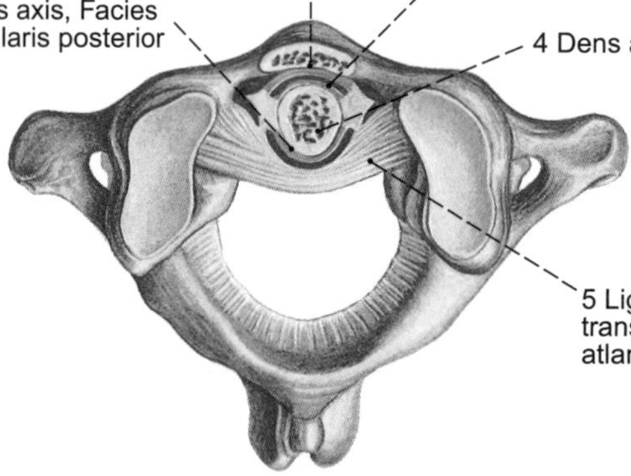

Abb. 1.18 Art. atlantoaxialis mediana, Ansicht von kranial [S700]

Während einer Flexion in den Kopfgelenken hält das Lig. transversum atlantis, gemeinsam mit den übrigen Bändern der oberen Halswirbelsäule, den Dens axis am vorderen Atlasbogen, sodass dieser sich bei Ventralbewegungen von Okziput und Atlas mit nach ventral bewegt. Dadurch wird eine Kompression des Rückenmarks durch den Dens axis verhindert.

! Aufgabe 1.15

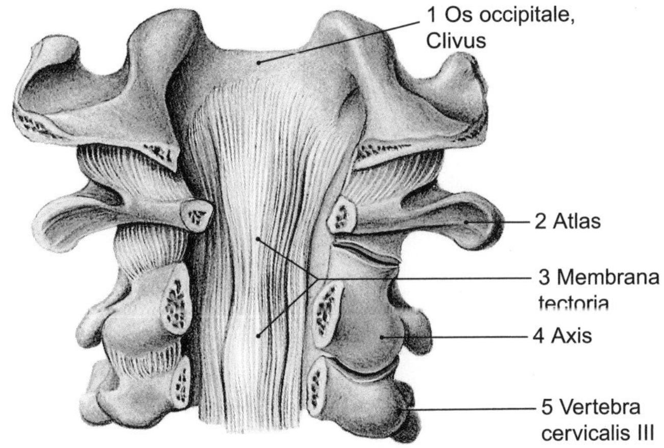

Abb. 1.19 Bänder der Kopfgelenke (tiefe Schicht, Wirbelbögen entfernt), Ansicht von dorsal [S700]

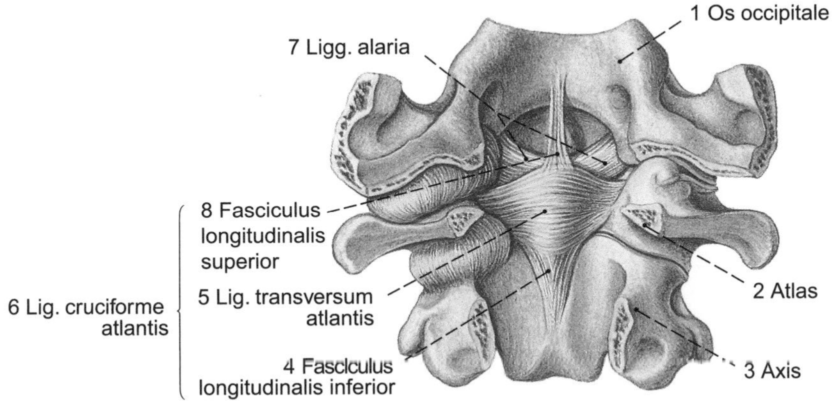

Abb. 1.20 Bänder der Kopfgelenke (tiefe Schicht, Membrana tectoria entfernt), Ansicht von dorsal [S700]

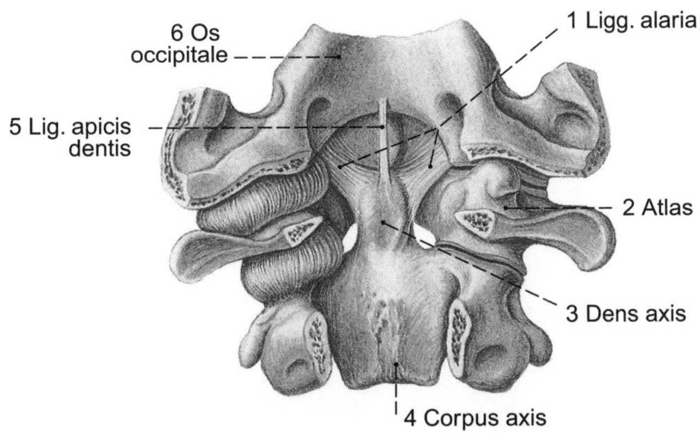

Abb. 1.21 Bänder der Kopfgelenke (tiefe Schicht, Membrana tectoria und Lig. cruciforme atlantis entfernt), Ansicht von dorsal [S700]

! Aufgabe 1.16

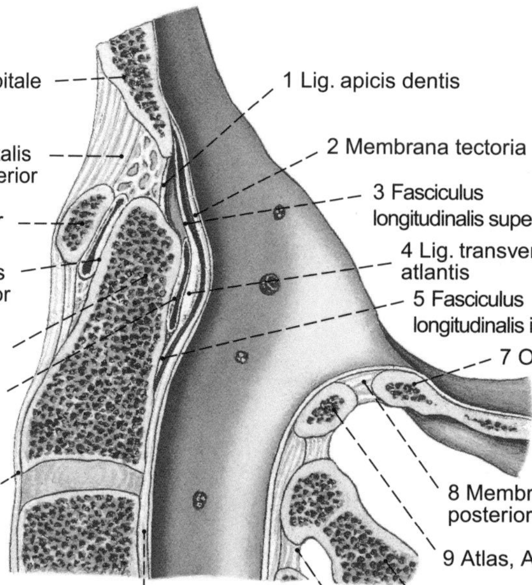

Abb. 1.22 Art. atlantoaxialis mediana und Bänder der Kopfgelenke im Medianschnitt [S700]

! Aufgabe 1.17

Bänder der Wirbelsäule	Bänder der oberen Halswirbelsäule
Lig. longitudinale anterius	Membrana atlantooccipitalis anterior
Lig. longitudinale posterius (tiefe Fasern)	Fasciculi longitudinales
Lig. longitudinale posterius (oberflächliche Fasern)	Membrana tectoria
Lig. flavum	Membrana atlantooccipitalis posterior

Nicht zu sehen sind die Ligg. alaria und das Lig. atlantooccipitale laterale.

! Aufgabe 1.18

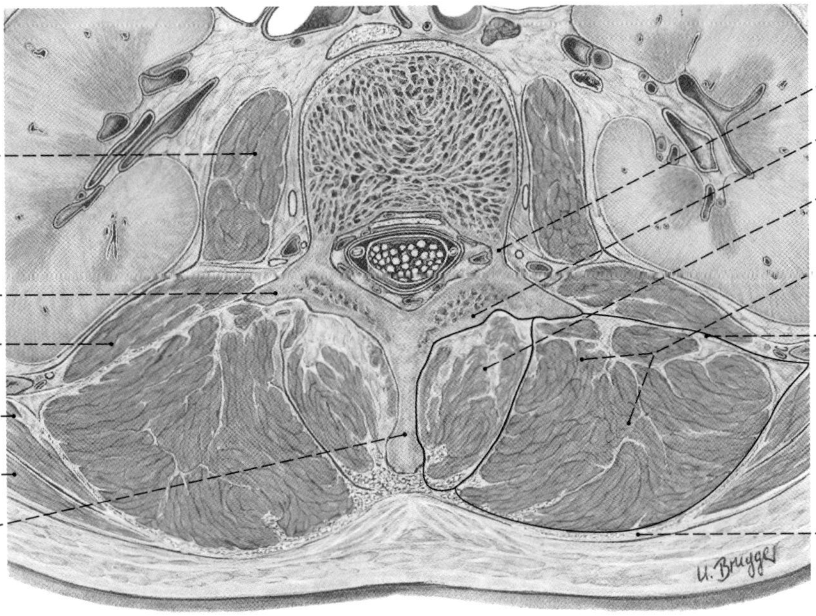

Abb. 1.23 Autochthone Rückenmuskulatur in ihrem osteoligamentären Kanal (Transversalschnitt auf Höhe des 2. Lendenwirbels) [S700]

! Aufgabe 1.19

Unmittelbar vor dem tiefen Blatt der thorakolumbalen Faszie liegt der M. quadratus lumborum, direkt ventral davor die Nieren (Ren). Von den Seitenflächen der Lendenwirbel entspringt der M. psoas major (➢ Kap. 2.2.1). In das oberflächliche Blatt der thorakolumbalen Faszie strahlen der M. latissimus dorsi (➢ Kap. 3.2.1) und der M. obliquus externus abdominis (➢ Kap. 1.1.6) ein.

! Aufgabe 1.20

Medialer Trakt	
Geradsystem (interspinales System)	Mm. interspinalis (cervicis, thoracis, lumborum) M. spinalis (thoracis)
Schrägsystem (transversospinales System)	Mm. rotatores breves et longi (cervicis, thoracis, lumborum) Mm. multifidi M. semispinalis (thoracis, cervicis, capitis)
Lateraler Trakt	
Geradsystem (intertransversales bzw. sakrospinales System)	Mm. intertransversarii (lumborum, cervicis) Mm. longissimus (thoracis, cervicis, capitis) Mm. iliocostalis (lumborum, thoracis, cervicis)
Schrägsystem (spinotransversales System)	M. splenius (cervicis, capitis) Mm. levatores costarum breves et longi

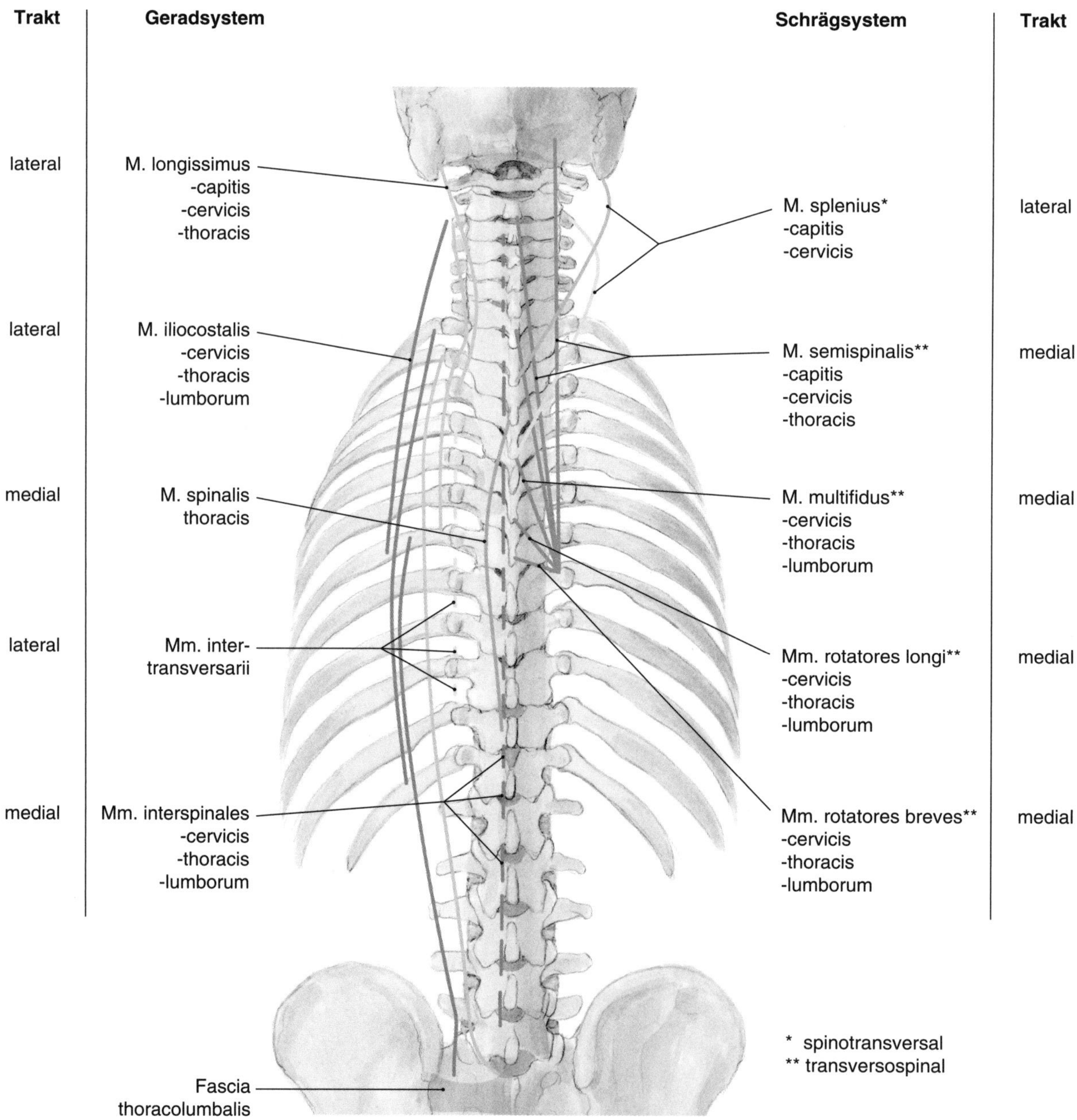

Schematische Einteilung der autochthonen Rückenmuskulatur [S700]

! Aufgabe 1.21

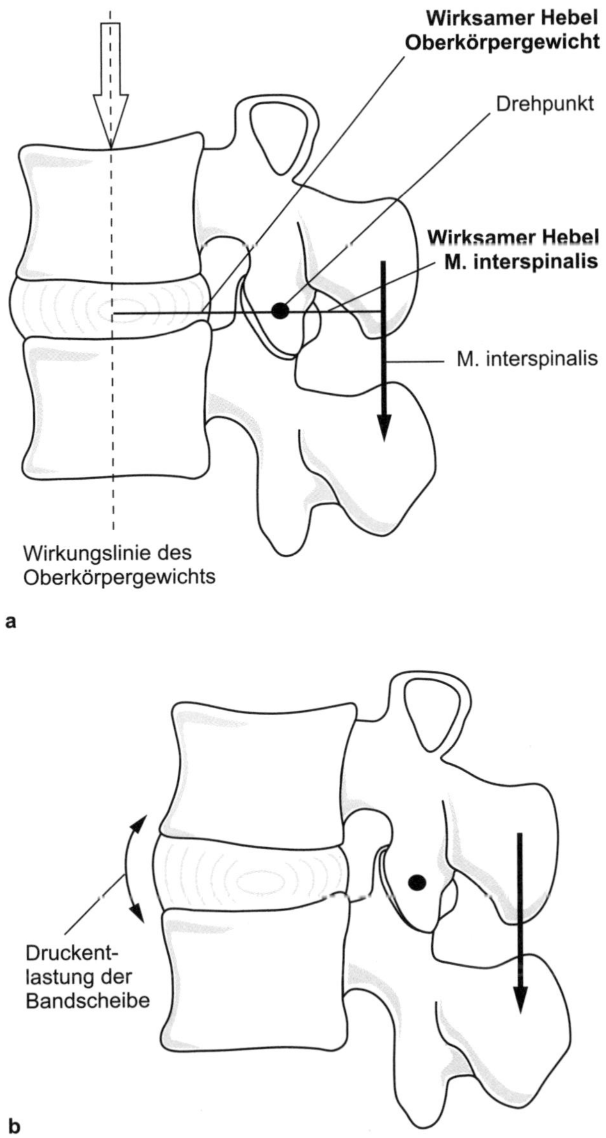

Abb. 1.24 Wirkung der autochthonen Rückenmuskulatur auf die Bandscheiben und Wirbelgelenke am Beispiel des M. interspinalis [L157]

Durch die Kontraktion des M. interspinalis nähern sich die Dornfortsätze an und die Wirbelkörper entfernen sich voneinander. Dadurch reduziert sich die axiale Kompression auf die Bandscheiben, wodurch diese weniger Druck erfahren (➤ Abb. 1.24 b).

Gleichzeitig kommt es jedoch zu einer Belastung der kleinen Wirbelgelenke, die in dieser Situation die Rolle des Drehpunktes übernehmen. Die Belastung des Drehpunktes ergibt sich beim zweiseitigen Hebel aus der Addition der angreifenden Kräfte (Last + Kraft). Das bedeutet, dass die Facettengelenke mit mehr als dem doppelten des Oberkörpergewichts beansprucht werden, da der Hebelarm der Muskeln um etwa ⅓ kürzer ist als der Lasthebel.

Der M. interspinalis hat aufgrund seiner Größe natürlich nicht die Kraft, das Oberkörpergewicht alleine zu halten. Er steht in diesem Beispiel stellvertretend für alle autochthonen Muskeln, die entlang des Proc. spinosus nach kaudal ziehen.

! Aufgabe 1.22

Bei einer gemeinsamen Kontraktion von M. obliquus externus der einen und M. obliquus internus der anderen Seite entsteht ein große Rotationswirkung auf die Wirbelsäule, die mit einer Flexion und einer Lateralflexion kombiniert ist.

Aus einer gemeinsamen Kontraktion von M. obliquus externus und internus einer Seite resultiert eine Lateralflexion der Wirbelsäule.

Besonders die geraden Bauchmuskeln (M. recti abdominis) können das Becken aufrichten, bzw. das Becken in der aufgerichteten Position stabilisieren.

Darüber hinaus sind die Bauchmuskeln, bedingt durch ihre Lage, die wichtigsten Exspirationsmuskeln. Sie sind einerseits in der Lage, den Thorax kräftig nach kaudal zu ziehen und können andererseits über Erhöhung des intraabdominellen Druckes das Zwerchfell nach kranial pressen. Beides erhöht den intrathorakalen Druck und lässt die Luft aus dem Thorax strömen.

Alle Bauchmuskeln können bei gleichzeitiger Kontraktion den intraabdominellen Druck erhöhen **(Bauchpresse)** und sind damit unentbehrlich für das Husten und die Austreibungsphase unter der Geburt. Daneben sind sie beim Stuhlgang behilflich. Die Bauchpresse wird auch eingesetzt, um beispielsweise schwere Lasten zu heben. Insbesondere durch die Mm. transversi abdominis wird bei gleichzeitiger Kontraktion des Diaphragma thoracolumbale und des Beckenbodens ein Druck auf die Eingeweide ausgeübt. Der M. erector spinae und die Beckenbodenmuskulatur unterstützen diese Funktion.

! Aufgabe 1.23

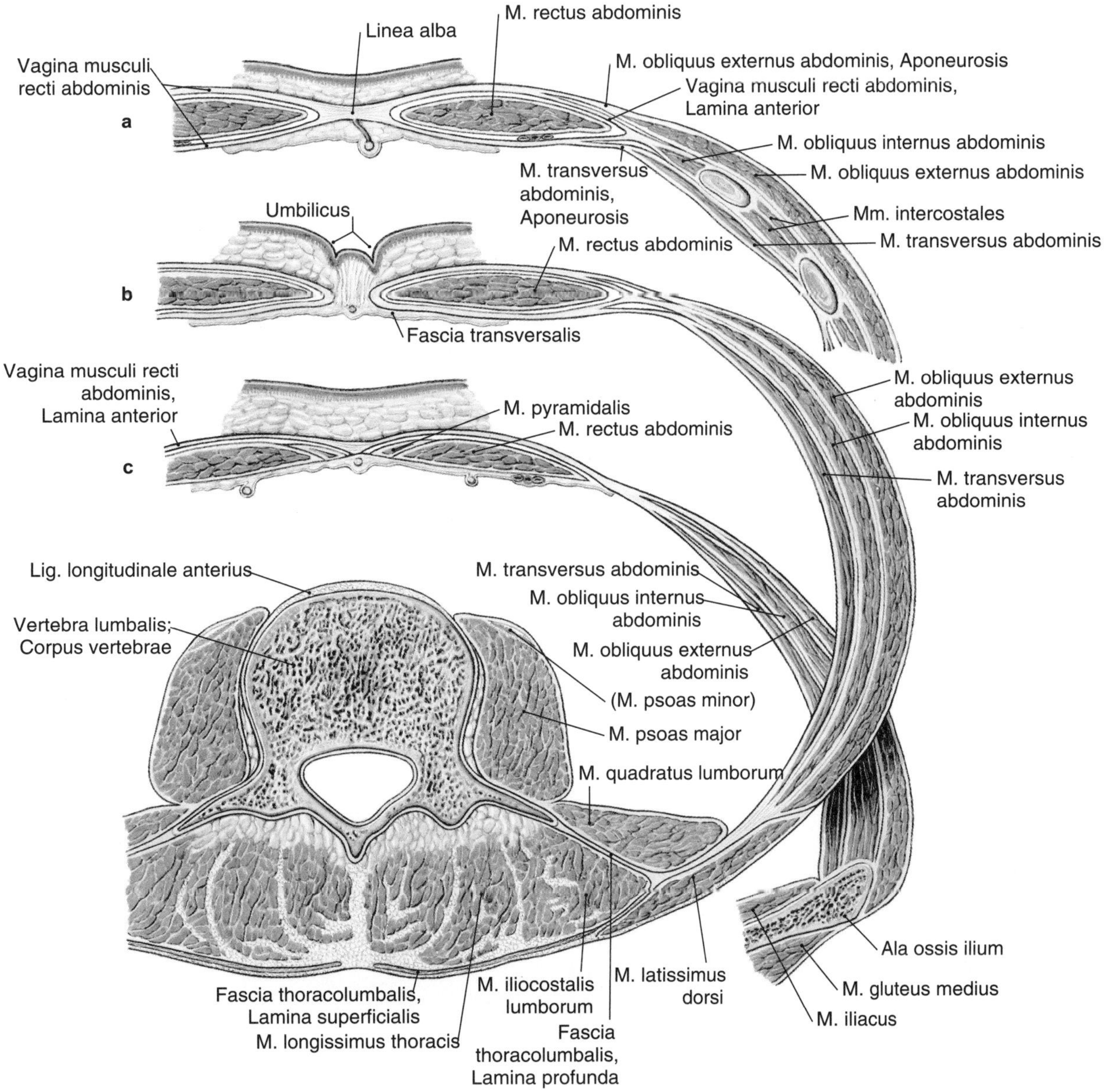

Abb. 1.26 Aufbau der Rektusscheide in Höhe der Spina iliaca anterior superior (a), des Nabels (b) und des Rippenbogens (c). Horizontalschnitte, Ansicht von kaudal [S700]

Der **M. obliquus externus abdominis** bildet die äußere Schicht der Bauchmuskulatur und das vordere Blatt der Rektusscheide (➢ Abb. 1.26 a–c).

Der **M. obliquus internus abdominis** bildet die mittlere Schicht der Bauchmuskulatur. Seine Aponeurose spaltet sich auf und bildet mit dem M. obliquus externus abdominis das vordere Blatt der Rektusscheide, mit dem M. transversus abdominis das hintere Blatt (➢ Abb. 1.26 a, b). Unterhalb des Bauchnabels (Linea arcuata) ziehen alle seine Fasern in das vordere Blatt der Rektusscheide (➢ Abb. 1.26 c).

Der **M. transversus abdominis** bildet die innerste Schicht der Bauchmuskulatur und liegt, lediglich durch die Fascia transversalis und lockeres Bindegewebe getrennt, dem Peritoneum auf. Der Muskel bildet mit dem M. obliquus internus abdominis das hintere Blatt der Rektusscheide (➢ Abb. 1.26 a, b). Etwas unterhalb des Bauchnabels (Linea arcuata) ziehen alle seine Fasern in das vordere Blatt der Rektusscheide (➢ Abb. 1.26 c).

Ab der Linea arcuata ziehen also *alle* Aponeurosen *vor* den M. rectus abdominis – hier endet das hintere Blatt der Rektusscheide (➢ Abb. 1.26 c).

Der **M. pyramidalis** liegt in der Rektusscheide ventral des M. rectus abdominis (➢ Abb. 1.26 c).

! Aufgabe 1.24

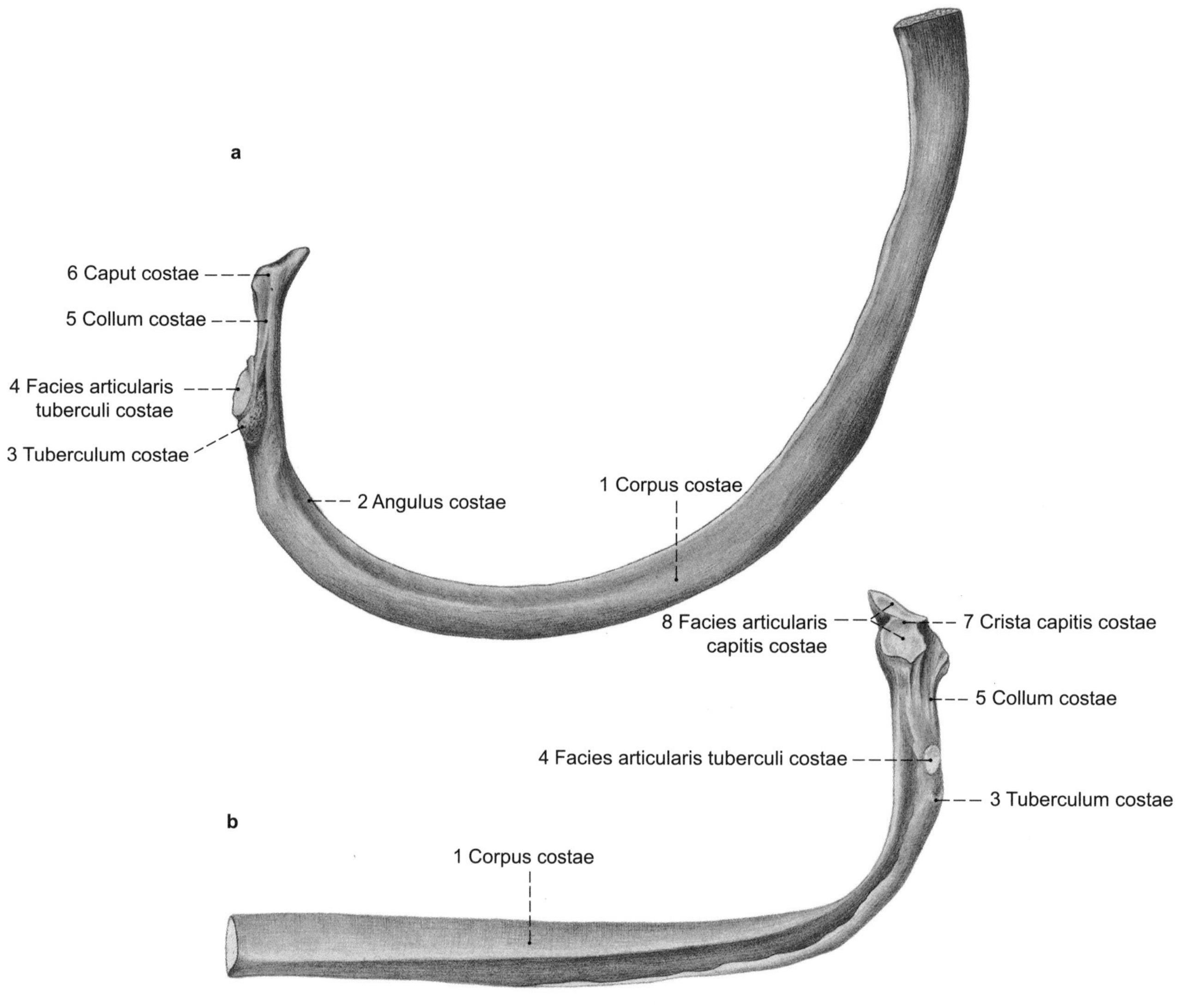

Abb. 1.27 a) 3. Rippe, Ansicht von kranial; b) 8. Rippe, Ansicht von kaudal [S700]

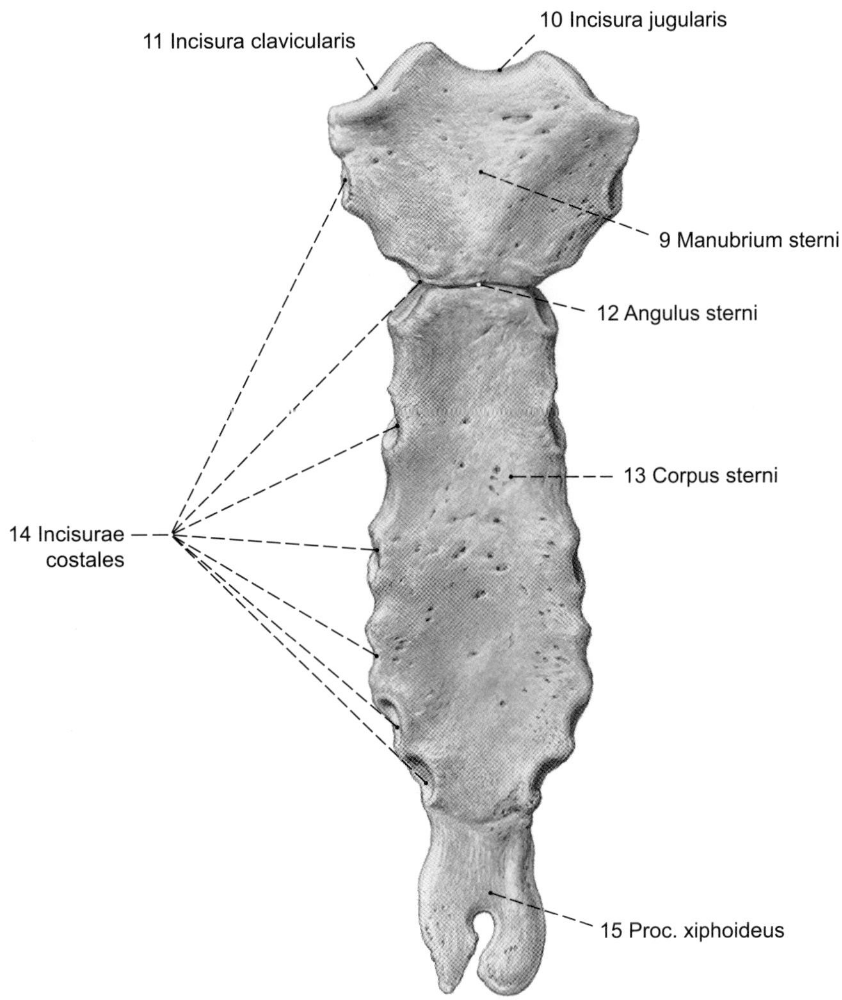

Abb. 1.28 Sternum, Ansicht von ventral [S700]

! Aufgabe 1.25

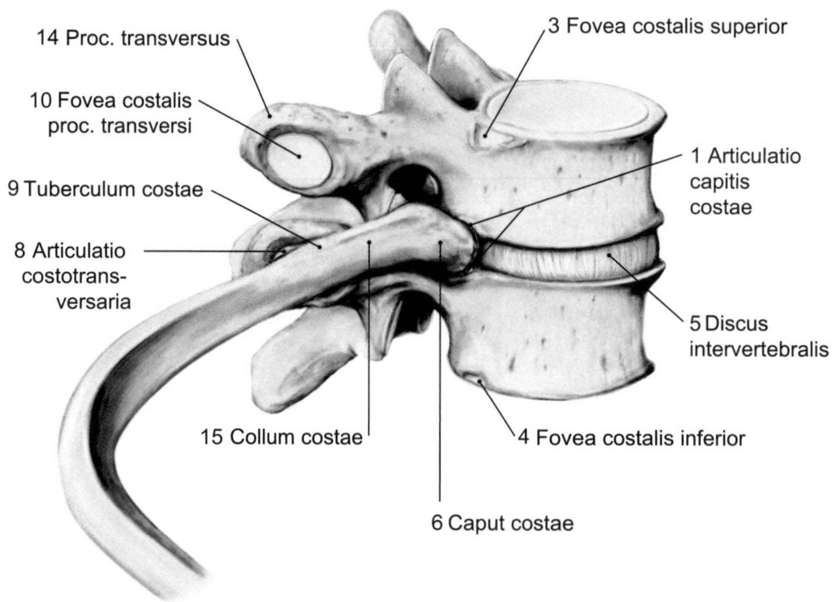

Abb. 1.29 Rippenköpfchengelenk, Ansicht von lateral [S700-L266]

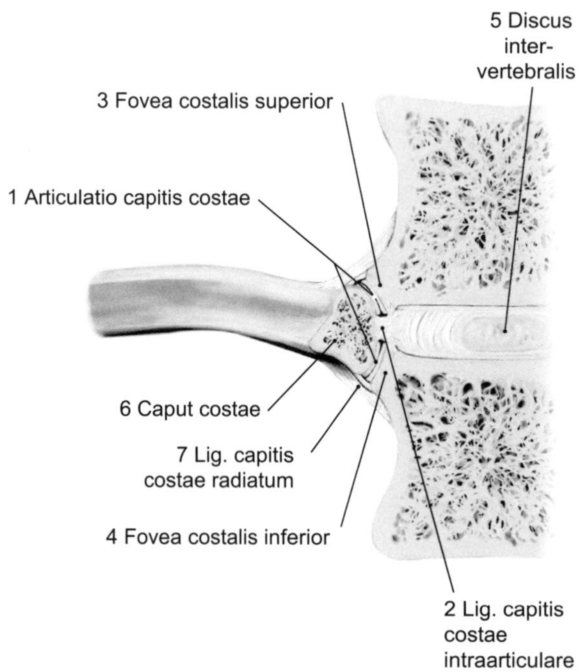

Abb. 1.30 Rippenköpfchengelenk im Frontalschnitt, Ansicht von ventral [S700-L266]

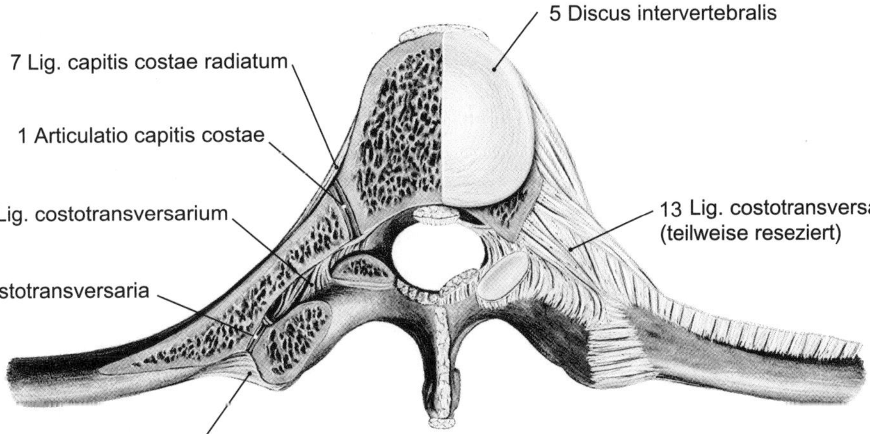

Abb. 1.31 Rippenhöckerchen- und Rippenköpfchengelenke im Transversalschnitt, Ansicht von kranial [S700-L127]

! Aufgabe 1.26

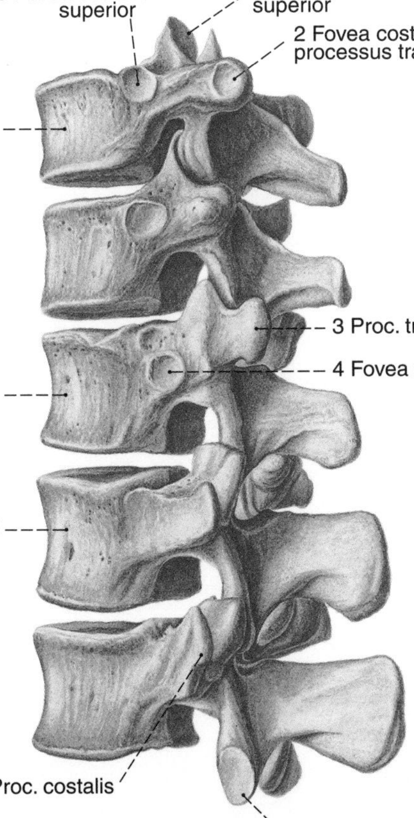

Abb. 1.33 Wirbelsäulenabschnitt, Ansicht von dorsolateral [S700]

Die Abbildung zeigt die thorakolumbale Übergangsregion, und zwar die Wirbel Th10 bis L2. Der oberste Wirbel trägt seitlich am Wirbelkörper eine Fovea costalis (superior) *und* eine Fovea costalis proc. transversi. Die beiden Wirbel darunter haben zwar noch die Gelenkfläche am Wirbelkörper, nicht mehr jedoch am Proc. spinosus, da die 11. und 12. Rippe kein Rippenhöckerchengelenk mehr haben. Die unteren beiden Wirbel tragen keine seitlichen Gelenkflächen mehr, haben allerdings schon kräftige, für Lendenwirbel typische, Dornfortsätze.

! Aufgabe 1.27

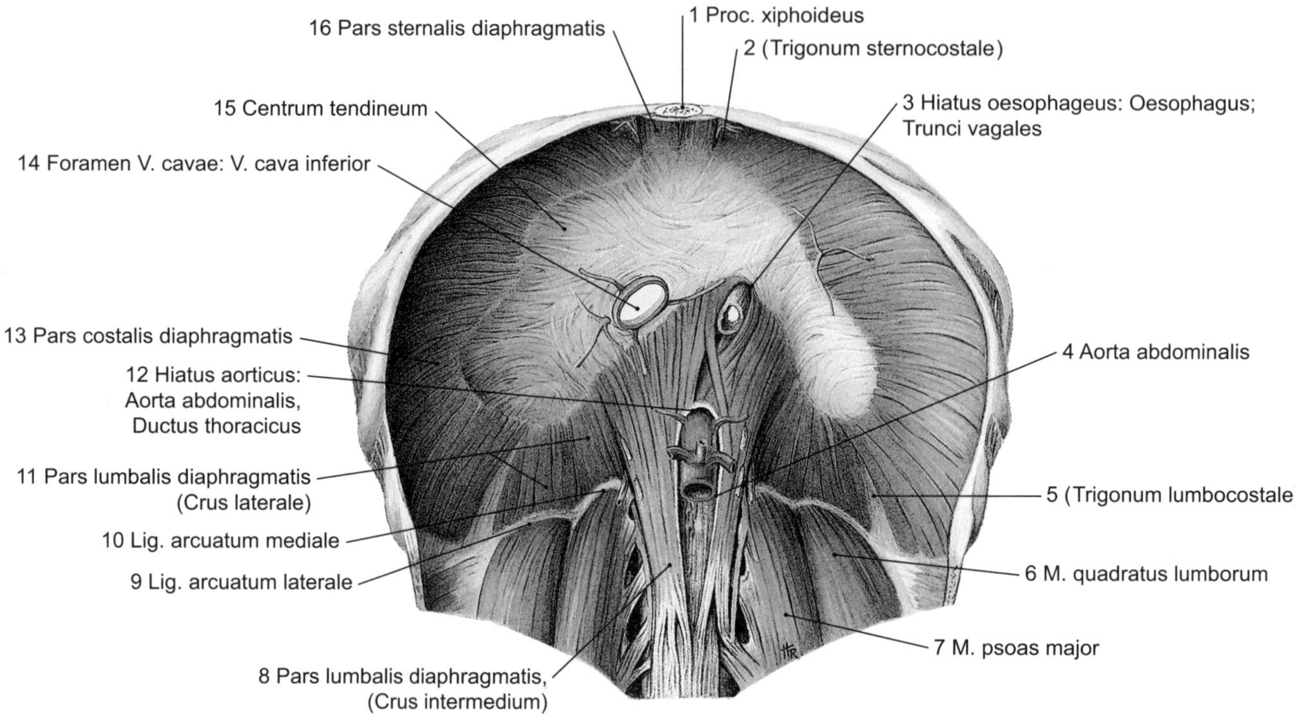

Abb. 1.34 Diaphragma, Ansicht von kaudal [S700-L240]

! Aufgabe 1.28

Das Zwerchfell überspannt großflächig die Bauchorgane und grenzt unmittelbar an die Leber (rechts) und die Milz (links). Nach oben hin liegt es der Unterseite der Lunge und dem Herzsattel an. Es finden sich Durchtrittsstellen für die V. cava inferior (Foramen V. cavae), die Aorta und den Ductus thoracicus (Hiatus aorticus) sowie die Speiseröhre und den N. vagus (Hiatus oesophageus).

Neben seiner ventilatorischen Funktion (Inspiration) erfüllt es somit noch folgende Aufgaben:

- Hämodynamische Funktion: Unterstützt den venösen Rückstrom des Blutes
- Lymphdynamische Funktion: Unterstützt die lymphatische Drainage des Bauchraums
- Viszerale Funktion: Wichtigster Motor für die viszerale Drainage und Mobilität, unterstützt dadurch vor allem die Bewegungen von Magen und Darm bei der Verdauung
- Phonationsfunktion: Stellt einen kontinuierlichen Luftstrom für die Sprache und andere Lautäußerungen bereit.
- Ausscheidungsfunktion: Defäkation, Erbrechen und Unterstützung des Geburtsvorgangs

! Aufgabe 1.29

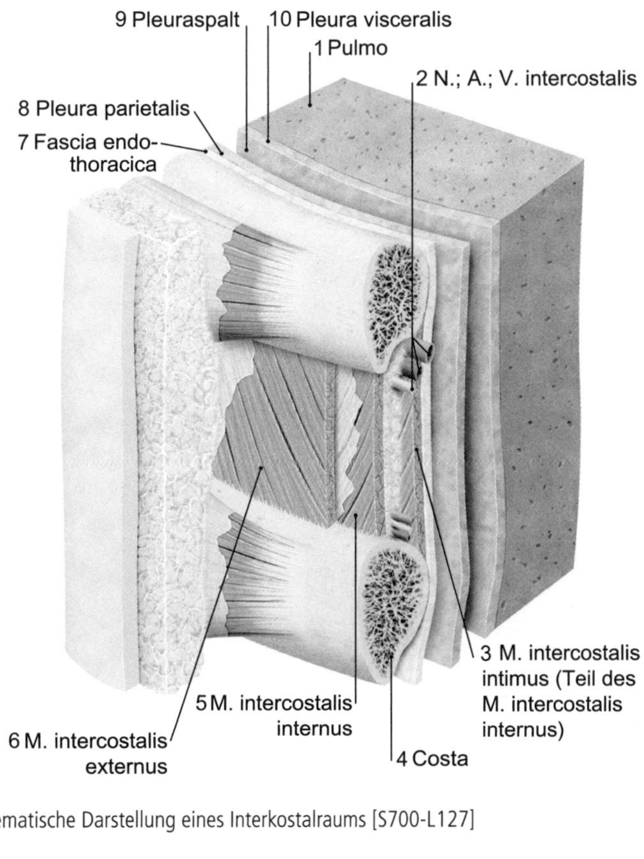

Abb. 1.35 Schichtung der Brustwand, schematische Darstellung eines Interkostalraums [S700-L127]

! Aufgabe 1.30

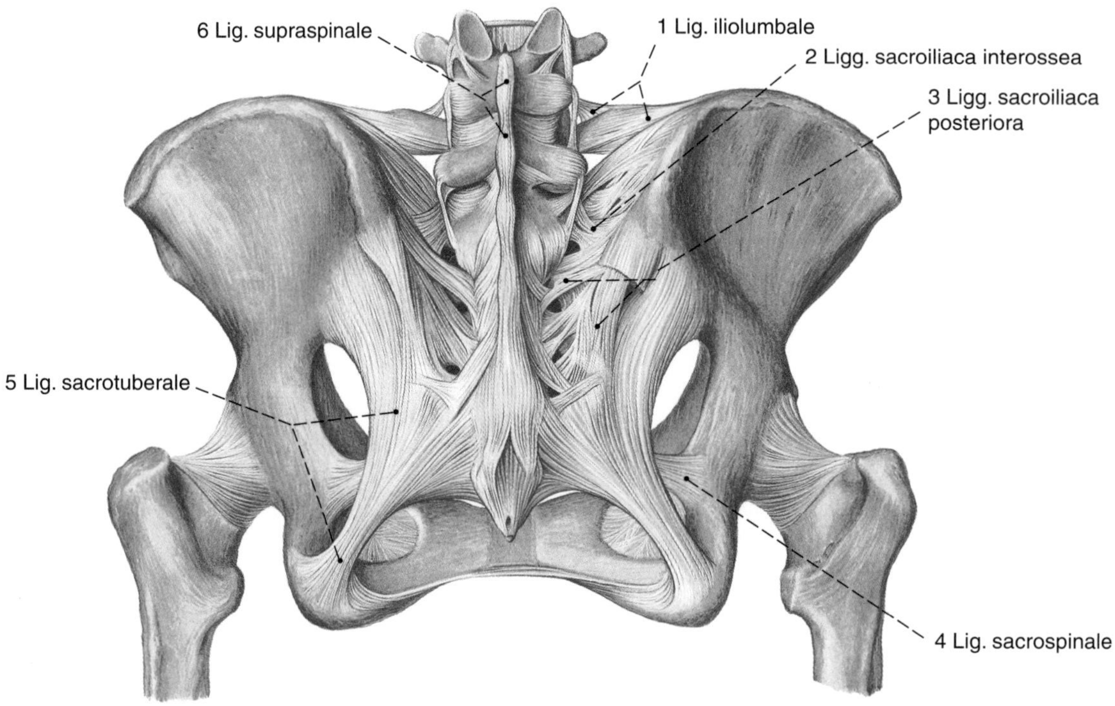

Abb. 1.36 Bänder des Iliosakralgelenks, Ansicht von dorsal [S700]

! Aufgabe 1.31

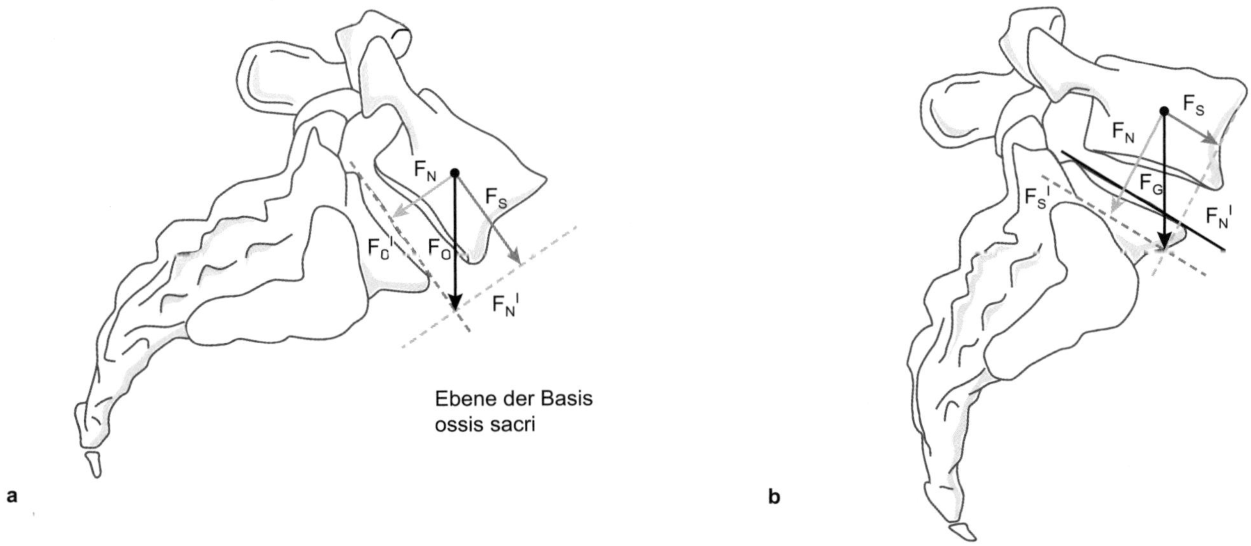

Abb. 1.37 Verhältnis von Normalkraft und Scherkraft aus der Basis ossis sacri bei eher horizontal (a) bzw. eher vertikal (b) stehendem Sakrum [L157]

Durch die Scherkraft (F_S) entsteht im Segment L5/S1 ein translatorisches Gleiten nach ventral, wodurch die Bandscheiben und Bänder vermehrt beansprucht werden. Die kleinen Facettengelenke wirken dieser Scherkraft entgegen und erfahren eine Kompression. Diese Scherkraft ist umso größer, je horizontaler das Sakrum steht (➤ Abb. 1.37a).

Durch eine Aufrichtung des Beckens bzw. des Sakrums, beispielsweise durch eine Anspannung des M. rectus abdominis, verkleinert sich der Winkel der schiefen Ebene zur Horizontalen (➤ Abb. 1.37b). Dadurch reduziert sich auch die Scherkraft (F_S) und die Beanspruchung im Segment. Aktiv können die autochthonen Rückenmuskeln dem Gleiten der Lendenwirbel nach ventral entgegenwirken.

! Aufgabe 1.32

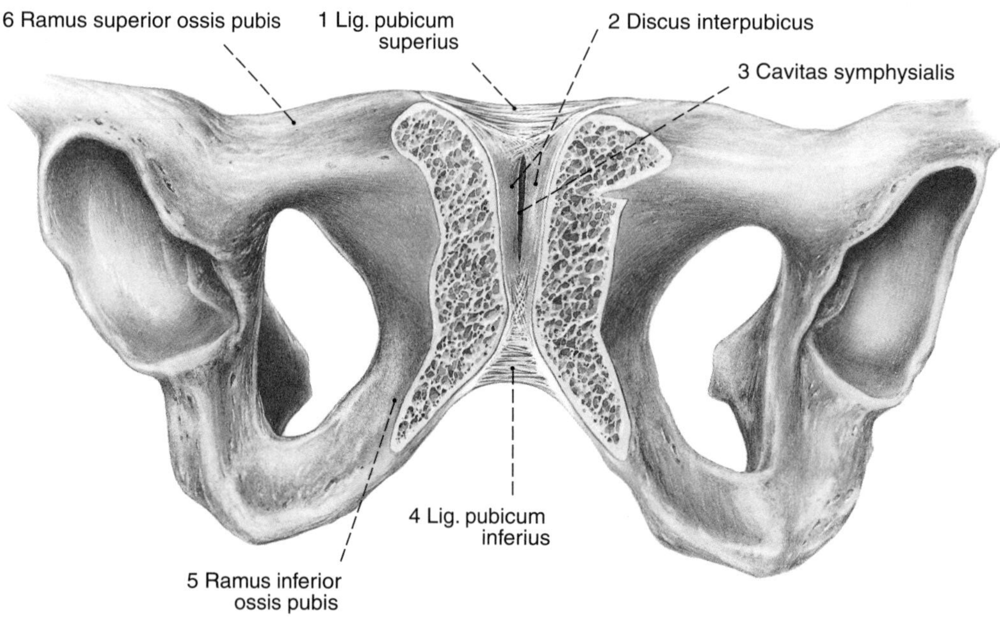

Abb. 1.38 Symphyse im Frontalschnitt, Ansicht von ventral [S700]

! Aufgabe 1.33

Einteilung des peripheren Nervensystems

Plexus	**Nerv**	**Innervation**
Plexus cervicalis	Rr. musculares	M. rectus capitis anterior und lateralis, prävertebrale Muskeln (M. longus capitis und M. longus colli), Mm. scaleni medius und posterior
	N. phrenicus	Diaphragma
Plexus brachialis	N. dorsalis scapulae	Mm. rhomboidei, M. levator scapulae
	N. thoracicus longus	M. serratus anterior
	N. subscapularis	M. subscapularis
	Nn. pectoralis medialis und lateralis	Mm. pectoralis minor und major
	N. thoracodorsalis	M. latissimus dorsi, M. teres major
	N. axillaris	M. deltoideus, M. teres minor
	N. musculocutaneus	M. coracobrachialis, M. biceps brachii, M. brachialis
	N. radialis	M. triceps brachii, *alle* Extensoren des Ellenbogengelenks sowie der Hand- und Fingergelenke
	N. medianus	*Alle* Beuger des Unterarms mit Ausnahme des M. flexor carpi ulnaris und des ulnaren Anteils des M. flexor digitorum profundus
	N. ulnaris	M. flexor carpi ulnaris, ulnarer Anteils des M. flexor digitorum profundus, Muskulatur des Kleinfingerballens, ulnare Mm. lumbricales, Mm. interossei palmares und dorsales, M. adductor pollicis, M. flexor pollicis brevis (Caput profundum)
Plexus lumbalis	N. iliohypogastricus, N. ilioinguinalis, N. genitofemoralis	Unterer Teil der seitlichen, vorderen und tiefen Bauchwandmuskulatur (N. genitofemoralis zusätzlich den M. cremaster beim Mann)
	N. femoralis	M. iliopsoas, M. sartorius, M. quadriceps (*alle* Anteile)
	N. obturatorius	M. pectineus (gemeinsam mit N. femoralis), M. adductor longus und brevis, M. gracilis, M. adductor magnus (gemeinsam mit N. tibialis), M. obturatorius externus
Plexus sacralis	N. gluteus superior	M. gluteus medius und minimus, M. tensor fasciae latae
	N. gluteus inferior	M. gluteus maximus
	Rr. musculares	Pelvitrochantäre Muskeln
	N. tibialis	M. semimembranosus, M. semitendinosus, Caput longum des M. biceps femoris, *alle* oberflächlichen und tiefen Unterschenkelflexoren
	N. peroneus [fibularis]	Caput breve des M. biceps femoris (N. peroneus [fibularis] communis), M. peroneus [fibularis] longus und brevis (N. peroneus [fibularis] superficialis), Extensoren des Unterschenkels (N. peroneus [fibularis] profundus)

KAPITEL

2 Untere Extremität

An der unteren Extremität unterscheidet man den Beckenring und die freien Extremitäten. Während der knöcherne Beckenring das Gewicht des Rumpfes und der oberen Extremität auf beide Beine überträgt, ist die freie untere Extremität in erster Linie für die Fortbewegung zuständig. Zur freien Extremität zählen der Oberschenkel (Femur), der Unterschenkel (Crus) und der Fuß (Pes).

2.1 Knöcherner Aufbau der unteren Extremität

2.1.1 Knochen des Beckengürtels

Der knöcherne Beckenring wird aus den beiden Hüftbeinen (Ossa coxae) und dem Os sacrum gebildet. Das Os sacrum bildet gleichzeitig den kaudalen Abschnitt der Wirbelsäule und wurde daher bereits in ➢ Kap. 1.1.1 besprochen.

Hüftbein (Os coxae)

Das Os coxae wird aus drei Knochen gebildet: dem Os ilium, Os pubis und Os ischii. Diese Knochen synostosieren innerhalb der Gelenkpfanne des Hüftgelenks (Acetabulum). Sie wird jeweils von den kompakten Anteilen der drei Knochen (Corpus ossis ilii, Corpus ossis pubis und Corpus ossis ischii) gebildet. Das Acetabulum ist von einem knöchernen Rand, dem **Limbus acetabuli (= 19),** umgeben, der kaudal von der **Incisura acetabuli (= 18)** unterbrochen wird. Die überknorpelte Fläche des Acetabulum ist halbmondförmig **(Facies lunata = 17)** und ebenfalls im Bereich des Limbus acetabuli unterbrochen. In der Mitte des Acetabulum findet sich eine Vertiefung **(Fossa acetabuli = 16).**

Os ilium (Darmbein)

Das Os ilium besteht aus einem **Corpus ossis ilii (= 35)** und der Darmbeinschaufel **(Ala ossis ilii = 20).** An seiner Außenfläche **(Facies glutea = 9)** entspringen die Glutealmuskeln, die durch drei Linien **(Linea glutea anterior = 10, inferior = 11** und **posterior = 12)** voneinander abgegrenzt sind. Die konkave Vorderfläche ist die **Fossa iliaca (= 30).** Dahinter befinden sich die bumerangförmige Gelenkfläche **(Facies auricularis iliaca = 22)** zur Verbindung mit dem Kreuzbein (Art. sacroiliaca, ➢ Kap. 1.3.1) und die **Tuberositas iliaca (= 21).**

Über der Darmbeinschaufel erhebt sich der Beckenkamm **(Crista iliaca = 1),** an dem ebenfalls drei Linien **(Labium internum = 31** und **externum = 33, Linea intermedia = 32)** abzugrenzen sind. An ihnen inserieren die drei seitlichen (schrägen) Bauchmuskeln. Der Beckenkamm beginnt ventral an der **Spina iliaca anterior superior (SIAS, = 2)** und endet an der **Spina iliaca posterior superior (SIPS, = 4).** Jeweils etwas kaudal davon findet sich vorne die **Spina iliaca anterior inferior (SIAI, = 3),** hinten die **Spina iliaca posterior inferior (SIPI, = 5).** Den Übergang zwischen Darm- und Schambein kennzeichnet ventral die **Eminentia iliopubica (= 28).**

Os pubis (Schambein)

Das Schambein (Os pubis) besteht ebenfalls aus einem Corpus ossis pubis sowie dem oberen **(Ramus superior ossis pubis = 27)** und dem unteren Schambeinast **(Ramus inferior ossis pubis = 25).** Diese begrenzen das **Foramen obturatum (= 15)** nach vorne und unten. Der obere Schambeinast weist eine scharfe Knochenkante, das **Pecten ossis pubis (= 27)** auf, die nach medial bis zum **Tuberculum pubicum (= 14)** reicht. Von dort weiter nach medial zieht die **Crista pubica (= 34).** Am unteren Schambeinast befindet sich, ebenfalls nach medial gerichtet, die **Facies symphysialis (= 26).** Die beiden Ossa pubica sind hier über Faserknorpel miteinander verbunden (Symphysis pubica).

Os ischii (Sitzbein)

Das Sitzbein (Os ischii) hat neben seinem **Corpus ossis ischii (= 23)** nur einen **Ramus ossis ischii (= 24),** der das Foramen obturatum nach unten begrenzt und sich mit dem Ramus inferior des Os pubis verbindet. Dem Ramus ossis ischii ist der mächtige Sitzbeinhöcker **(Tuber ischiadicum = 13)** aufgelagert. Vom Corpus ossis ischii ragt die **Spina ischiadica (= 6)** hervor, welche die größere **Incisura ischiadica major (= 7)** von der kleineren **Incisura ischiadica minor (= 8)** trennt.

?Aufgabe 2.1

Veranschaulichen Sie sich den knöchernen Aufbau des Os coxae, indem Sie den folgenden Abbildungen (➢ Abb. 2.1, ➢ Abb. 2.2) jeweils die im Text **fett** geschriebenen Strukturen zuordnen!

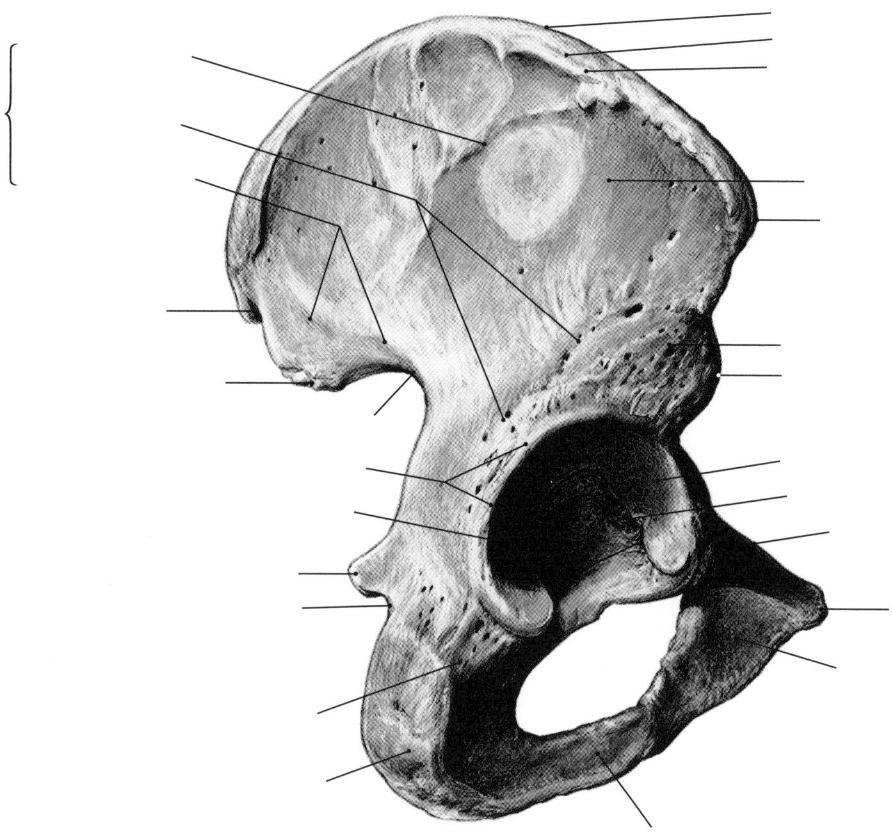

Abb. 2.1 Rechtes Os coxae, Ansicht von dorsolateral [S700]

1 ....

2 ....

3 ....

4 ....

5 ....

6 ....

7 ....

8 ....

9 ....

10 ....

11 ....

12 ....

13 ....

14 ....

15 ....

16 ....

17 ....

18 ....

19 ....

20 ....

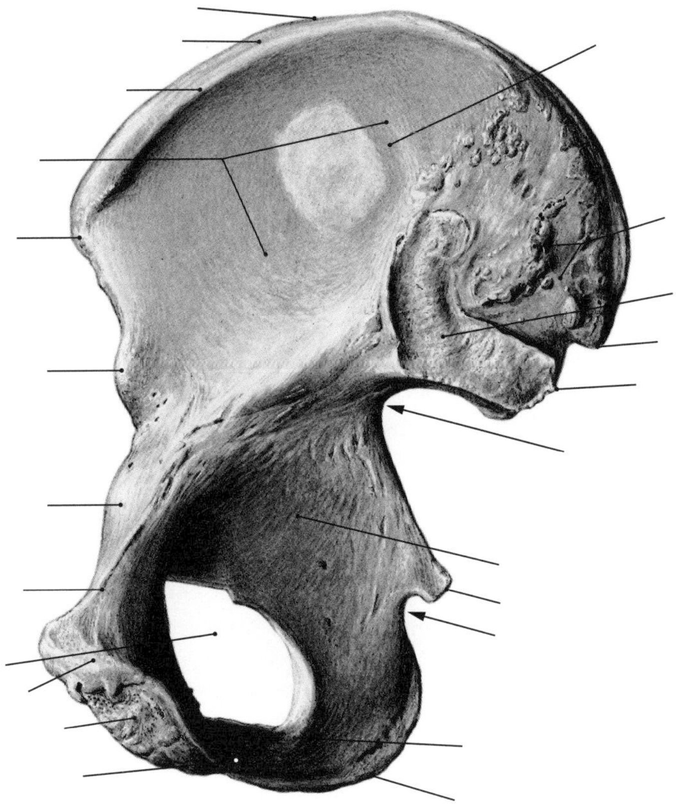

Abb. 2.2 Rechtes Os coxae, Ansicht von medial [S700]

21 ....

22 ....

23 ....

24 ....

25 ....

26 ....

27 ....

28 ....

29 ....

30 ....

31 ....

32 ....

33 ....

34 ....

35 ....

2

2.1.2 Knochen der freien Extremität: Oberschenkel-, Unterschenkel- und Fußknochen

Oberschenkelknochen (Os femoris)

Das Os femoris (= Femur) ist der längste Knochen des menschlichen Skeletts. Sein proximales Ende (Femurkopf, **Caput femoris** = **1**) bildet mit der knöchernen Pfanne am Os coxae das Hüftgelenk (Art. coxae), welches die Verbindung der freien unteren Extremität mit dem Beckengürtel darstellt. Das Caput femoris ist mit Ausnahme einer kleinen Vertiefung **(Fovea capitis femoris** = **7)** vollständig mit hyalinem Knorpel überzogen. Dem Caput schließt sich der Schenkelhals **(Collum femoris** = **2)** an. Am Übergang vom Collum zum Schaft **(Corpus femoris** = **12)** erhebt sich lateral der große Rollhügel **(Trochanter major** = **3)**. Hinter ihm befindet sich, nach medial gerichtet, eine tiefe Grube **(Fossa trochanterica** = **6)**. Medial-dorsal liegt der deutlich kleinere **Trochanter minor** (= **4**). Beide Trochanter sind dorsal über die kräftige **Crista intertrochanterica** (= **13**), ventral über die **Linea intertrochanterica** (= **5**) verbunden.

Über die gesamte Länge des Schaftes zieht sich eine deutliche Knochenleiste **(Linea aspera** = **21)**, an der sich zwei Lippen **(Labium laterale** = **19** und **mediale** = **20)** abgrenzen lassen. Das Labium laterale der Linea aspera geht nach proximal in die **Tuberositas glutea** (= **14**) über, das Labium mediale zieht in Richtung Trochanter minor und geht proximal in die **Linea pectinea** (= **15**) über.

Das distale Ende des Femurs trägt die beiden Femurkondylen **(Condylus lateralis** = **17** und **medialis** = **16)**, die mit dem proximalen Ende der Tibia das Kniegelenk (Art. femorotibialis) bilden. Ventral stehen die Kondylen über die **Facies patellaris** (= **10**) miteinander in Verbindung, während sie auf der dorsalen Seite durch die **Fossa intercondylaris** (= **18**) getrennt sind. Den Kondylen sind seitlich der **Epicondylus lateralis** (= **9**) und **medialis** (= **8**) aufgelagert. Oberhalb des medialen Epikondylus findet sich eine weitere kleine Erhebung, das **Tuberculum adductorium** (= **11**).

?Aufgabe 2.2

Veranschaulichen Sie sich den knöchernen Aufbau des Femurs, indem Sie den folgenden Abbildungen (> Abb. 2.3, > Abb. 2.4) jeweils die im Text **fett** geschriebenen Strukturen zuordnen!

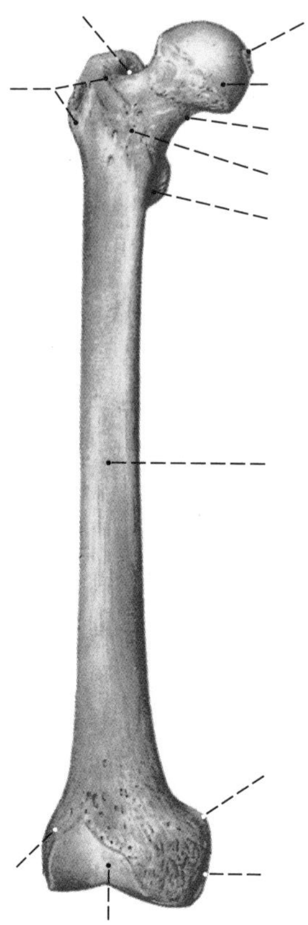

Abb. 2.3 Rechtes Femur, Ansicht von ventral [S700]

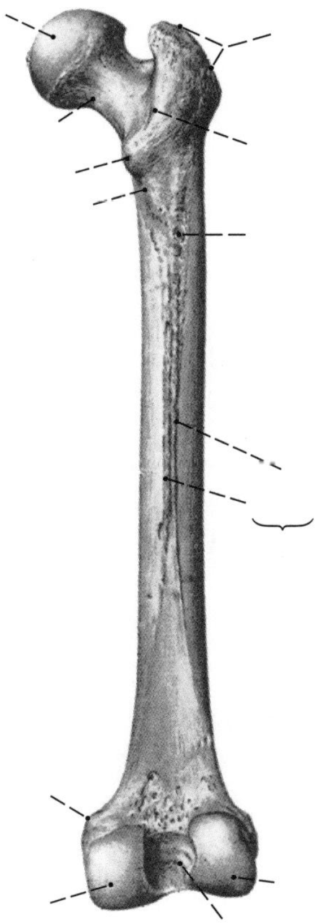

Abb. 2.4 Rechtes Femur, Ansicht von dorsal [S700]

1 ....

2 ....

3 ....

4 ....

5 ....

6 ....

7 ....

8 ....

9 ....

10 ....

11 ....

12 ....

13 ....

14 ....

15 ....

16 ....

17 ....

18 ....

19 ....

20 ....

21 ....

Unterschenkelknochen: Schienbein und Wadenbein (Tibia und Fibula)

Tibia und Fibula bilden gemeinsam den knöchernen Unterschenkel und sind über Bandhaften und ein straffes Gelenk miteinander verbunden.

Tibia

Die wesentlich kräftigere Tibia überträgt das Körpergewicht auf den Fuß. Der „Kopf" der Tibia besteht aus dem **Condylus lateralis (= 4)** und **medialis (= 3).** Er trägt die Gelenkflächen **(Facies articulares superiores = 11)** für die Verbindung mit den Femurkondylen. Die Gelenkflächen sind durch die **Eminentia intercondylaris (= 17)** unterbrochen, an der man zwei kleinen Erhebungen **(Tuberculum intercondylare mediale = 18** und **laterale = 19)** unterscheiden kann. Hinter dem lateralen Kondylus findet sich, etwas nach lateral und distal gerichtet, eine kleine, ovale Gelenkfläche (Facies articularis fibularis) für die Verbindung mit dem Fibulakopf (Art. tibiofibularis). Ventral ist am Übergang zum Tibiaschaft **(Corpus tibiae = 1)** die **Tuberositas tibiae (= 12)** zu sehen, an der das kräftige Lig. patellae ansetzt. Von dort zieht eine deutlich zu tastende Knochenkante (Margo anterior) nach distal (➤ Abb. 2.7). An der dorsalen Fläche findet sich die **Linea musculi solei (= 20)** für den Ursprung des M. soleus.

Nach distal läuft die mediale Tibiakante zum **Malleolus medialis** (= 9) aus, hinter dem im **Sulcus malleolaris medialis (= 14)** die Sehnen der tiefen Unterschenkelflexoren verlaufen. Auf der fibularen Seite findet sich ein konkaver Einschnitt (Incisura fibularis), in der die Fibula liegt (Syndesmosis tibiofibularis). Die Gelenkflächen am distalen Tibiaende **(Facies articularis inferior = 10** und **Facies articularis malleolaris medialis = 16)** dienen der Verbindung mit dem Talus im oberen Sprunggelenk (Art. talocruralis).

Fibula

Die deutlich schlankere Fibula hat keinen direkten Kontakt mit dem Femur, ist jedoch distal ebenfalls am Aufbau der Malleolengabel und damit dem oberen Sprunggelenk beteiligt. Sie dient im Wesentlichen als Ursprung für die Unterschenkelmuskulatur.

Das **Caput fibulae (= 5)** trägt eine kleine Facies articularis capitis fibulae, über die sie mit der Tibia in Verbindung steht, sowie den **Apex capitis fibulae (= 6).** Unterhalb des Fibulaköpfchens verjüngt sich der Knochen zum **Collum fibulae (= 7)** und geht dann in den Schaft **(Corpus fibulae = 2)** über. Hier finden sich, wie auch an der Tibia, verschiedene Kanten und Flächen, die am besten im Querschnitt beider Knochen zu erkennen sind (➤ Abb. 2.7). Zwischen den sich gegenüberstehenden Margines interosseae spannt sich die Membrana interossea cruris aus.

Das distale Ende der Fibula verbreitert sich zum **Malleolus lateralis (= 8),** hinter dem im **Sulcus malleolaris lateralis (= 13)** die Sehnen der Mm. peronei verlaufen. Medial finden sich die **Fossa malleoli lateralis (= 15)** sowie die Facies articularis malleolaris lateralis zur Verbindung mit dem Talus.

?Aufgabe 2.3

Veranschaulichen Sie sich den knöchernen Aufbau des Unterschenkels, indem Sie den folgenden Abbildungen (➢ Abb. 2.5, ➢ Abb. 2.6) jeweils die im Text **fett** geschriebenen Strukturen zuordnen!

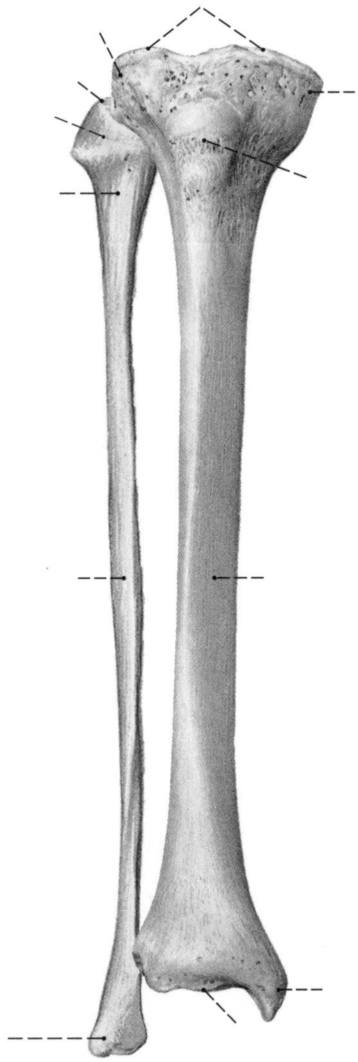

Abb. 2.5 Rechte Tibia und Fibula, Ansicht von ventral [S700]

1 ....
2 ....
3 ....
4 ....
5 ....
6 ....
7 ....
8 ....
9 ....
10 ....
11 ....
12 ....

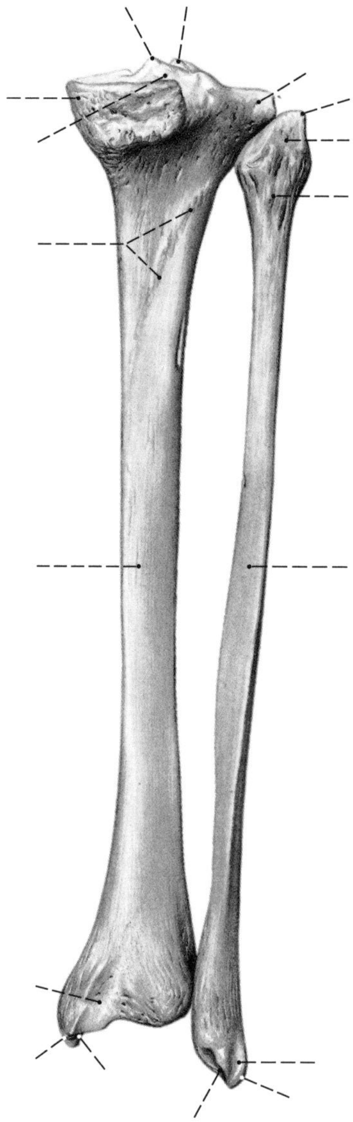

Abb. 2.6 Rechte Tibia und Fibula, Ansicht von dorsal [S700]

13 ....

14 ....

15 ....

16 ....

17 ....

18 ....

19 ....

20 ....

?Aufgabe 2.4

Im Querschnitt der beiden Knochen (> Abb. 2.7) können Sie die verschiedenen Kanten und Flächen der Unterschenkelknochen benennen. Machen Sie sich dabei die Lage der Knochen zueinander deutlich.

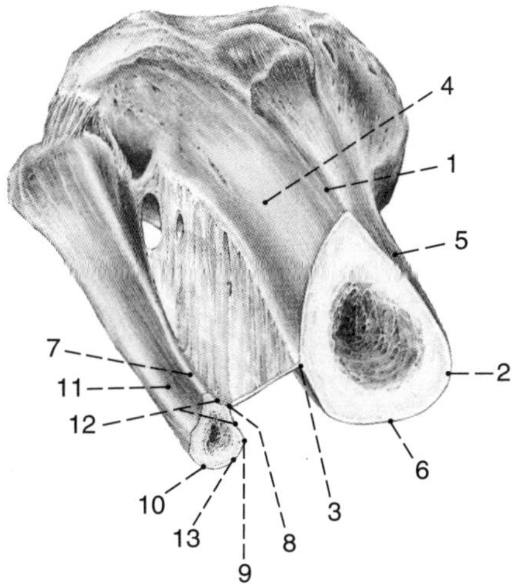

Abb. 2.7 Rechte Tibia und Fibula im Querschnitt, Ansicht von distal [S700]

1 ....

2 ....

3 ....

4 ....

5 ....

6 ....

7 ....

8 ....

9 ....

10 ....

11 ....

12 ....

13 ....

2

Knochen des Fußes (Ossa pedis)

Das Fußskelett lässt sich in drei Abschnitte unterteilen:

Die **Fußwurzel (Tarsus = 1)** besteht aus insgesamt sieben Fußwurzelknochen: dem **Sprungbein (Talus = 4)**, dem **Fersenbein (Kalkaneus = 5)**, den drei **Keilbeinen (Os cuneiforme mediale = 7, intermedium = 8** und **laterale = 9)**, dem **Kahnbein (Os naviculare = 6)** und dem **Würfelbein (Os cuboideum = 10)**. Über den Talus wird im oberen Sprunggelenk das Gewicht auf den Fuß übertragen. Der größte Knochen des Tarsus ist der Kalkaneus. An ihm findet sich das mächtige Tuber calcanei, an dem die kräftige Achillessehne inseriert. Nach medial ragt das **Sustentaculum tali (= 17)** vor, das einen Teil der Gelenkfläche für den Talus trägt.

Der **Mittelfuß (Metatarsus = 2)** besteht aus fünf Röhrenknochen (Ossa metatarsalia), die in sich in eine **Basis ossis metatarsi (= 11),** ein **Corpus ossis metatarsi (= 12)** und ein **Caput ossis metatarsi (= 13)** unterteilen. Das Os metatarsale I ist kürzer und kräftiger als die übrigen Fußwurzelknochen. Das Os metatarsale V weist an seiner Basis eine deutliche, gut tastbare Erhebung **(Tuberositas ossis metatarsi V = 18)** auf.

Die **Zehen (Digiti pedis = 3)** besitzen, mit Ausnahme des Großzehs, je drei Zehenglieder **(Phalanx proximalis = 14, media = 15** und **distalis = 16).** Der Großzeh besitzt lediglich eine Phalanx proximalis und distalis. Sowohl die Mittelfuß- als auch die Zehenknochen lassen sich in eine **Basis phalangis (= 20),** ein **Corpus phalangis (= 21)** und ein **Caput phalangis (= 22)** unterteilen. Am Caput des ersten Metatarsale finden sich plantar regelmäßig zwei kleine Sesambeine **(Ossa sesamoidea = 19)**.

?Aufgabe 2.5

Veranschaulichen Sie sich den Aufbau des Fußskeletts, indem Sie den folgenden Abbildungen (> Abb. 2.8, > Abb. 2.9) jeweils die im Text **fett** geschriebenen Strukturen zuordnen!

2

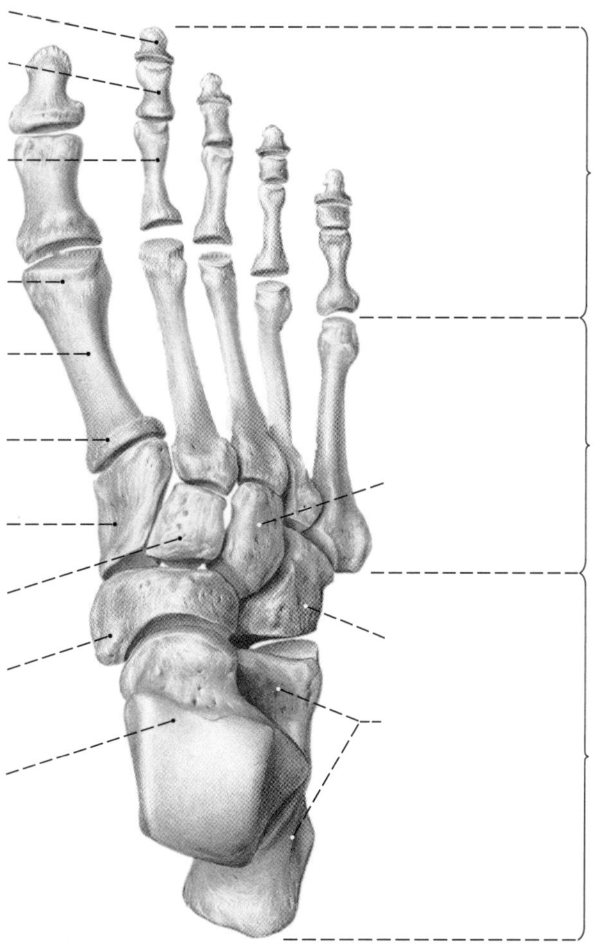

Abb. 2.8 Rechtes Fußskelett, Ansicht von proximal [S700]

1 ....

2 ....

3 ....

4 ....

5 ....

6 ....

7 ....

8 ....

9 ....

10 ....

11 ....

12 ....

13 ....

14 ....

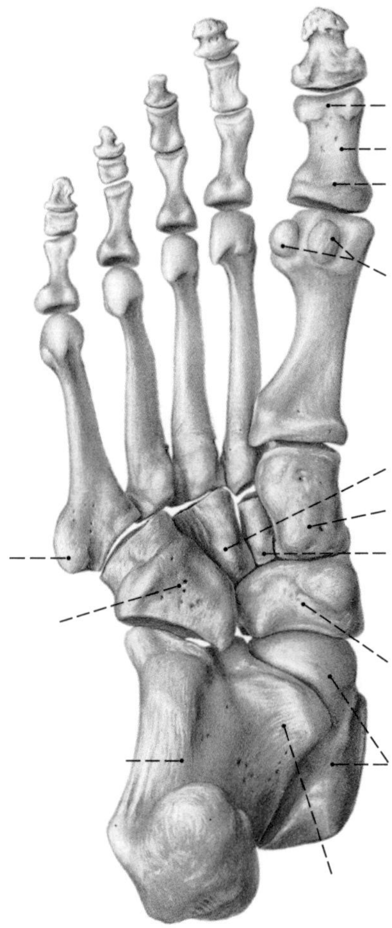

Abb. 2.9 Rechtes Fußskelett, Ansicht von plantar [S700]

15 ....

16 ....

17 ....

18 ....

19 ....

20 ....

21 ....

22 ....

2.2 Hüftgelenk (Art. coxae)

Im Hüftgelenk artikuliert der Hüftkopf (Caput femoris) mit der Gelenkpfanne (Acetabulum) des Beckens.

Am Aufbau der knöchernen Gelenkpfanne sind alle Knochen des Os coxae (Os ilium, Os pubis und Os ischii) beteiligt. Die überknorpelte Gelenkfläche **(Facies lunata = 1)** hat die Form eines nach unten offenen Hufeisens.

Im kaudalen Bereich der Pfanne findet sich eine Einkerbung (Incisura acetabuli), welche vom **Lig. transversum acetabuli (= 2)** ausgefüllt wird und so die Gelenkpfanne vervollständigt. Da dieses Band an der Bildung der Gelenkpfanne beteiligt ist, besteht es anteilig aus Knorpelzellen. Eine faserknorpelige **Gelenklippe (Labrum acetabuli = 3)**, die am knöchernen Rand des Acetabulums (Limbus acetabuli) bzw. dem Lig. transversum acetabuli befestigt ist, vergrößert die gesamte Pfanne. Unmittelbar lateral des Labrums inseriert die Gelenkkapsel des Hüftgelenks. In der **Fossa acetabuli (= 4)** befindet sich ein Fettkörper (Corpus adiposum), der die Fossa ausfüllt und so den Druck auf die gesamte Hüftpfanne verteilt.

Der Hüftkopf hat die Form einer Kugel und sitzt fest in der Gelenkpfanne. Durch die faserknorpelige Gelenklippe (Labrum acetabuli) wird die Gelenkpfanne so erweitert, dass sie über den Äquator des Hüftkopfes reicht. Deswegen spricht man beim Hüftgelenk von einem Nussgelenk (Enarthrosis spheroidea), das, wie ein Kugelgelenk, drei Freiheitsgrade besitzt. Gleichzeitig verleiht die große Kongruenz der Gelenkpartner, zusammen mit dem Kapsel-Band-Apparat, dem Hüftgelenk ein hohes Maß an Stabilität.

2

? Aufgabe 2.6

Benennen Sie in der ➤ Abb. 2.10 die Strukturen, die an der Bildung des Acetabulums beteiligt sind (im Text **fett** geschrieben) und erfassen Sie so die Form der Gelenkpfanne.

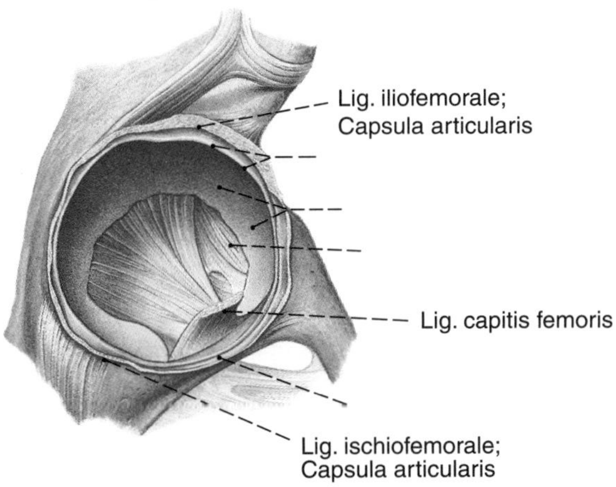

Abb. 2.10 Acetabulum, Ansicht von lateral [S700]

1 ....

2 ....

3 ....

4 ....

2

Die Kapsel des Hüftgelenks ist, von außen betrachtet, eine bindegewebige zylindrische Hülse, die sich zwischen Os coxae und Femur ausspannt. Proximal inseriert die Membrana fibrosa am knöchernen Rand des Acetabulums und am Lig. transversum acetabuli (➢ Abb. 2.10). Distal reicht sie ventral bis zur Linea intertrochanterica, dorsal endet sie etwa 1 cm proximal der Crista intertrochanterica.

Die Membrana synovialis verläuft gemeinsam mit der Membrana fibrosa bis zu deren Anheftung am Femur. Dort bildet sie einen Umschlag und verläuft auf dem Schenkelhals, nur durch lockeres Bindegewebe fixiert, wieder nach kranial bis zur Knorpel-Knochen-Grenze des Caput femoris. Die Gelenkkapsel wird über intrakapsuläre Bänder stabilisiert und in der Mitte von einem **Ringband (Zona orbicularis)** umgurtet. In diesem Ringband steckt der Hüftkopf wie ein „Knopf im Knopfloch".

Die intrakapsulären Bänder haben ihre proximale Insertion jeweils an einem Anteil des Os coxae und ziehen dann spiralförmig um den Schenkelhals zum Femur: **Lig. iliofemorale (Pars descendens und transversa), Lig. ischiofemorale** und **Lig. pubofemorale.** Aufgrund ihres spiralförmigen Verlaufs werden bei der Hüftextension alle drei Bänder der Gelenkkapsel gespannt und gewährleisten so einen stabilen Stand. Bei Flexion hingegen nähern sich die Bänder an und ermöglichen so ein größeres Bewegungsausmaß. Ein weiteres Band, das **Lig. capitis femoris** (➢ Abb. 2.10), liegt intraartikulär, hat aber keine stabilisierende Funktion im Gelenk.

? Aufgabe 2.7

In den folgenden Abbildungen (➢ Abb. 2.11, ➢ Abb. 2.12) sehen Sie die kapselverstärkenden Bänder des Hüftgelenks von ventral und dorsal. Versuchen Sie, sich auf den Abbildungen zu orientieren und die oben beschriebenen Bänder zu beschriften. Zwei der Bänder liegen ventral der Gelenkkapsel auf und werden gemeinsam als **Z-Band** bezeichnet.

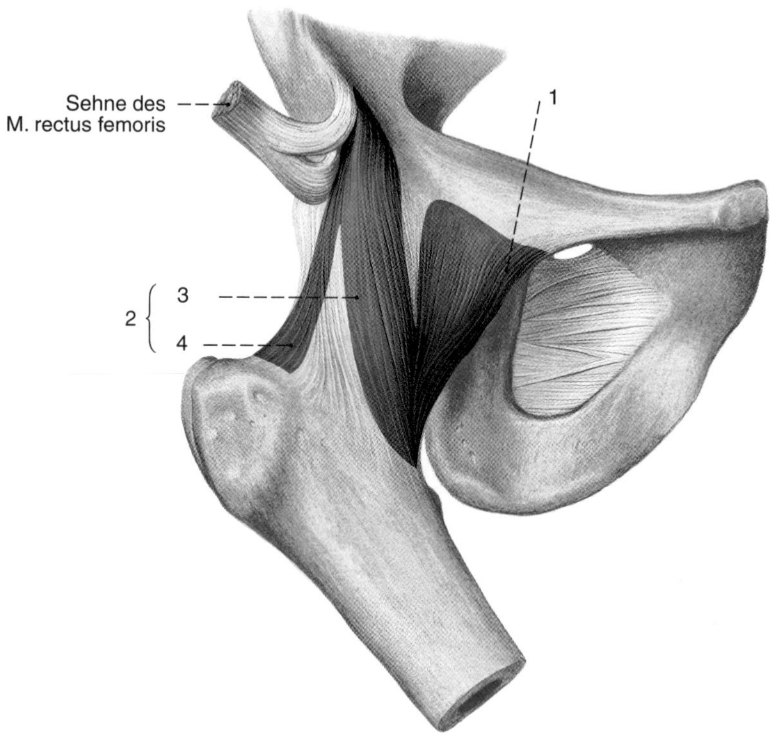

Abb. 2.11 Bänder am rechten Hüftgelenk, Ansicht von ventral (Z-Band) [S700]

1 ....

2 ....

3 ....

4 ....

5 ....

6 ....

?Aufgabe 2.8

Erläutern Sie, welche Bänder jeweils welche Bewegungen begrenzen.

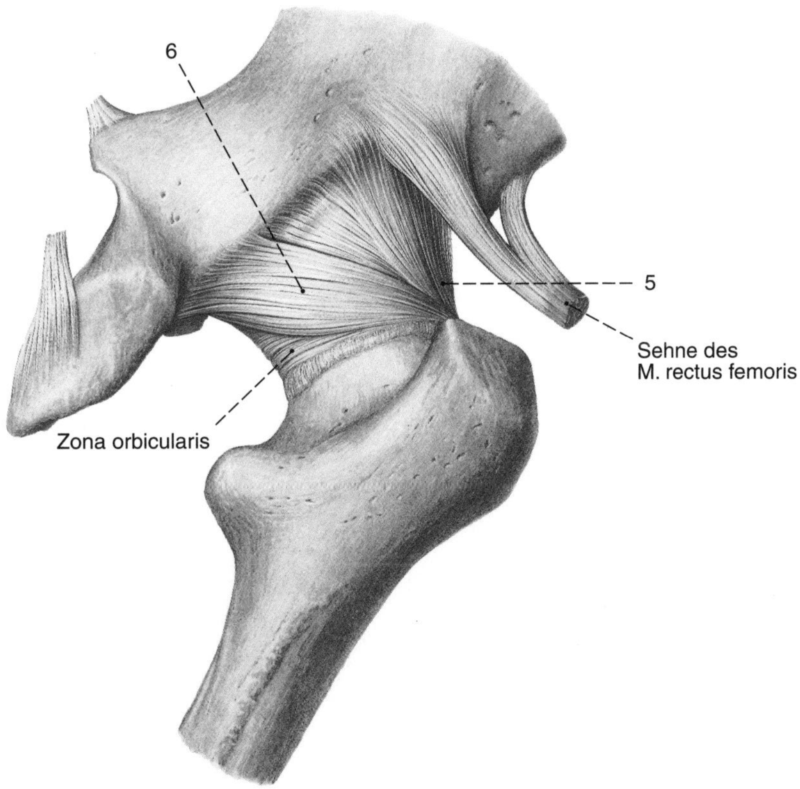

Abb. 2.12 Bänder am rechten Hüftgelenk, Ansicht von dorsal [S700]

....

....

....

....

LERNHILFE

Wenn Sie die Bänder in ihrem Verlauf an einem Skelett (z. B. mit einem Tape) nachkleben, können Sie sich gut ableiten, welche Bewegungen sie jeweils begrenzen.

2.2.1 Muskulatur des Hüftgelenks

Alle Muskeln des Hüftgelenks haben ihren Ursprung am knöchernen Becken und inserieren am Femur bzw. an der Tibia. Sie lassen sich nach unterschiedlichen Gesichtspunkten einteilen. Zum Lernen empfiehlt sich aus unserer Sicht die Einteilung der Muskeln nach ihrer topografischen Lage in Bezug auf das Hüftgelenk: eher ventral, medial oder dorsal gelegen. Bei der letzten Gruppe kann man die Muskeln abgrenzen, die eher klein sind und sehr nah am Gelenk liegen, die sog. pelvitrochantären Muskeln.

? Aufgabe 2.9

Ordnen Sie zunächst die im folgenden Kasten aufgeführten Hüftmuskeln den jeweiligen Gruppen in der Tabelle zu, indem Sie sich ihre topografische Lage zum Hüftgelenk verdeutlichen. Nehmen Sie hier evtl. ein Anatomiebuch zur Hilfe.

M. adductor brevis
M. adductor longus
M. adductor magnus
Mm. gemelli
M. gluteus maximus
M. gluteus medius
M. gluteus minimus
M. gracilis
M. obturatorius externus
M. obturatorius internus
M. pectineus
M. piriformis
M. psoas major
M. quadratus femoris
M. sartorius
M. tensor fasciae latae

Einteilung der Hüftmuskulatur nach ihrer topografischen Lage

Ventrale Hüftmuskeln	
Mediale Hüftmuskeln	
Dorsale Hüftmuskeln	
Pelvitrochantäre Muskeln	

? Aufgabe 2.10

Arbeiten Sie zunächst den Ursprung und Ansatz der Muskeln heraus. Machen Sie sich den Verlauf der Muskeln – falls vorhanden – an einem Skelett deutlich und leiten Sie so die Hauptfunktionen der einzelnen Muskeln ab. Gibt es Funktionen, die von „allen" Muskeln einer Gruppe wahrgenommen werden?

? Aufgabe 2.11

Einige Hüftmuskeln haben ihren Ursprung an der Innenseite des Beckens, müssen also auf ihrem Weg zum Femur das Becken verlassen. Rekapitulieren Sie, welche Muskeln das sind und arbeiten Sie heraus, auf welchem Weg sie das Becken verlassen. Verdeutlichen Sie sich anhand von ➤ Abb. 2.13 welche Strukturen diese Öffnungen begrenzen, indem Sie die Abbildung beschriften. Benennen Sie die jeweiligen Durchtrittstellen. Sie können die entsprechenden Muskeln in der Abbildung einzeichnen.

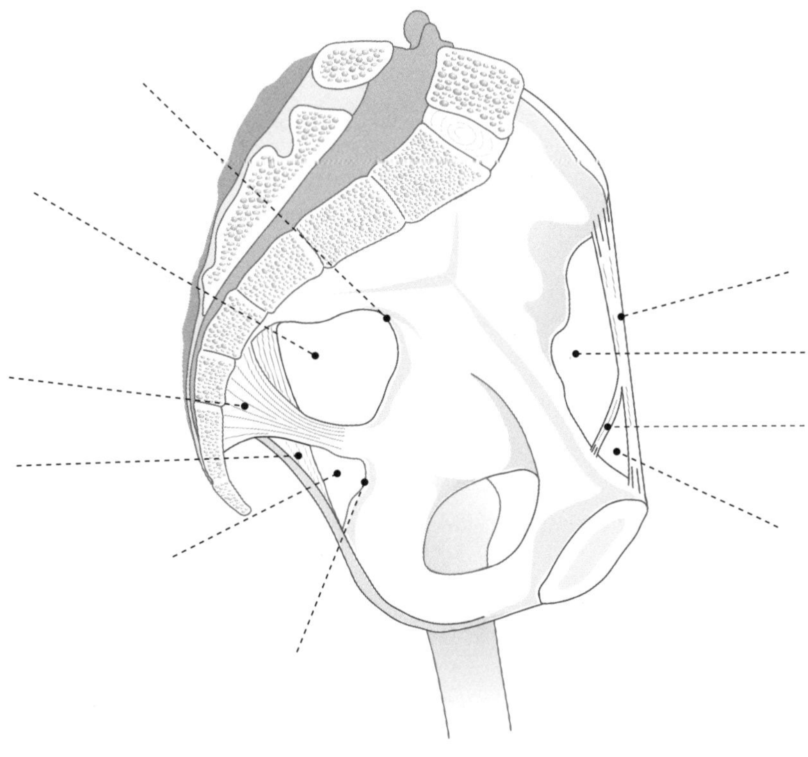

Abb. 2.13 Durchtrittsstellen des rechten Beckens im Sagittalschnitt durch das Os sacrum, Ansicht von medial [L157]

Im Einbeinstand verlagert sich der Körperschwerpunkt (KSP) zur Seite des Spielbeins. Die Hüftabduktoren (M. gluteus medius und minimus) der Standbeinseite müssen gegenhalten, um das Becken in der Frontalebene zu stabilisieren. Biomechanisch ergibt sich hieraus die Situation eines sog. zweiseitigen Hebels (nach Dr. Pauwels als sog. *Pauwels'sche Waage* benannt): Das Gewicht des Oberkörpers (F_G) wirkt auf der einen Seite des Hüftgelenks, die Kraft der Hüftabduktoren (F_M) auf der anderen Seite (➢ Abb. 2.14a). Durch diese Hebelsituation ergibt sich jedoch eine Belastung auf das Hüftgelenk des Standbeins, die sich grafisch mit Hilfe eines Kräfteparallelogramms darstellen lässt. Dazu werden die Kraftvektoren zunächst entlang ihrer Wirkungslinie bis zu einem gemeinsamen Angriffspunkt verschoben (F_M' bzw. F_G'). Anschließend lässt sich durch eine Parallelverschiebung beider Kräfte die resultierende Kraft (F_R) auf das Hüftgelenk ermitteln (➢ Abb. 2.14b).

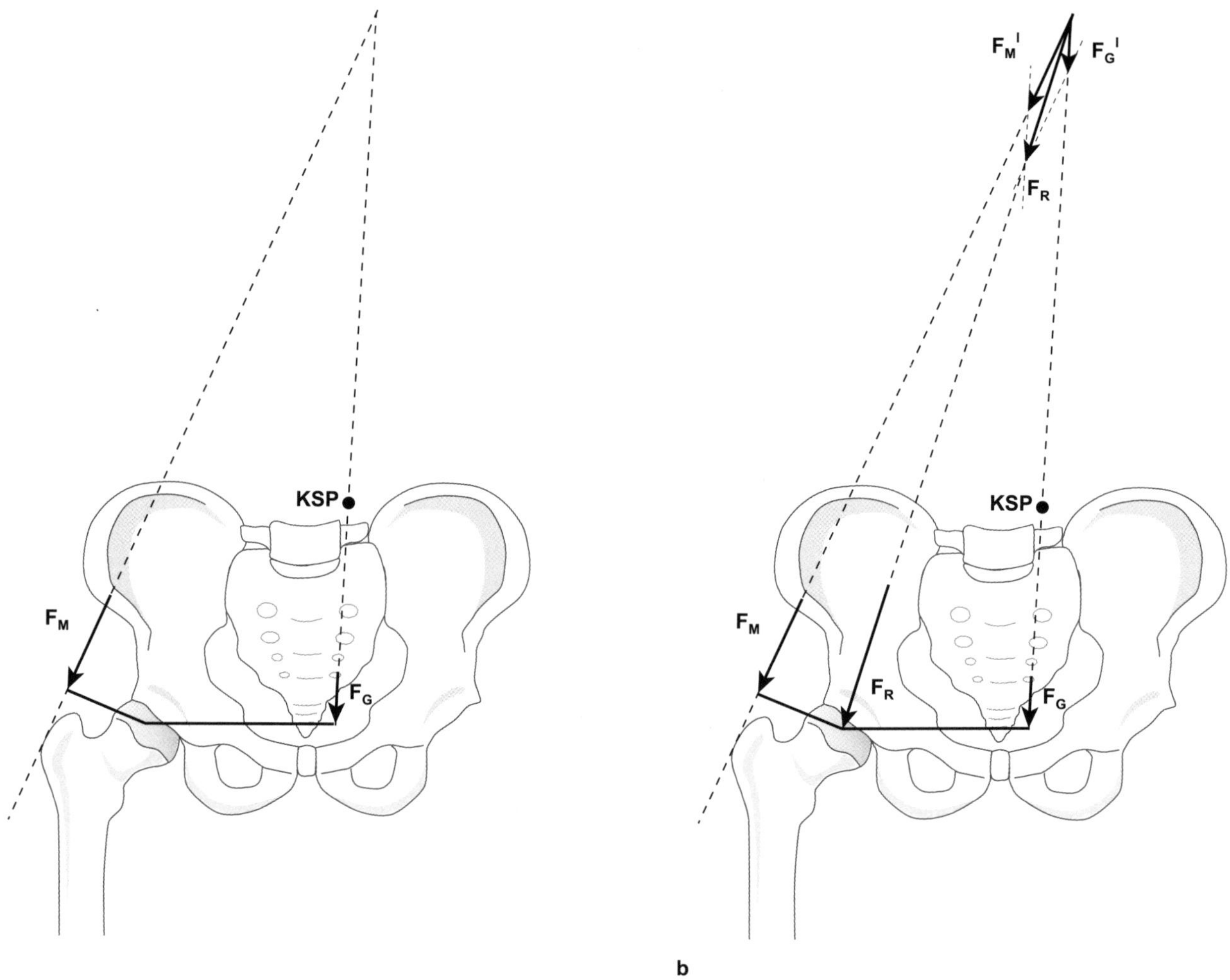

Abb. 2.14 Darstellung der Belastung des Hüftgelenks im Einbeinstand (Pauwels'sche Waage, a) mit Kräfteparallelogramm (b) [L157]

?Aufgabe 2.12

In ➤ Abb. 2.15 sehen Sie ebenfalls ein Becken im Einbeinstand, allerding mit einem deutlich steileren Schenkelhalswinkel, einer sog. Coxa valga. (Sollte Ihnen dieser Begriff nicht bekannt sein, können Sie ihn in einem klinischen Wörterbuch nachschlagen.) Durch den steileren Schenkelhals *verkleinert* sich der wirksame Hebel der Muskeln, wodurch diese *mehr* Kraft aufbringen müssen, um das Becken im Gleichgewicht zu halten. Die Relation von Kraftarm und Lastarm verändert sich also. Ermitteln Sie auch hier die resultierende Kraft auf das Hüftgelenk, indem Sie, wie in ➤ Abb. 2.14, ein Kräfteparallelogramm bilden. Nehmen sie ggf. ein Biomechanikbuch zu Hilfe.

Vergleichen Sie Ihr Ergebnis mit dem in ➤ Abb. 2.14b und überlegen Sie, welche Konsequenz sich daraus für das Hüftgelenk der Standseite ergibt.

....

....

....

?Aufgabe 2.13

Wenn das Becken im Einbeinstand nicht mehr in der Frontalebene stabilisiert werden kann, kommt es zu einem disharmonischen Gangbild (Hinken). Beispielsweise bei Koxarthrosepatienten lässt sich häufiger ein Trendelenburg- oder Duchenne-Hinken beobachten. Arbeiten Sie heraus, wodurch sich diese beiden Auffälligkeiten im Gang unterscheiden und analysieren Sie, mit Bezug zur vorherigen Aufgabe, welcher Pathomechanismus jeweils zugrunde liegt.

Wenn Ihr Patient *einen* Gehstock benutzen möchte, auf welche Seite sollte er ihn nehmen? Begründen Sie diese Aussage.

....

....

....

....

....

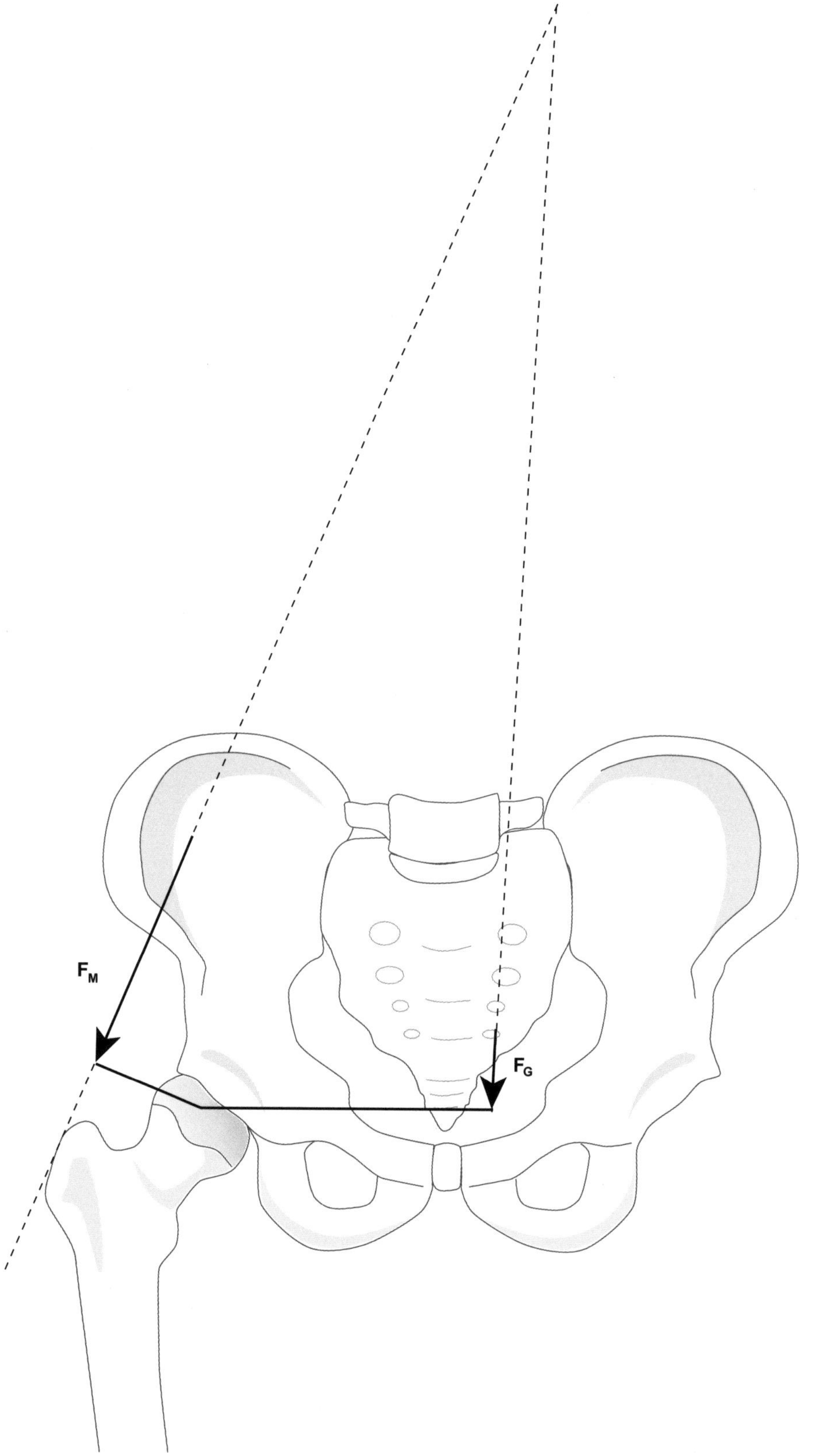

Abb. 2.15 Veränderung der Gelenkbelastung im Einbeinstand (Pauwels'sche Waage) bei Coxa valga [L157]

Die medialen Muskeln des Oberschenkels sind funktionell alle Adduktoren des Hüftgelenks. Sie entspringen entlang des knöchernen Rahmens des Foramen obturatum vom Ramus superior ossis pubis, Ramus inferior ossis pubis und Ramus ossis ischii bis zum Tuber ischiadicum.

In der sagittalen Ebene beugen diese Muskeln das Hüftgelenk aus der Nullstellung, mit Ausnahme des M. adductor magnus. Aufgrund ihrer breiten Ursprungsfläche in dieser Ebene überqueren die Muskeln während der Bewegung jedoch nach und nach die transversale Bewegungsachse des Gelenks.

?Aufgabe 2.14

Die ➤ Abb. 2.16 zeigt einen Sagittalschnitt durch das Becken von medial. Das Femur ist in verschiedenen Gelenkstellungen zu sehen. Das Os coxae ist transparent gehalten, um das Hüftgelenk sichtbar zu machen. Der Drehpunkt sowie Ansatz und Ursprung des M. pectineus sind markiert.

Zeichnen Sie zunächst den M. pectineus für die verschiedenen Winkelstellungen des Beins als Vektoren in die Abbildung ein, indem Sie jeweils den Ansatz mit dem Ursprung verbinden. Der Angriffspunkt der Kraft befindet sich hierbei am Femur.

Ermitteln Sie dann die Funktion des M. pectineus in der Sagittalebene in den verschiedenen Gelenkstellungen, indem Sie die Richtung des Drehmoments auf das Femur bestimmen. Vergleichen Sie die Funktion des Muskels in den verschiedenen Gelenkstellungen miteinander.

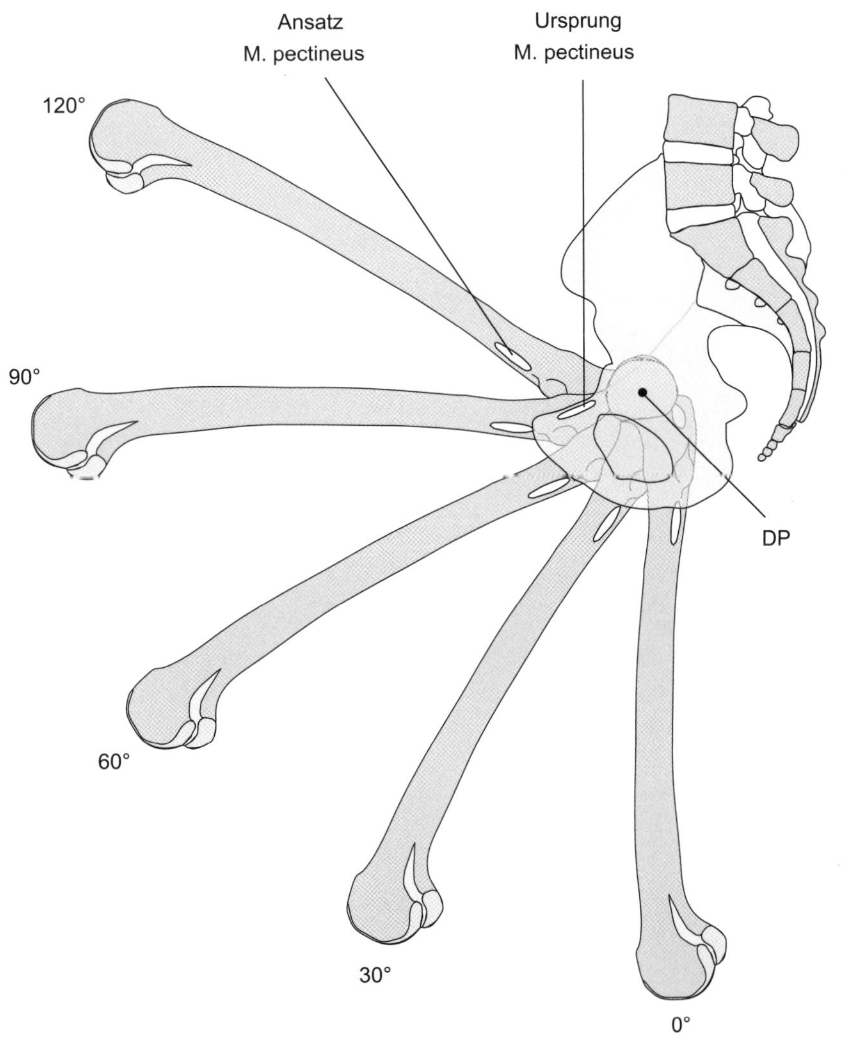

Abb. 2.16 Funktionsumkehr des M. pectineus bei Bewegungen um die transversale Achse [L157]

2.3 Kniegelenk (Art. genus)

Das Kniegelenk ist ein zweiachsiges Drehscharniergelenk und wird aus drei knöchernen Gelenkpartnern und zwei Menisci gebildet, die innerhalb einer Gelenkkapsel liegen.

Das eigentliche Kniegelenk wird zwischen den beiden Femurkondylen und den proximalen Gelenkflächen der Tibia gebildet. Das **Femorotibialgelenk (Art. femorotibialis)** ist ein Kondylengelenk mit zwei Freiheitsgraden.

Die beiden Femurkondylen sind in der Sagittal- und Frontalebene konvex geformt. In der sagittalen Ebene sehen die Kondylen aus wie zwei ungleichmäßige Räder: Ihre Krümmung nimmt von ventral nach dorsal immer mehr zu, d. h. der Krümmungsradius wird im dorsalen Bereich geringer (➢ Abb. 2.17).

Der mediale Kondylus **(Condylus medialis)** ist von ventral nach dorsal etwas länger und ragt zudem in der frontalen Ebene weiter nach distal als der laterale **(Condylus lateralis).** Um eine gleichmäßige Belastung beider Femurkondylen im Stand zu gewährleisten, ist die Schaftachse des Femurs beim Erwachsenen physiologisch um 6° nach lateral gekippt. Man spricht von einem *physiologischen Genu valgum* (➢ Abb. 2.18).

Auf dem Tibiaplateau unterscheidet man eine mediale und eine laterale Gelenkfläche, die in der Mitte durch die **Area intercondylaris anterior,** die **Eminentia intercondylaris** und die **Area intercondylaris posterior** voneinander getrennt sind. In der Frontalebene sind beide Gelenkflächen konkav geformt, in der Sagittalebene ist die mediale Gelenkfläche ebenfalls konkav, die laterale dagegen leicht konvex geformt.

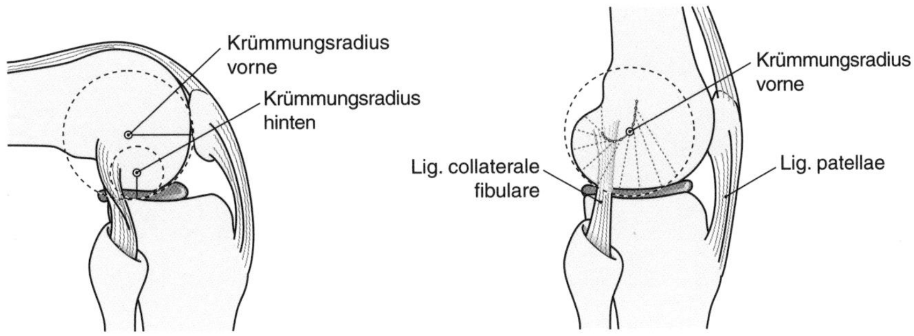

Abb. 2.17 Krümmungsradius der Femurkondylen, Ansicht von lateral [S700-L126]

?Aufgabe 2.15

Die > Abb. 2.18 zeigt das Kniegelenk von ventral. Versuchen Sie anhand der Abbildung die Gelenkpartner zu erfassen und ordnen Sie die im Kasten aufgeführten Begriffe den Strukturen in der Abbildung zu!

Caput fibulae
Collum fibulae
Condylus lateralis femoris
Condylus lateralis tibiae
Condylus medialis femoris
Condylus medialis tibiae
Epicondylus lateralis
Epicondylus medialis femoris
Femur
Fibula
Patella
Tibia
Tuberculum adductorium
Tuberositas tibiae

LERNHILFE

Nehmen Sie ein Skelett zur Hand, um die unterschiedlichen Formen der artikulierenden Gelenkflächen dreidimensional zu begreifen.

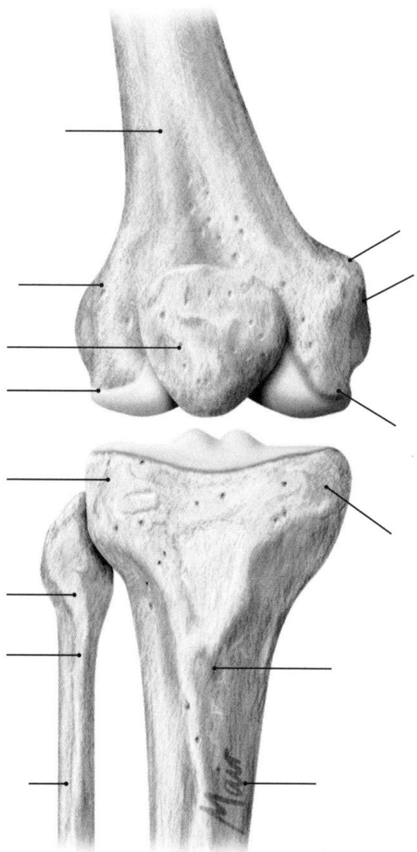

Abb. 2.18 Art. genus, Ansicht von ventral [S700-L127]

Während der der Flexion und Extension im Femorotibialgelenk gleitet die Rückseite der Kniescheibe (Patella) über das distale Femurende. Dieses Gleitlager bezeichnet man als **Femoropatellargelenk (Art. femoropatellaris)**.

Die Patella ist das größte Sesambein des menschlichen Skeletts. Mit ihrer Vorderseite (Facies anterior) ist sie in den M. quadriceps femoris eingelagert.

Ihre Rückseite **(Facies articularis patellae)** weist eine vertikale Erhebung auf.

Das patellare Gleitlager des Femurs wird aus der **Facies patellaris** und der **Fossa intercondylaris** gebildet. Die Facies patellaris weist eine Rinne auf, in der die keilförmige Rückseite der Patella liegt. Ihre **laterale Gleitwange** ist stärker ausgebildet als die **mediale Gleitwange.** Die Form der Patellarückseite und des retropatellaren Gleitlagers sichern die Patella bei Beugung und Streckung des Kniegelenks in ihrem Verlauf über dem distalen Femurende. Insgesamt ist die Form der Patella und die Ausprägung des retropatellaren Gleitlagers jedoch sehr variabel.

LERNHILFE

In ➤ Abb. 2.19 sehen Sie das Femoropatellargelenk im Transversalschnitt. So lässt sich die Form des retropatellaren Gleitlagers am besten erfassen. Verdeutlichen Sie sich hier noch einmal die artikulierenden Strukturen.

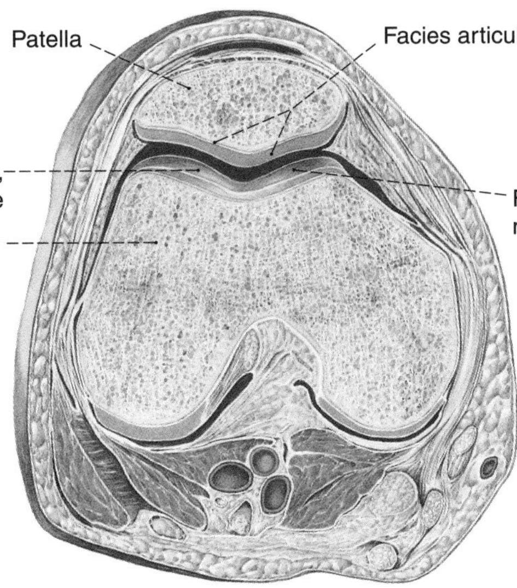

Abb. 2.19 Rechtes Femoropatellargelenk im Transversalschnitt, Ansicht von proximal [S700]

?Aufgabe 2.16

Welche funktionelle Konsequenz könnte sich aus einer Veränderung der Form des Gleitlagers oder der Patella ergeben?

....

....

....

2.3.1 Kapsel-Band-Apparat des Kniegelenks

Die Kapsel des Kniegelenks ist eine bindegewebige zylindrische Hülse, die sich von der Tibia zum Femur ausspannt. Sie inseriert an der Knorpel-Knochen-Grenze der Femurkondylen bzw. des Tibiaplateaus. Die Patella ist ventral so in die Kniegelenkkapsel eingebettet, dass die Facies articularis patellaris ins Gelenkinnere, die Facies anterior nach außen weist.

Die Kniegelenkkapsel besteht, wie alle Gelenkkapseln, aus einer Doppelschicht: Innen liegt die **Membrana synovialis** und außen die **Membrana fibrosa.** Dorsal ist die Membrana synovialis nach innen eingefaltet, sodass im Bereich der Area intercondylaris ein extrasynovialer Raum entsteht, in dem sich die Kreuzbänder befinden.

Das Kniegelenk wird seiner mechanischen Beanspruchung durch eine Vielzahl von Bändern gerecht. Zentral sichern die **Kreuzbänder** die axiale Stabilität des Gelenks: Das vordere Kreuzband (Lig. cruciatum anterius) verläuft von der Innenseite des lateralen Femurkondylus zur Area intercondylaris anterior. Das hintere Kreuzband (Lig. cruciatum posterius) verläuft genau entgegengesetzt von der Innenseite des medialen Femurkondylus zur Area intercondylaris posterior (➤ Abb. 2.20).

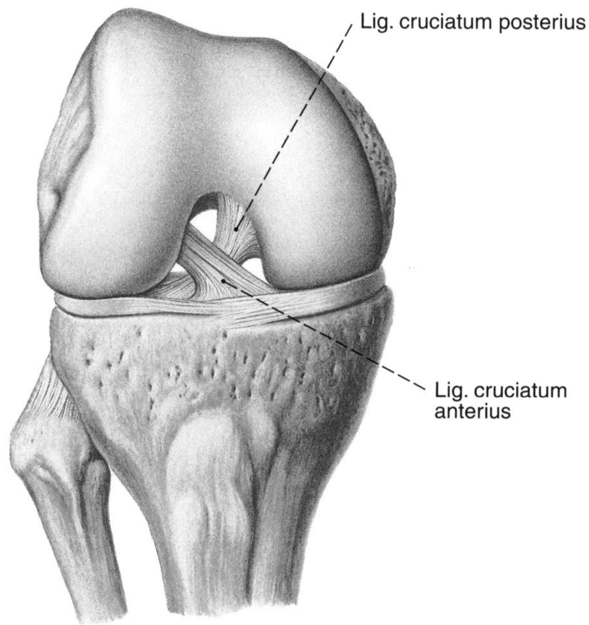

Abb. 2.20 Kreuzbänder des rechten Kniegelenks, Ansicht von ventral [S700]

?Aufgabe 2.17

Die ➢ Abb. 2.21 zeigt das Tibiaplateau in der Aufsicht von proximal. Benennen Sie die gekennzeichneten Strukturen. Zeichnen Sie dann den Ansatz der Kreuzbänder sowie der Membrana synovialis und fibrosa auf dem Tibiaplateau ein. Beschreiben Sie zuletzt die Lage der Kreuzbänder in Bezug auf die Gelenkkapsel.

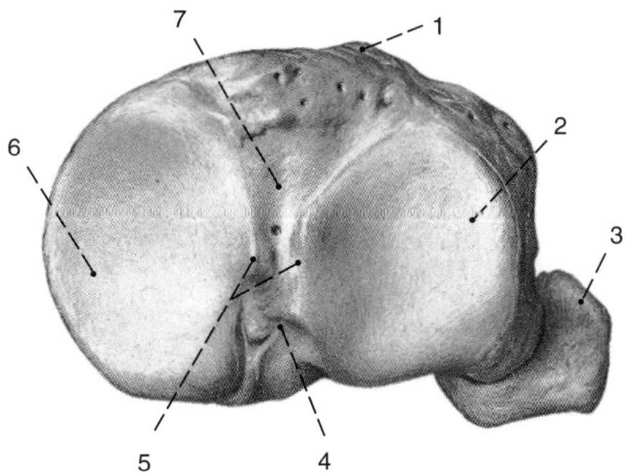

Abb. 2.21 Rechte Tibia, Ansicht von proximal [S700]

1 ....

2 ....

3 ....

4 ....

5 ....

6 ....

7 ....

....

....

....

Medial und lateral sichern die **Seitenbänder (Kollateralbänder)** das Kniegelenk. Beide inserieren proximal jeweils an den Epikondylen des Femurs. Das Lig. collaterale tibiale (mediale) inseriert distal an der Margo medialis der Tibia. Es handelt sich um ein dreieckiges flaches Band, das fest mit dem Meniskus und der Kapsel verwachsen ist. Das Lig. collaterale fibulare (laterale) inseriert distal am Caput fibulae, mit einigen Fasern auch am Condylus lateralis der Tibia. Dieses Band liegt extrakapsulär, ist also weder mit der Kapsel noch mit dem lateralen Meniskus verwachsen. Zwischen dem Band und der Kapsel verläuft die Sehne des M. popliteus.

LERNHILFE

Verdeutlichen Sie sich den Verlauf der Kreuzbänder und der Kollateralbänder an einem Skelett, z. B., indem Sie den Verlauf der Bänder mit einem Tape nachstellen.

?Aufgabe 2.18

Analysieren Sie die Funktion dieser Bänder zunächst in Streckstellung des Kniegelenks. Vergleichen Sie anschließend den Verlauf der Kollateralbänder in Beugestellung und erklären Sie, warum mit zunehmender Beugung eine Rotation des Kniegelenks möglich wird.

....

....

....

? Aufgabe 2.19

Verletzungen der Kreuzbänder, insbesondere des vorderen Kreuzbandes, sind relativ häufig. Die Intaktheit der Kreuzbänder überprüft man mit dem sog. *Schubladentest.* Sollte Ihnen dieser Test nicht bekannt sein, können Sie ihn in einem klinischen Wörterbuch nachschlagen. Welche Bewegungen macht die Tibia gegenüber dem Femur bei einer vorderen bzw. hinteren Schublade und welches Kreuzband verhindert diese Bewegungen? Veranschaulichen Sie sich die Bewegungen mit einem Modell.

2

Dorsal wird das Kniegelenk von zwei Bändern verstärkt, die sich auf der hinteren Kapsel überkreuzen. Das Lig. popliteum obliquum ist die rückläufige Sehne des M. semimembranosus und zieht von medial in die Kapsel. Das Lig. popliteum arcuatum inseriert am Apex capitis fibulae.

Ventral zieht ein Großteil der Fasern des M. quadriceps über die Quadrizepssehne, die Patella und das Lig. patellae an die Tuberositas tibiae. Sie bilden, gemeinsam mit den beiden Retinacula patellae mediale und laterale, den **Kniestreckapparat** und stabilisieren das Kniegelenk ventral. In das Retinaculum patellae laterale strahlen Fasern des M. vastus lateralis und des Tractus iliotibialis ein, in das Retinaculum patellae mediale Fasern des M. vastus medialis sowie einige transversal verlaufende Fasern vom Epicondylus medialis. Die Retinacula inserieren distal, unter Umgehung der Patella, lateral bzw. medial der Tuberositas tibiae vorne an der Tibia.

In der dargestellten Ansicht auf das Kniegelenk von dorsal (➢ Abb. 2.22) können Sie die dorsalen und seitlichen Bänder des Kniegelenks sowie ihre topografische Nähe zu angrenzenden Strukturen gut erfassen.

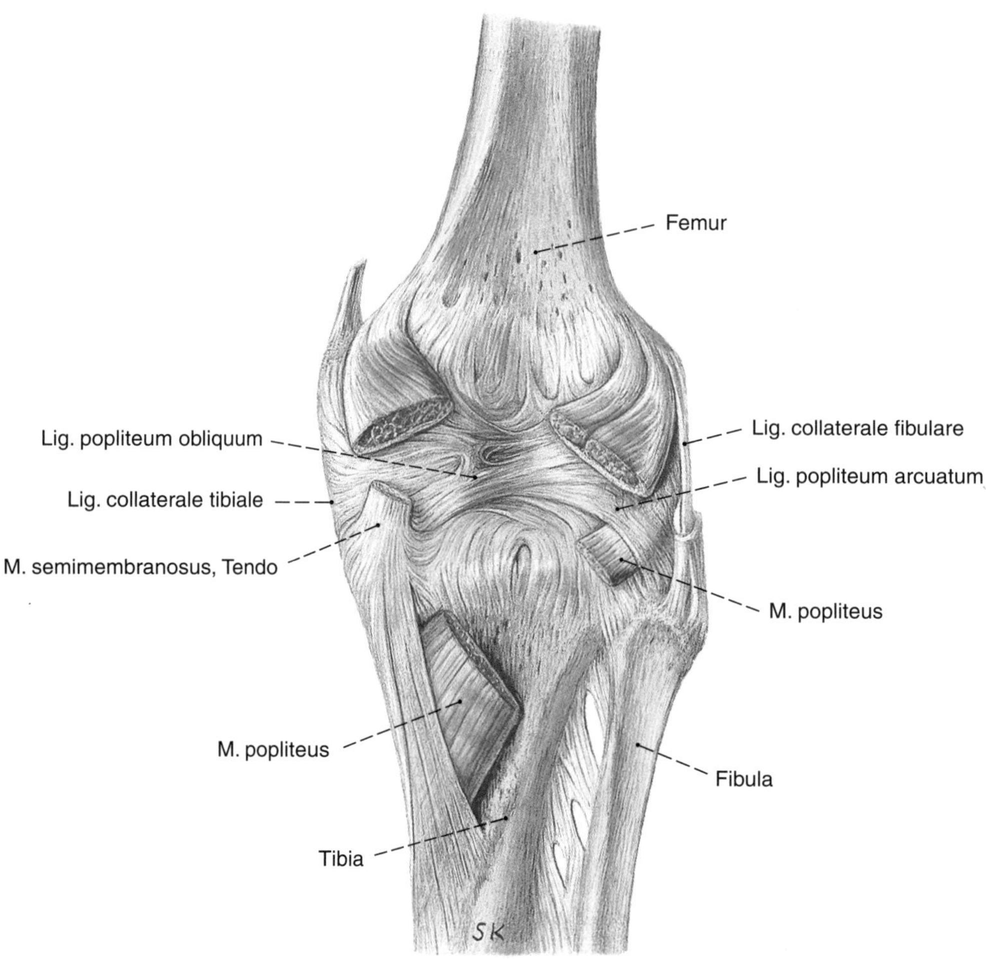

Abb. 2.22 Bänder des rechten Kniegelenks, Ansicht von dorsal [S700-L238]

?Aufgabe 2.20

In der folgenden Ansicht auf das Kniegelenk von ventral (> Abb. 2.23) können Sie die beschriebenen Strukturen gut erfassen, indem Sie die Begriffe im folgenden Kasten den Strukturen in der Abbildung zuordnen.

Lig. collaterale fibulare
Lig. collaterale tibiale
Lig. patellae
M. quadriceps femoris
M. quadriceps femoris, Tendo
Patella
Retinaculum patellae laterale
Retinaculum patellae mediale
Tuberositas tibiae

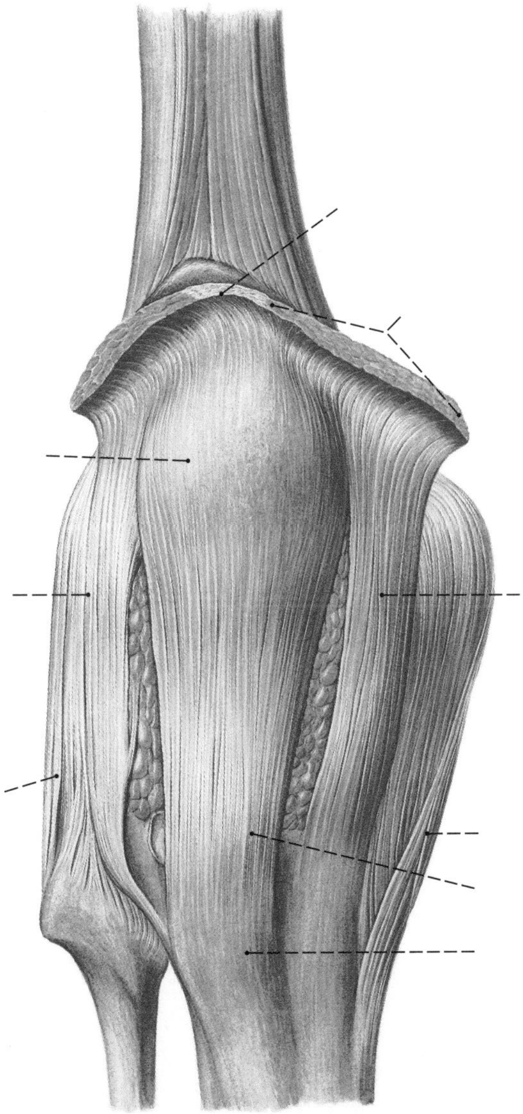

Abb. 2.23 Bänder des rechten Kniegelenks, Ansicht von ventral [S700]

2.3.2 Menisken

Die Menisken liegen als halbmondförmige Strukturen zwischen den Femurkondylen und dem Tibiaplateau. Sie bestehen aus kollagenem Bindegewebe mit eingelagerten Knorpelzellen. Die Menisken sind mit ihren Vorderhörnen an der Area intercondylaris anterior und mit ihren Hinterhörnern an der Area intercondylaris posterior der Tibia befestigt.

- Der **Meniscus medialis** bildet einen Halbkreis auf dem medialen Tibiaplateau und ist fest mit dem Lig. collaterale tibiale und der Gelenkkapsel verwachsen.
- Der **Meniscus lateralis** bildet einen $\frac{5}{6}$-Kreis auf dem lateralen Tibiaplateau; er ist nicht mit dem Lig. collaterale fibulare verwachsen und daher beweglicher als der mediale Meniskus.

Die äußere Meniskusbasis hat unmittelbare Verbindung zur Gelenkkapsel und ist mit Blutgefäßen durchzogen. Der zentrale Teil der Menisken ist gefäßfrei und wird ausschließlich durch Synovialflüssigkeit ernährt.

Ventral sind die Vorderhörner der Menisken über das **Lig. transversum genus** miteinander verbunden.

Das **Lig. meniscofemorale posterius** verbindet außerdem das Hinterhorn des lateralen Meniskus mit dem hinteren Kreuzband.

? Aufgabe 2.21

In ➢ Abb. 2.24 blicken Sie von proximal auf das Tibiaplateau mit den Menisken. Beschriften Sie die Abbildung und orientieren Sie sich, welches der mediale bzw. der laterale Meniskus ist.

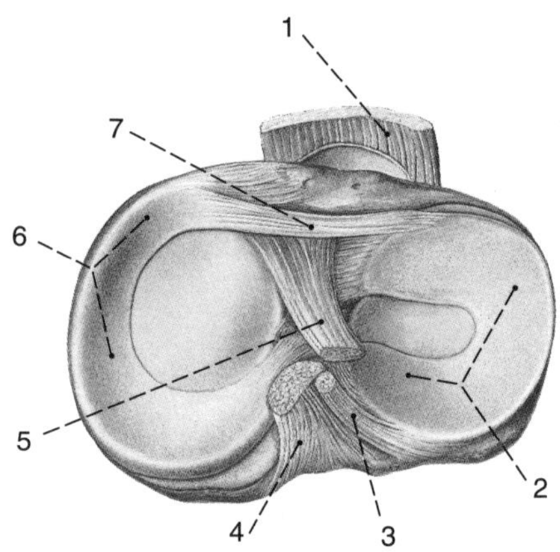

Abb. 2.24 Rechte Tibia mit Menisken, Ansicht von proximal [S700]

1 ....

2 ....

3 ....

4 ....

5 ....

6 ....

7 ....

? Aufgabe 2.22

Welche Funktionen übernehmen die Menisken im Kniegelenk?

....

....

....

2.3.3 Muskulatur des Oberschenkels

Die Muskulatur des Oberschenkels lässt sich topografisch in **ventrale** und **dorsale Muskeln** einteilen.

Der ventral gelegene **M. quadriceps femoris** macht dabei fast die Hälfte der gesamten Muskelmasse des Oberschenkels aus (➢ Abb. 2.27). Wie sein Name bereits verrät, besteht er aus vier Anteilen, von denen nur der M. rectus femoris über Hüft- und Kniegelenk zieht. Die übrigen Anteile (M. vastus medialis, lateralis und intermedius) umschließen das Femur und bilden eine Rinne, in dem der M. rectus femoris zu liegen kommt. Der M. quadriceps femoris ist *der* **Strecker des Kniegelenks.** Er benutzt die Patella als Umlenkrolle (Hypomochlion) und vergrößert damit seinen Hebel für die Kniestreckung.

Neben dem M. quadriceps femoris zählt topografisch auch der **M. sartorius** zur ventralen Oberschenkelmuskulatur. Dieser wird zwar, wie auch der M. quadriceps, vom N. femoralis innerviert, hat jedoch seine Hauptfunktion an der Hüfte (➢ Kap. 2.2.1).

2

?Aufgabe 2.23

In ➢ Abb. 2.25 sehen Sie die Patella von ventral. Der M. vastus lateralis (F_1) und der M. vastus medialis (F_2) sind jeweils als Kraftvektoren eingezeichnet. Einmal ist das Kräfteverhältnis ausgeglichenen (➢ Abb. 2.25a), das andere Mal ist der M. vastus medialis zu schwach bzw. der M. vastus lateralis hyperton (➢ Abb. 2.25b). Ermitteln Sie jeweils die resultierende Kraft der beiden Muskeln, indem Sie ein Kräfteparallelogramm bilden. (Beachte: Zunächst müssen die Kräfte zu einem gemeinsamen Angriffspunkt verschoben werden.) Vergleichen Sie die Ergebnisse miteinander und analysieren Sie, welche Konsequenzen sich daraus für die Patella ergeben.

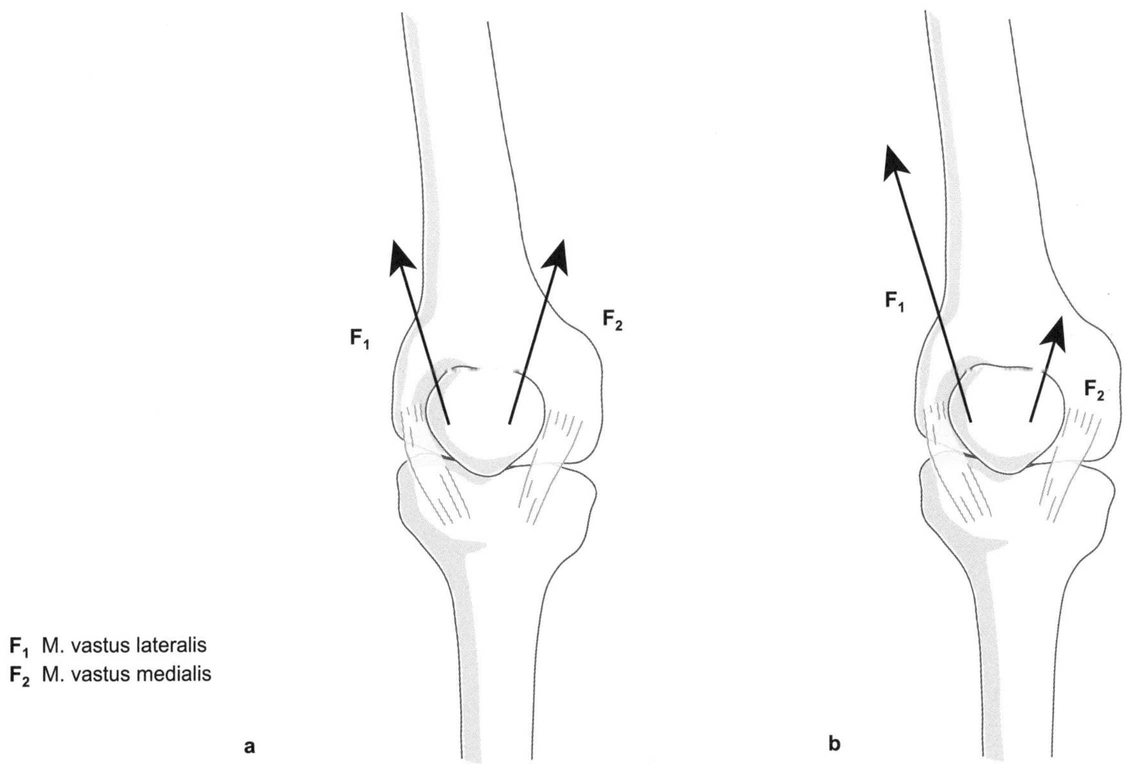

Abb. 2.25 Addition von Kräften mit unterschiedlicher Wirkungslinie am Beispiel der Patella bei ausgeglichenem (a) bzw. nicht ausgeglichenem Kräfteverhältnis (b) [L157]

....

....

....

Auf der dorsalen Seite des Oberschenkels verlaufen drei Muskelstränge vom Os ischii zum Crus (Unterschenkel) und werden daher auch als **ischiokrurale Muskulatur** zusammengefasst: M. semitendinosus, M. semimembranosus, M. biceps femoris. Alle drei haben ihren Ursprung am Tuber ischiadicum. Während der M. semitendinosus und der M. semimembranosus am medialen Kondylus der Tibia inserieren, zieht der M. biceps femoris als einziger dieser Gruppe nach lateral zum Caput fibulae.

? Aufgabe 2.24

Die ➢ Abb. 2.26 zeigt einen Fliesenleger, der im Laufe seines Arbeitstages zwischen zwei Positionen hin und her wechselt: Vierfüßlerstand – Kniestand.

Benennen Sie die Bewegung, die hierbei bezogen auf das Hüftgelenk stattfindet. Leiten Sie ab, welche Muskelgruppe bezogen auf die Bewegungen (Kniestand in den Vierfüßlerstand bzw. Vierfüßlerstand in den Kniestand) die Hauptarbeit leistet.

Benennen Sie *alle* Muskeln, die für die Extension im Hüftgelenk eine Rolle spielen.

Begründen Sie, warum der Fliesenleger am nächsten Tag nach vollbrachter Arbeit Muskelkater im Gesäß verspürt, nicht jedoch im Bereich der dorsalen Oberschenkelmuskeln.

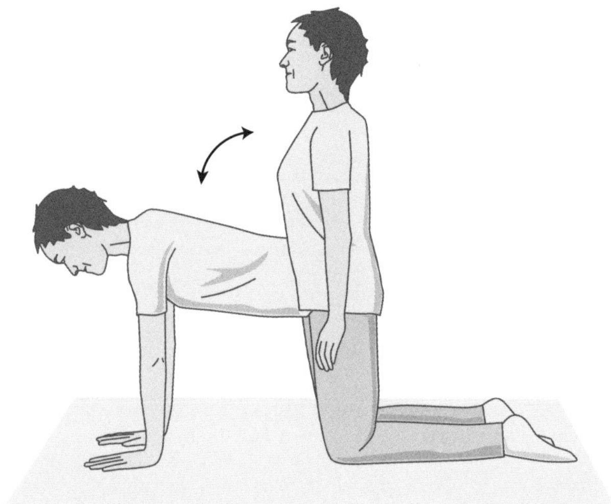

Abb. 2.26 Fliesenleger im Wechsel zwischen Vierfüßlerstand und Kniestand [L157]

? Aufgabe 2.25

In > Abb. 2.27 sehen Sie einen Transversalschnitt durch die Mitte des Oberschenkels. Neben dem M. quadriceps sind auch die dorsalen und Teile der medialen Muskeln des Oberschenkels und einige Nerven dargestellt. Beschriften Sie die gekennzeichneten Strukturen und machen sich so noch einmal deren topografische Beziehung zueinander deutlich.

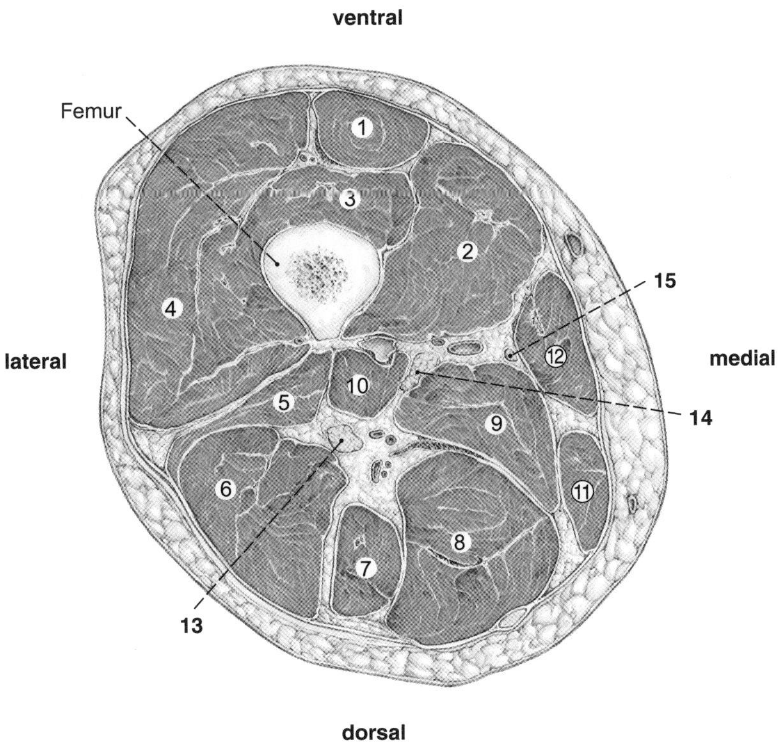

Abb. 2.27 Transversalschnitt durch die Mitte des rechten Oberschenkels, Ansicht von distal [S700]

1 ....

2 ....

3 ....

4 ....

5 ....

6 ....

7 ....

8 ....

9 ....

10 ....

11 ....

12 ....

13 ....

14 ....

15 ....

2

2.4 Sprunggelenke

Topografisch unterscheidet man ein oberes Sprunggelenk (OSG) und ein unteres Sprunggelenk (USG). Beide Gelenke sind mechanisch gekoppelt, sodass man sie funktionell als ein Gelenk mit zwei Bewegungsachsen betrachten kann.

2.4.1 Oberes Sprunggelenk

Beim **oberen Sprunggelenk** handelt es sich der Form der Gelenkpartner nach um ein Sattelgelenk, funktionell ist das OSG aber ein Scharniergelenk (Art. ginglymus) mit einem Freiheitsgrad. Dorsalextension und Plantarflexion finden um eine annähernd transversale Achse statt, die durch beide Malleolen verläuft. Da der **Malleolus lateralis** etwas weiter nach dorsal und distal steht als der **Malleolus medialis,** weicht die Bewegungsachse in diese Richtung um ca. 10° von der transversalen Achse ab.

Der proximale Gelenkpartner des oberen Sprunggelenks wird von den distalen Enden der Unterschenkelknochen gebildet. Tibia und Fibula sind über die **Art. tibiofibularis,** die **Syndesmosis tibiofibularis** und die **Membrana interossea cruris** miteinander verbunden.

Proximal bilden die ovalen Gelenkflächen am Fibulaköpfchen und am dorsolateralen Kondylus der Tibia eine gelenkige Verbindung (Art. tibiofibularis). Sie wird durch das **Lig. capitis fibulae anterius** und das **Lig. capitis fibulae posterius** stabilisiert, wodurch nur minimale Bewegungen möglich sind (Amphiarthrose).

Über die gesamte Länge der beiden Knochen spannt sich zwischen dem Margo interosseus der Tibia und der Fibula eine bindegewebige Platte, die **Membrana interossea cruris,** aus. Die meisten kollagenen Fasern sind von proximal-medial nach distal-lateral ausgerichtet, was für die Beweglichkeit der Malleolengabel von Bedeutung ist (➢ Abb. 2.30).

Der distale Abschnitt des Fibulaschaftes liegt in einer Einkerbung **(Incisura fibularis)** der Tibia. Beide Knochen sind über die **Syndesmosebänder (Lig. tibiofibulare anterius** und **posterius, Syndesmosis tibiofibularis)** miteinander verbunden und bilden gemeinsam die Malleolengabel. Die Syndesmosebänder haben die gleiche Ausrichtung wie die Membrana interossea cruris (von proximal-medial nach distal-lateral).

Diese Verbindungen sind von entscheidender Bedeutung für die Mechanik des oberen Sprunggelenks.

Die **Malleolengabel** bildet eine Art Klammer für die Trochlea tali. Es finden sich drei Gelenkflächen:

- Facies articularis malleoli lateralis am lateralen Malleolus
- Facies articularis malleoli medialis am medialen Malleolus
- Facies articularis inferior der Tibia.

Die **Trochlea tali** befindet sich in der Malleolengabel. Sie besitzt ebenfalls drei Gelenkflächen:

- Facies superior
- Facies malleolaris lateralis
- Facies malleolaris medialis.

In der Aufsicht auf den Talus von proximal lässt sich erkennen, dass die Trochlea tali vorne etwas breiter ist (➢ Abb. 2.29). Bei der Dorsalextension gleitet dieser breitere Teil der Trochlea zwischen die Malleolen und drängt die Malleolengabel etwas auseinander.

?Aufgabe 2.26

In den folgenden Abbildungen (> Abb. 2.28, > Abb. 2.29) können Sie die für das obere Sprunggelenk relevanten Gelenkflächen und die angrenzenden Strukturen gut erfassen, indem Sie die im Kasten aufgeführten Begriffe den Strukturen in der Abbildung zuordnen.

Caput tali
Collum tali
Facies articularis inferior
Facies articularis malleolaris lateralis
Facies articularis malleolaris medialis
Facies articularis navicularis
Facies malleolaris lateralis
Facies malleolaris medialis
Fibula
Lig. tibiofibulare anterius
Lig. tibiofibulare posterius
Malleolus lateralis
Malleolus medialis
Membrana interossea cruris
Tibia
Trochlea tali (Facies superior)

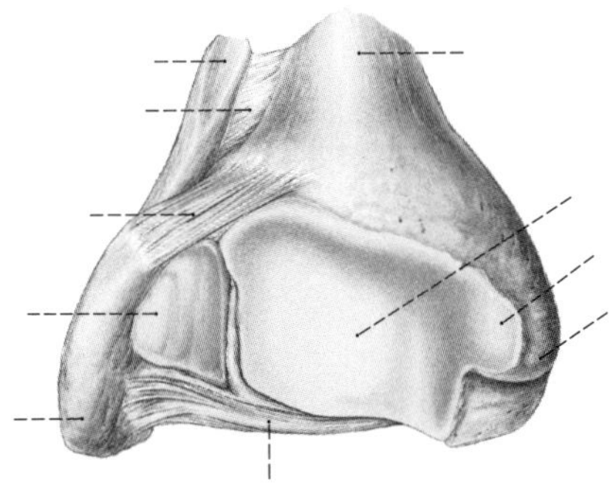

Abb. 2.28 Rechte Malleolengabel, Ansicht von distal [S700]

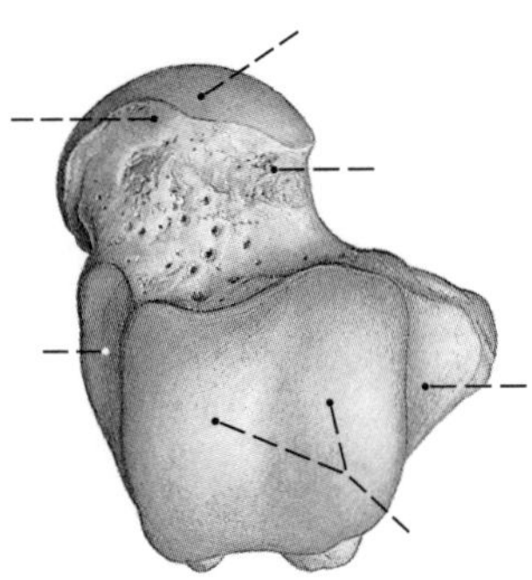

Abb. 2.29 Rechter Talus, Ansicht von proximal [S700]

?Aufgabe 2.27

In der ➢ Abb. 2.30 können Sie sich die Verbindungen zwischen den Unterschenkelknochen noch einmal in Erinnerung rufen. Leiten Sie anhand der Abbildung ab, welche Bewegung die Fibula machen muss, wenn die Malleolengabel durch die Trochlea tali auseinandergedrängt wird. Beschreiben Sie den Faserverlauf der Membrana interossea und der Syndesmosebänder in der Nullstellung bzw. der Dorsalextension des oberen Sprunggelenks.

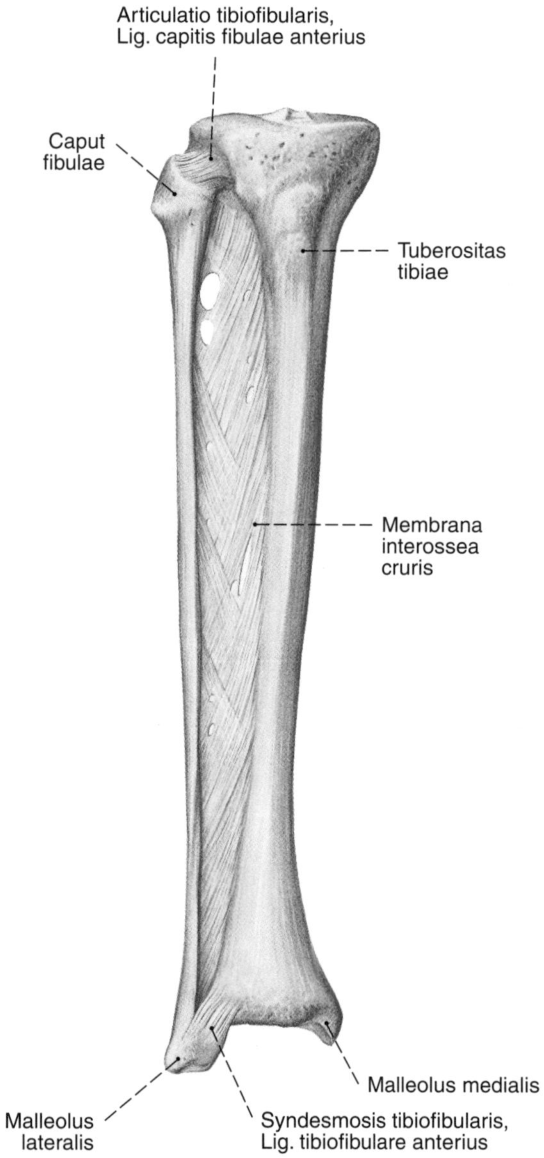

Abb. 2.30 Verbindungen von Tibia und Fibula, Ansicht von ventral [S700]

2.4.2 Unteres Sprunggelenk

Das **untere Sprunggelenk (Art. talotarsalis)** besteht anatomisch aus zwei vollständig voneinander getrennten Teilgelenken, die jedoch mechanisch gekoppelt sind. Man spricht von einem verzahnten Scharniergelenk.

Die beiden Kammern werden durch den **Sinus tarsi** voneinander getrennt, in dem das **Lig. talocalcaneum interosseum** Talus und Kalkaneus miteinander verbindet. Proximal befindet sich die **hintere Kammer (Art. subtalaris)** und distal die **vordere Kammer (Art. talocalcaneonavicularis)** des unteren Sprunggelenks.

Bei der *hinteren Kammer* handelt es sich nach der Form der Gelenkpartner um ein Walzengelenk (Art. trochoidea). Die (konvexe) Facies articularis posterior an der Oberseite des Kalkaneus artikuliert hier mit der (konkaven) Facies articularis posterior an der Unterseite des Talus.

Die *vordere Kammer* stellt anatomisch ein Kugelgelenk (Art. spheroidea) dar. Caput und Collum tali bilden gemeinsam den Kopf dieses Gelenks, die Gelenkpfanne besteht aus vier Anteilen:

- Facies articularis talaris anterior des Kalkaneus
- Facies articularis talaris medialis des Kalkaneus
- Facies articularis talaris des Os naviculare
- **Pfannenband (Lig. calcaneonaviculare plantare)**

2

? Aufgabe 2.28

Die ➤ Abb. 2.31 zeigt einen Blick in ein „eröffnetes“ unteres Sprunggelenk – der Talus ist abgehoben und zur Seite gekippt, sodass man auf die Gelenkflächen der beteiligten Gelenkpartner schaut.

Veranschaulichen Sie sich den Aufbau des unteren Sprunggelenks, indem Sie die im Kasten aufgeführten Begriffe den Strukturen in der Abbildung zuordnen. Sie können darüber hinaus die korrespondierenden artikulierenden Gelenkflächen zuordnen und jeweils mit einem Pfeil verbinden.

Facies articularis calcanea anterior	Lig. calcaneonaviculare plantare (Pfannenband)
Facies articularis calcanea medialis	Lig. talocalcaneum interosseum
Facies articularis calcanea posterior	Os metatarsale I
Facies articularis navicularis	Os metatarsale II
Facies articularis talaris	Os metatarsale IV
Facies articularis talaris anterior	Os metatarsale V
Facies articularis talaris media	Tuberositas ossis metatarsalis quinti
Facies articularis talaris posterior	

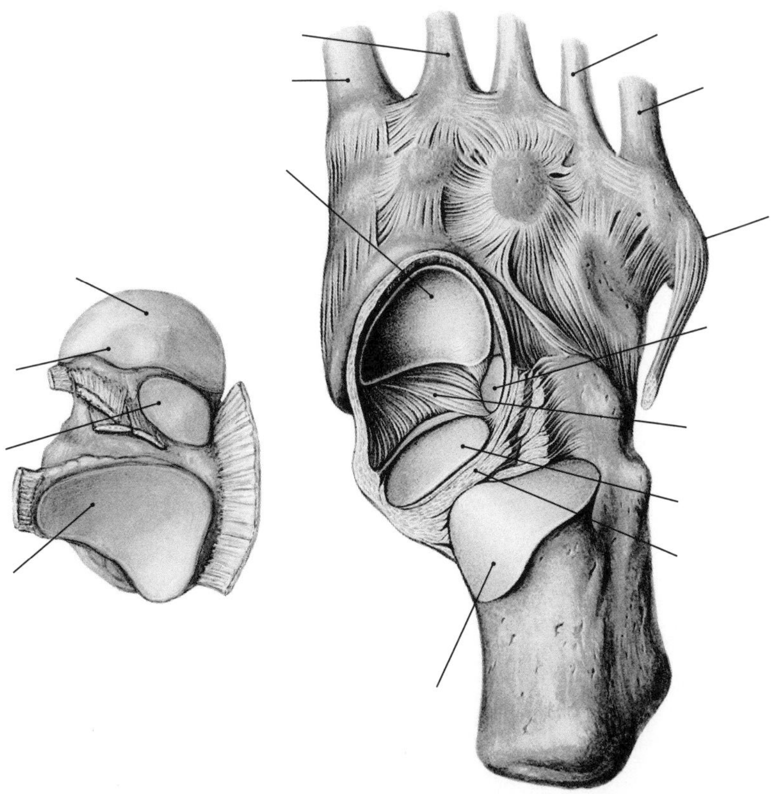

Abb. 2.31 Gelenkflächen des unteren Sprunggelenks: rechter Kalkaneus und Os naviculare, Ansicht von proximal, und rechter Talus, Ansicht von distal [S700]

2

Biomechanisch kann man am unteren Sprunggelenk **drei Bewegungsachsen** unterscheiden:
- Um eine sagittale Achse durch den Kalkaneus findet eine Rückfußpronation und -supination statt.
- Um eine vertikale Achse bewegt sich der Kalkaneus im Sinne einer Ab- und Adduktion.
- Um eine transversale Achse bewegt sich der Kalkaneus im Sinne einer Dorsalextension und Plantarflexion.

Die *physiologische* Bewegung findet um eine Achse statt, die schräg von dorsal-medial-distal nach plantar-lateral-proximal durch den Talushals verläuft. Diese Bewegungsachse wird als die **Henke'sche Achse** bezeichnet. Um sie findet eine Kombinationsbewegung aus Rückfußsupination-Adduktion-Plantarflexion **(Inversion)** in die eine Richtung und Rückfußpronation-Abduktion-Dorsalextension **(Eversion)** in die andere Richtung statt.

An den Bewegungen um die Henke'sche Achse sind neben dem USG auch die restlichen Intertarsalgelenke beteiligt.

Die Gelenkkapseln der Sprunggelenke setzen jeweils am Rand der überknorpelten Gelenkflächen an und werden durch die Innen- und Außenbänder verstärkt. Auf der **Außenseite** ziehen **drei Bänder** jeweils vom Malleolus lateralis zum Talus bzw. zum Kalkaneus:
- Lig. talofibulare anterius annähernd horizontal zum Collum tali
- Lig. talofibulare posterius annähernd horizontal zum Corpus tali
- Lig. calcaneofibulare vertikal von proximal nach distal über OSG und USG

Auf der **Innenseite** stabilisiert das **Lig. deltoideum** die Sprunggelenke. Es besteht aus vier Anteilen, die jeweils vom Malleolus medialis zu den beteiligten Gelenkpartnern verlaufen:
- Pars tibionaviculare
- Pars tibiotalaris anterior
- Pars tibiocalcanea
- Pars tibiotalaris posterior

Gemeinsam stabilisieren sie die Sprunggelenke in der frontalen und sagittalen Ebene.

?Aufgabe 2.29

Welche Bewegungen begrenzen die Außen- und Innenbänder jeweils in der frontalen und sagittalen Ebene?

LERNHILFE

Veranschaulichen Sie sich den Verlauf der Bänder, indem Sie die Malleolen und die entsprechenden Insertionen an Ihrem eigenen Fuß palpieren. Diese mehrdimensionale Betrachtung ist für ein funktionelles Verständnis und die praktische Anwendung der funktionellen Anatomie von wesentlicher Bedeutung.

2.4.3 Muskulatur des Unterschenkels

Die Muskulatur des Unterschenkels kann in vier Gruppen eingeteilt werden, die jeweils in eigenen **Muskellogen** oder **Kompartimenten** liegen: Es finden sich zwei dorsale, ein ventrales und ein laterales Kompartiment. Die Einteilung der Muskeln in Gruppen erleichtert hier das Lernen.

Die vier Kompartimente werden durch bindegewebige Strukturen und Knochen begrenzt. Im Einzelnen unterscheidet man die **Fascia cruris,** die **Fascia cruris profunda,** das **Septum intermusculare anterius und posterius** sowie die **Membrana interossea cruris** (➤ Abb. 2.32).

?Aufgabe 2.30

Ordnen Sie die im folgenden Kasten aufgeführten Muskeln des Unterschenkels der jeweiligen Gruppe in der Tabelle zu.

M. extensor digitorum longus (M. peroneus [fibularis] tertius)
M. extensor hallucis longus
M. flexor digitorum longus
M. flexor hallucis longus
M. gastrocnemius
M. peroneus [fibularis] brevis
M. peroneus [fibularis] longus
M. plantaris
M. soleus
M. tibialis anterior
M. tibialis posterior

Muskulatur des Unterschenkels

Oberflächliche Flexoren	
Tiefe Flexoren	
Extensoren	
Peroneusgruppe	

?Aufgabe 2.31

In ➢ Abb. 2.32 haben Sie die Möglichkeit, die Muskeln und Nerven des Unterschenkels in einem Querschnitt zu erfassen, indem Sie die gekennzeichneten Strukturen benennen.

LERNHILFE

Veranschaulichen Sie sich hier, welche Strukturen die jeweiligen Logen voneinander abgrenzen und machen sich so nochmals die topografische Beziehung der einzelnen Strukturen zueinander deutlich. Arbeiten Sie, ggf. mit Hilfe eines Anatomiebuches, Ursprung bzw. Ansatz der jeweiligen Muskeln heraus.

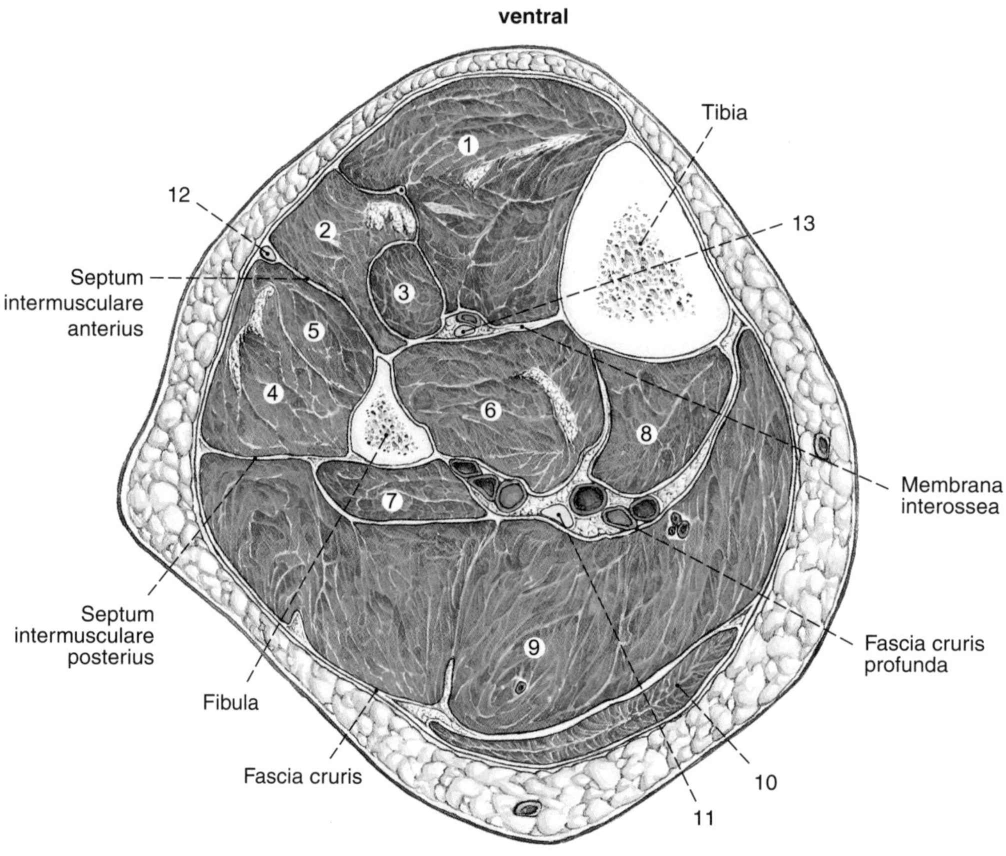

Abb. 2.32 Querschnitt durch die Mitte des rechten Unterschenkels, Ansicht von distal [S700]

1 ....

2 ....

3 ....

4 ....

5 ....

6 ....

7 ....

8 ....

9 ....

10 ....

11 ....

12 ....

13 ....

Die Unterschenkelmuskeln haben, mit Ausnahme des M. gastrocnemius und des M. plantaris, ihren Ursprung an den Flächen der Unterschenkelknochen und der Membrana interossea cruris. Lediglich die mediale Fläche der Tibia ist nicht von Muskulatur bedeckt und direkt unter der Haut zu tasten (➢ Abb. 2.32). Die langen Sehnen der tiefen Schicht der Unterschenkelflexoren, der Peroneusgruppe sowie der Extensoren werden im Bereich der Sprunggelenke durch bindegewebige Verstärkungen der Unterschenkelfaszie (Retinacula) fixiert. Ihren Ansatz haben sie am Fußskelett. Alle diese Muskeln haben eine Wirkung auf *beide* Sprunggelenke, abhängig davon, wie ihre Sehnen im Bereich der Sprunggelenke zur jeweiligen Bewegungsachse liegen.

?Aufgabe 2.32

In ➢ Abb. 2.33 sehen Sie schematisch die Sehnen aller Unterschenkelmuskeln (➢ Aufgabe 2.30). (Beachten Sie: Die oberflächlichen Flexoren, die gemeinsam am Tuber calcanei inserieren, sind zusammen als M. triceps surae dargestellt.)

Beschriften Sie die dargestellten Sehnen und verdeutlichen Sie sich so anhand ihrer Lage in Bezug auf die Bewegungsachsen der Sprunggelenke die jeweilige Funktion der Muskeln.

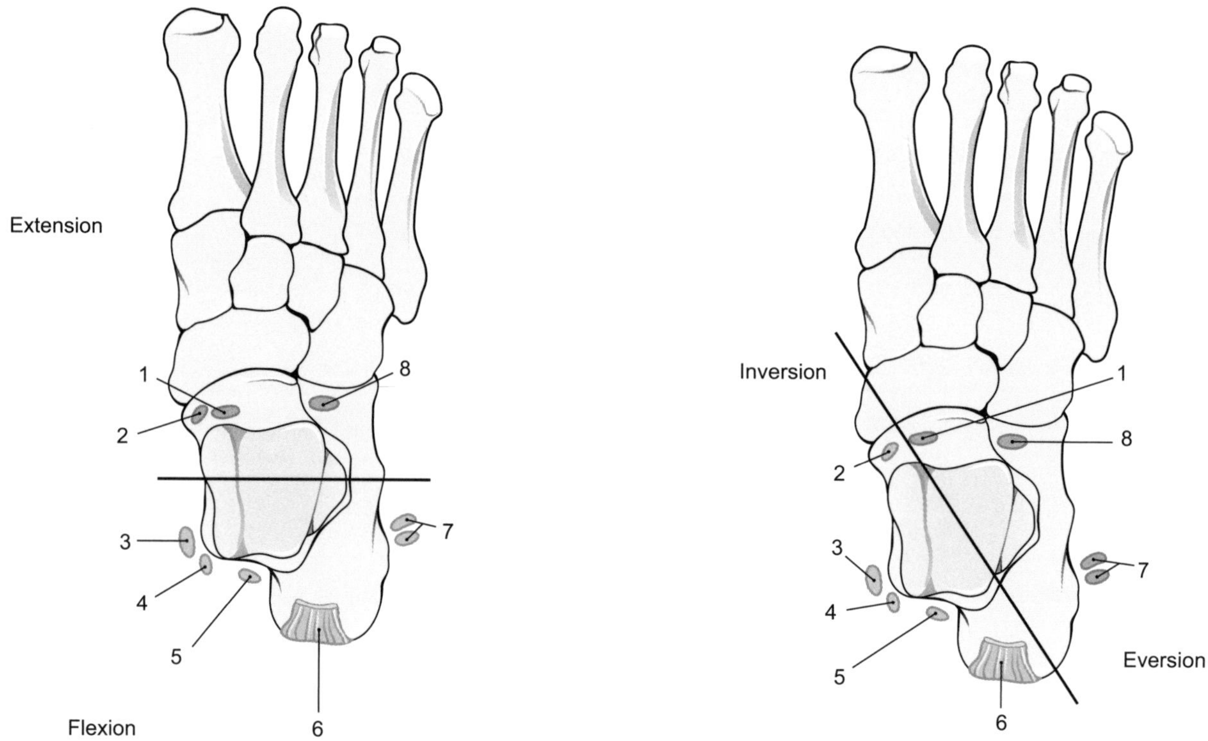

Abb. 2.33 Wirkung der Unterschenkelmuskulatur auf die Sprunggelenke [S700-L126]

1 ....

2 ....

3 ....

4 ....

5 ....

6 ....

7 ....

8 ....

?Aufgabe 2.33

Rekapitulieren Sie noch einmal die Mechanik des oberen Sprunggelenks bzw. der tibiofibularen Verbindungen (➢ Kap. 2.4.1). Bei der Dorsalextension drängt die Talusrolle die Malleolengabel auseinander. Welcher Unterschenkelmuskel kann das Zusammenführen von Tibia und Fibula bei der Plantarflexion im oberen Sprunggelenk unterstützen, sodass immer eine optimale Stabilität gewährleistet ist? Überprüfen Sie die Fußflexoren und begründen Sie das Ergebnis.

2.5 Fuß

Das Fußskelett ist aus zahlreichen einzelnen Knochen aufgebaut. Entsprechend finden sich hier eine Vielzahl von Gelenken. Man unterscheidet die **Intertarsalgelenke,** die **Metatarsophalangealgelenke** sowie die proximalen und distalen **Interphalangealgelenke.**

2.5.1 Intertarsalgelenke (Artt. intertarsales)

Bei den Intertarsalgelenken sind funktionell vor allem das Chopart- und das Lisfranc-Gelenk von Bedeutung.

Im **Chopart-Gelenk (Art. tarsi transversa)** werden funktionell zwei Gelenke miteinander verbunden, obwohl die beiden Gelenkhöhlen voneinander getrennt sind. Es wird einerseits aus dem Kalkaneus und dem Os cuboideum **(Art. calcaneocuboidea)** und andererseits aus dem Talus und dem Os naviculare **(Art. talonavicularis)** gebildet. Funktionell ist dieses Gelenk mit dem unteren Sprunggelenk gekoppelt. Die beim unteren Sprunggelenk beschriebenen Bewegungen um die Henke'sche Achse (Inversion und Eversion, ➢ Kap. 2.4.2) finden auch im Chopart-Gelenk statt.

Im **Lisfranc-Gelenk (Artt. tarsometatarseae)** artikulieren die Basen der Metatarsalknochen I–III mit den Ossa cuneiformia und die Basen der Metatarsalknochen IV–V mit dem Os cuboideum.

Die **Ligg. tarsometatarsalia** verstärken diese Gelenke auf der dorsalen und plantaren Seite, sodass man von Amphiarthrosen mit nur minimaler Beweglichkeit sprechen kann. Besonders am 1. und 5. Metatarsalknochen ist eine leichte Extension und Flexion sowie Abduktion und Adduktion möglich.

Passiv kann man den Vorfuß um seine Längsachse nach außen und innen verdrehen: Eine Verdrehung des Vorfußes gegen den fixierten Rückfuß wird als **Pronation** (Heben des äußeren Fußrandes) und **Supination** (Heben des inneren Fußrandes) bezeichnet.

2.5.2 Zehengelenke

In den **Grundgelenken** der Zehen (Artt. **m**eta**t**arso**p**halangeae = **MTP**) artikulieren die Köpfe der Metatarsalknochen I–V mit den Basen der Grundphalangen I–V. Funktionell handelt es sich um Scharniergelenke mit einer Extensions- und Flexionskomponente, die an der Großzehe (Hallux) am stärksten und an der Kleinzehe am geringsten ausgeprägt ist. Das Ausmaß der passiven Extension ist deutlich größer als das der aktiven Bewegung, was für die Abrollbewegung des Fußes von Bedeutung ist. Anatomisch lässt die Form der Gelenkpartner auch eine Seitwärtsbewegung im Sinne einer Abduktion und Adduktion zu. Diese Bewegung ist jedoch beim Erwachsenen kaum noch möglich. Passiv kann man die Zehe im Grundgelenk um ihre Längsachse rotieren.

In der Gesamtheit wird das Spreizen der Zehen als **Abduktion** beschrieben. Dabei findet eine Seitwärtsbewegung in den Grundgelenken der 1., 3., 4. und 5. Zehe statt, die vom 2. Strahl weggerichtet ist. Die Gegenbewegung, das Zusammenführen der Zehen, wird als **Adduktion** beschrieben. Dabei nähern sich die Zehen 1, 3, 4 und 5 der 2. Zehe an.

In den **Mittel- und Endgelenken** der Zehen artikuliert jeweils das Köpfchen des proximalen mit der Basis des distalen Gelenkpartners. An der 2. bis 5. Zehe findet man je ein proximales und ein distales Interphalangealgelenk. Die jeweilige Basis der Mittelphalanx artikuliert im **Zehenmittelgelenk** (**p**roximales **I**nter**p**halangealgelenk = **PIP**) mit dem Köpfchen der Grundphalanx. Im **Zehenendgelenk** (**d**istales **I**nter**p**halangealgelenk = **DIP**) artikuliert die jeweilige Basis der Endphalanx mit dem Köpfchen der Mittelphalanx.

Die Großzehe (Hallux) besitzt nur ein **I**nter**p**halangealgelenk **(IP).** Hier artikuliert die Basis der Endphalanx mit dem Köpfchen der Grundphalanx.

?Aufgabe 2.34

Zeichnen Sie die Chopart- und Lisfranc-Linie in die ➤ Abb. 2.34 ein und verdeutlichen Sie sich so den Verlauf der Gelenklinien.

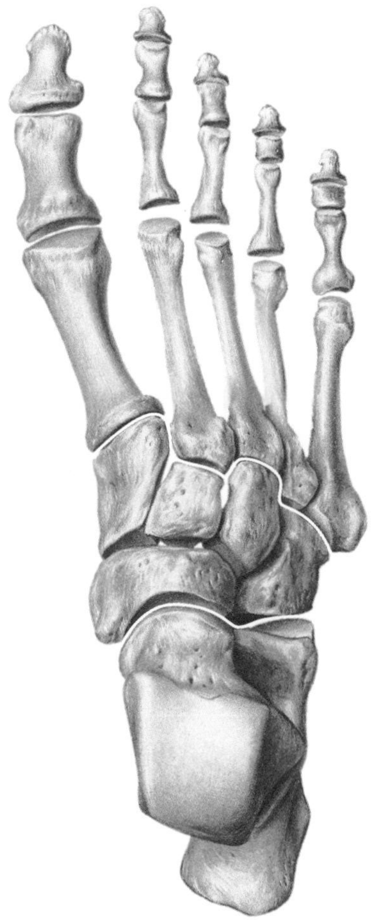

Abb. 2.34 Rechtes Fußskelett, Ansicht von dorsal [S700]

2.5.3 Die Fußgewölbe

Physiologisch hat der Fuß drei Hauptbelastungspunkte: den Kalkaneus sowie die Köpfchen des 1. und des 5. Metatarsalknochens. Über diese drei Punkte spannt sich das Längs- und Quergewölbe des Fußes.

Das **Längsgewölbe** des Fußes wird durch Bänder und Muskeln stabilisiert. Die ligamentäre Sicherung der Gewölbestruktur erfolgt in drei Etagen über das Pfannenband (Lig. calcaneonaviculare plantare), das Lig. plantare longum und die Plantaraponeurose. Die muskuläre Sicherung erfolgt über die langen Sehnen der Unterschenkelmuskeln und die kurzen Fußmuskeln.

Das **Quergewölbe** wird zum einen durch die Form der Knochen im Bereich der Fußwurzel, zum anderen durch die Sehnen der Unterschenkelmuskeln und die querverlaufenden kurzen Fußmuskeln stabilisiert.

Durch die Keilform der Knochen entsteht ein Bogen, der im distalen Bereich vom Caput transversum des M. adductor hallucis, im mittleren Bereich von der Sehne des M. peroneus [fibularis] longus und im proximalen Bereich des Fußes vom M. tibialis posterior verspannt wird. Der M. peroneus [fibularis] longus und der M. tibialis posterior bilden gemeinsam den sog. *funktionellen Steigbügel.*

2

?Aufgabe 2.35

Die ➢ Abb. 2.35 zeigt ein Fußskelett von medial im Zehenstand. Der M. flexor hallucis longus wird über das Köpfchen des Os metatarsale I, welches in dieser Situation eine feste Rolle darstellt, umgelenkt. Da eine feste Rolle lediglich die Richtung einer Kraft verändert, entstehen hier zwei gleich große Kraftvektoren.

Ermitteln Sie nach dem Prinzip der festen Rolle die resultierende Kraft, die auf das Köpfchen des Os metatarsale I wirkt, indem Sie ein Kräfteparallelogramm bilden und in die Abbildung einzeichnen.

Analysieren Sie, welche Wirkung der M. flexor hallucis longus auf den medialen Bogen des Fußlängsgewölbes hat.

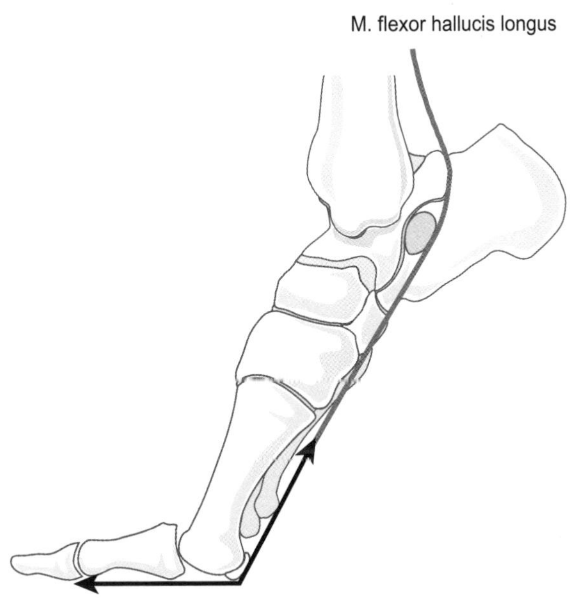

Abb. 2.35 Wirkung des M. flexor hallucis longus auf den medialen Bogen des Längsgewölbes im Zehenstand [L157]

....

....

....

2.6 Innervation der unteren Extremität

Die untere Extremität wird vom **Plexus lumbosacralis** innerviert, der aus den vorderen Ästen (Rr. anteriores) der Spinalnerven von Th12 bis L4 (Plexus lumbalis) bzw. L4 bis S5 und Co1 (Plexus sacralis) gebildet wird.

Aus dem **Plexus lumbalis** sind zwei Nerven für die motorische Innervation der unteren Extremität von Bedeutung: der **N. femoralis** und der **N. obturatorius.**

Die Nerven des **Plexus sacralis** liegen dorsal des Hüftgelenks. Er entsendet den **N. gluteus superior** und **inferior** sowie den **N. ischiadicus.** Der N. ischiadicus ist der dickste Nerv des menschlichen Körpers. Seine beiden Stämme **(N. tibialis** und **N. peroneus [fibularis] communis)** verlaufen auf der dorsalen Seite des Oberschenkels meist in einer gemeinsamen Bindegewebshülle. Etwas oberhalb der Kniekehle teilen sie sich auf.

? Aufgabe 2.36

Immer, wenn Nerven anatomische Engstellen passieren, kann es in diesen Bereichen zu Irritationen mit entsprechenden motorischen oder sensorischen Störungen kommen, welche die versorgten Strukturen distal der Läsion betreffen. Sie hatten in der ➢ Aufgabe 2.11 bereits überlegt, welche Durchtrittstellen sich im Bereich des Beckens finden (➢ Kap. 2.2.1).

Ordnen Sie den Durchtrittstellen in der folgenden Tabelle die entsprechenden Nerven zu. Rekapitulieren Sie noch einmal, welche Strukturen diese begrenzen und listen Sie auf, welche Muskelgruppen von den entsprechenden Nerven innerviert werden.

Durchtrittstellen der Nerven im Bereich des Beckens

Lacuna musculorum	
Foramen suprapiriforme	
Foramen infrapiriforme	
Canalis obturatorius	

....

....

....

....

....

....

....

....

?Aufgabe 2.37

Im Verlauf um das Caput fibulae liegt der N. peroneus [fibularis] communis sehr oberflächlich. Entsprechend häufig kann es hier zu Läsionen kommen, z. B. durch Kompression oder Trauma. In ➤ Abb. 2.36 sehen Sie den Verlauf des N. peroneus [fibularis] und die von ihm versorgten Muskeln. Arbeiten Sie heraus, wie sich das klinische Erscheinungsbild einer Schädigung des N. peroneus [fibularis] communis von einer Schädigung des N. peroneus [fibularis] superficialis unterscheidet.

Sie können diese Überlegungen gleichermaßen für andere peripheren Nerven anstellen.

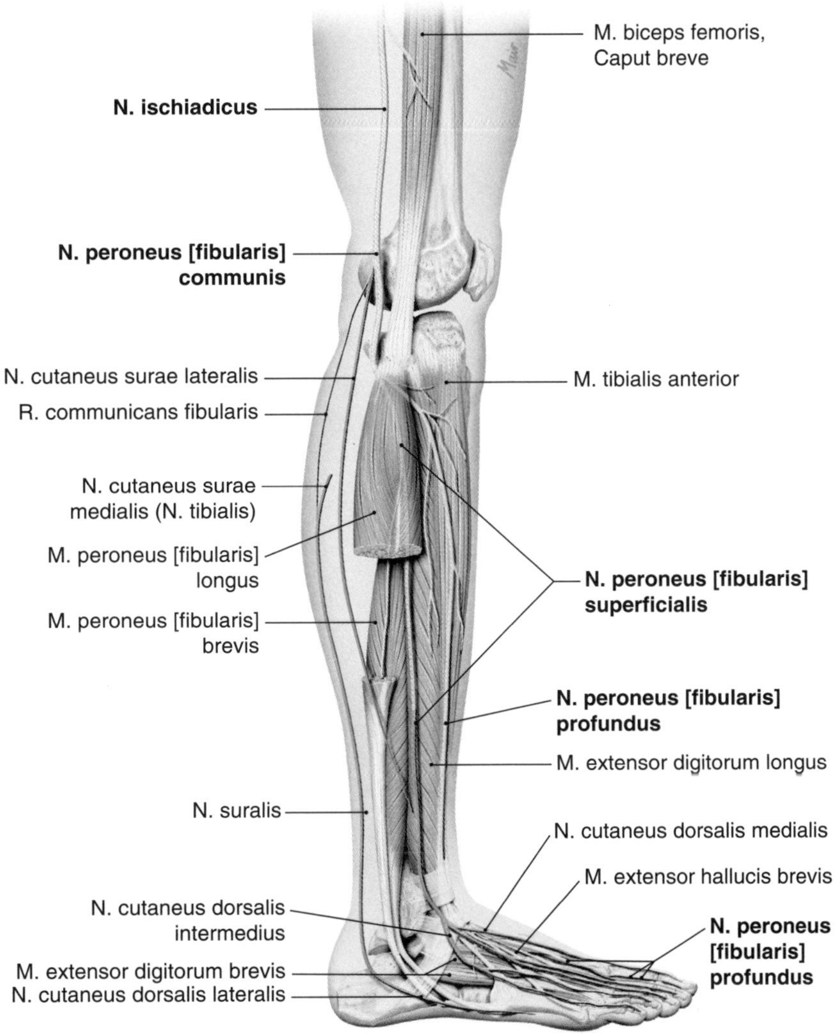

Abb. 2.36 Verlauf und Versorgungsgebiet des N. peroneus [fibularis] communis [S700-L127]

....

....

....

Lösungsteil – Untere Extremität

! Aufgabe 2.1

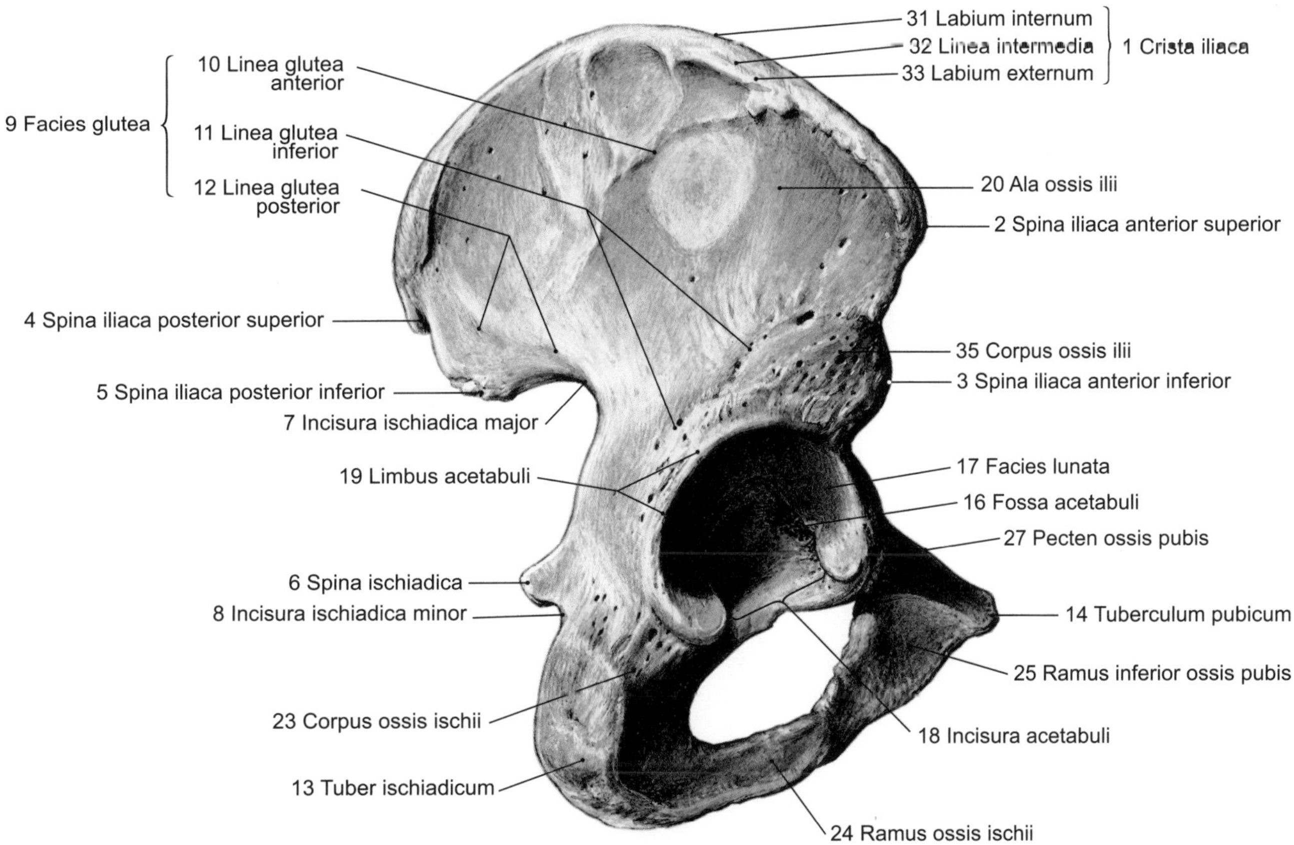

Abb. 2.1 Rechtes Os coxae, Ansicht von dorsolateral [S700]

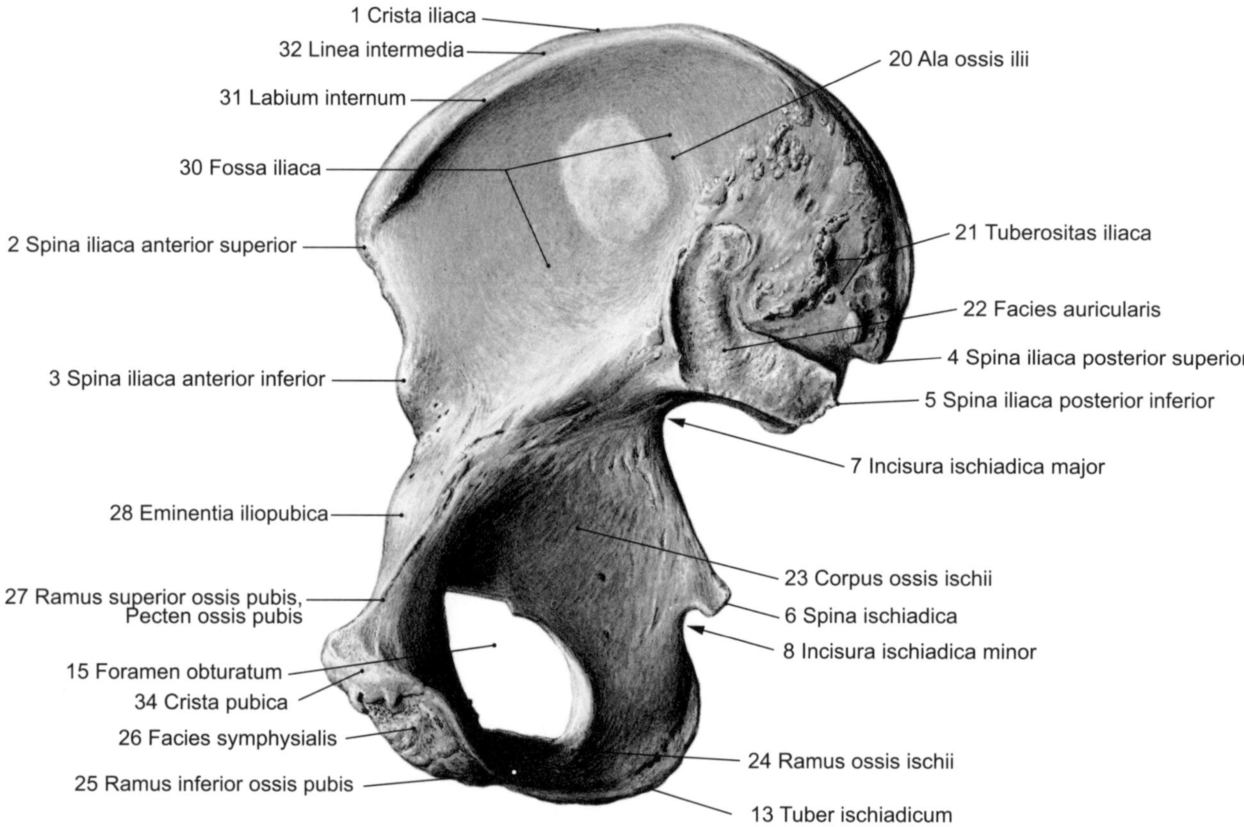

Abb. 2.2 Rechtes Os coxae, Ansicht von medial [S700]

! Aufgabe 2.2

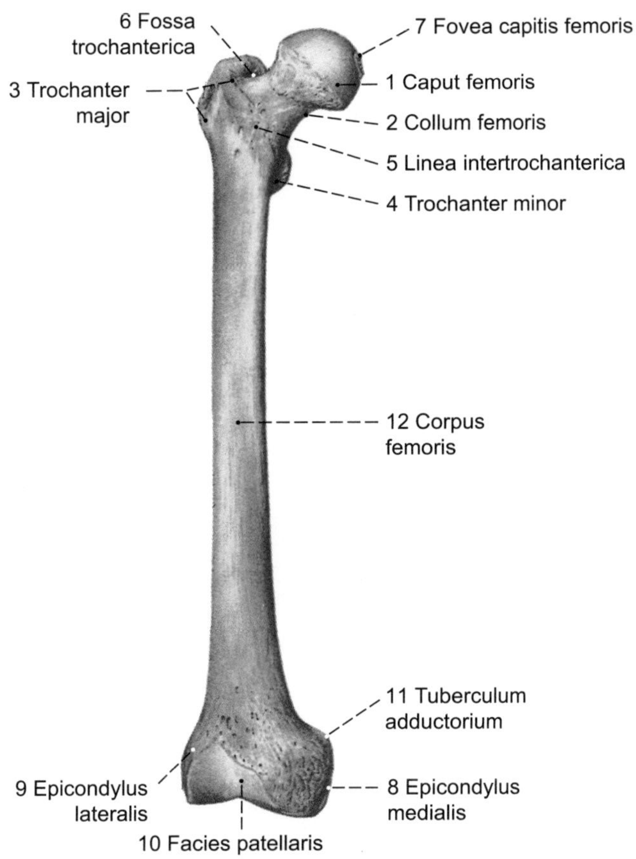

Abb. 2.3 Rechtes Femur, Ansicht von ventral [S700]

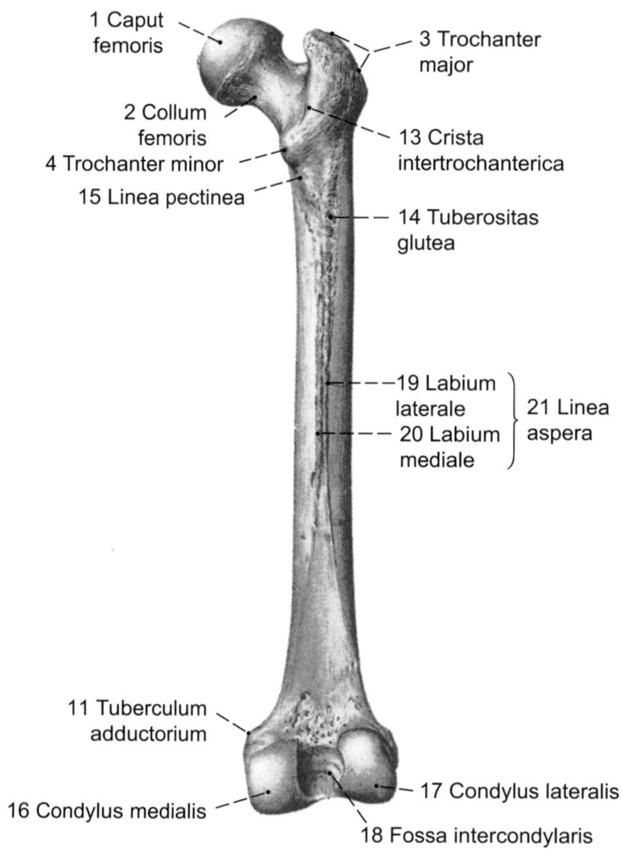

Abb. 2.4 Rechtes Femur, Ansicht von dorsal [S700]

! Aufgabe 2.3

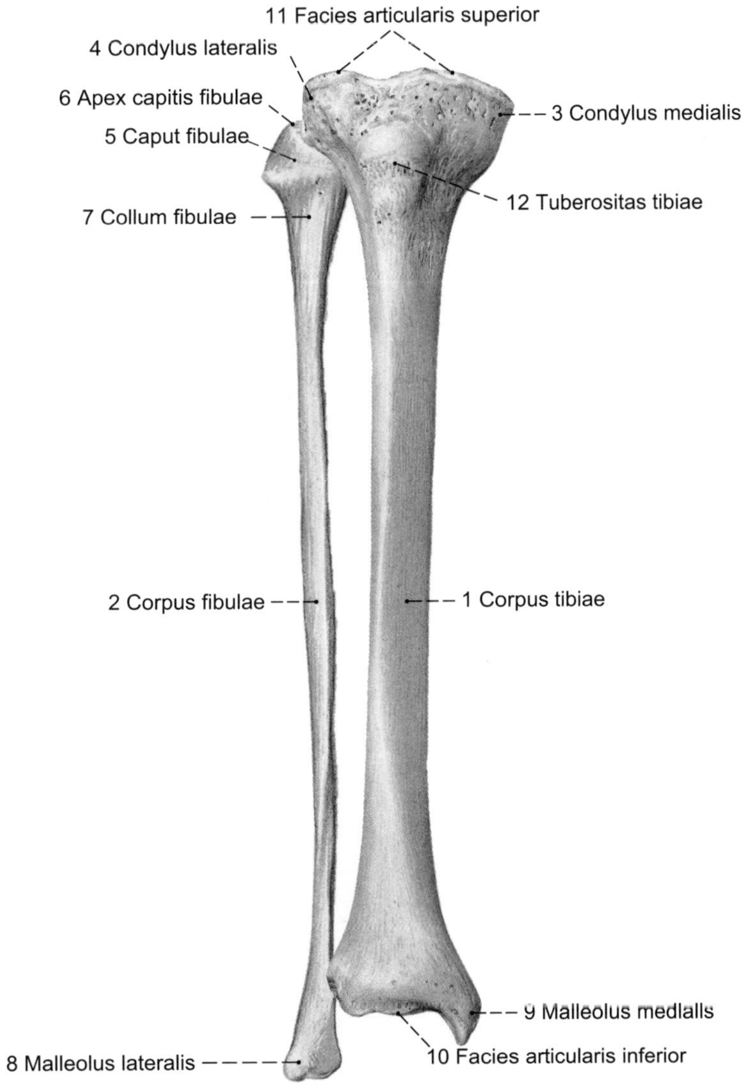

Abb. 2.5 Rechte Tibia und Fibula, Ansicht von ventral [S700]

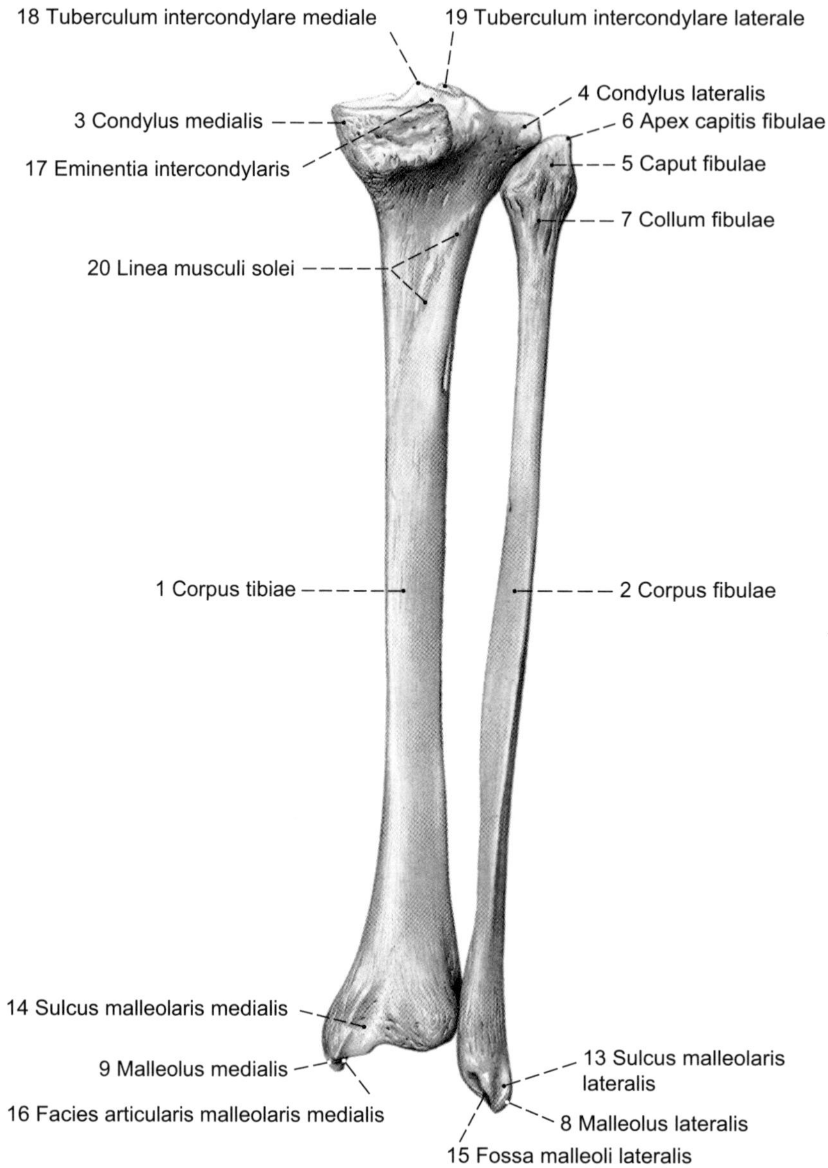

Abb. 2.6 Rechte Tibia und Fibula, Ansicht von dorsal [S700]

! Aufgabe 2.4

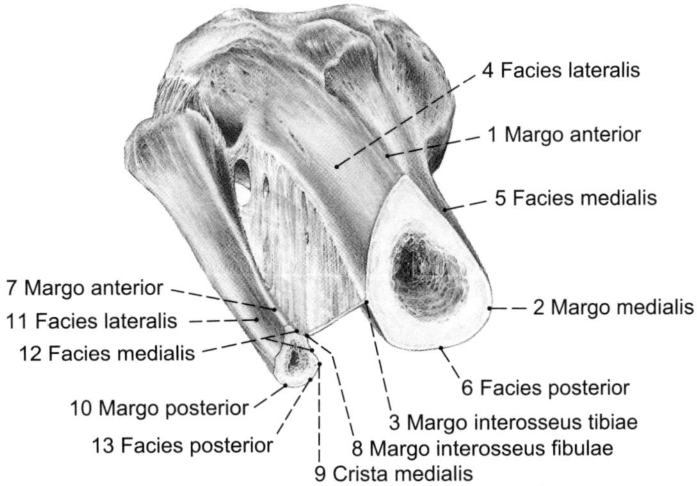

Abb. 2.7 Rechte Tibia und Fibula im Querschnitt, Ansicht von distal [S700]

! Aufgabe 2.5

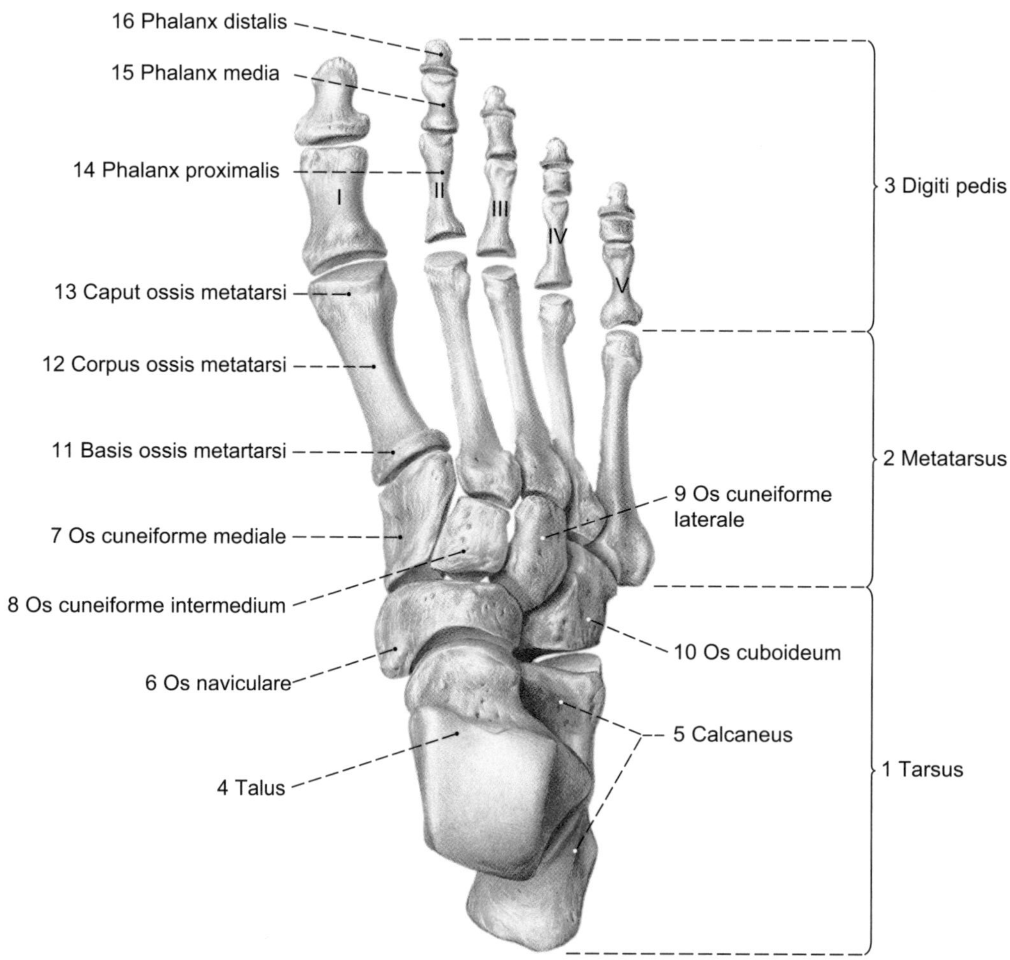

Abb. 2.8 Rechtes Fußskelett, Ansicht von proximal [S700]

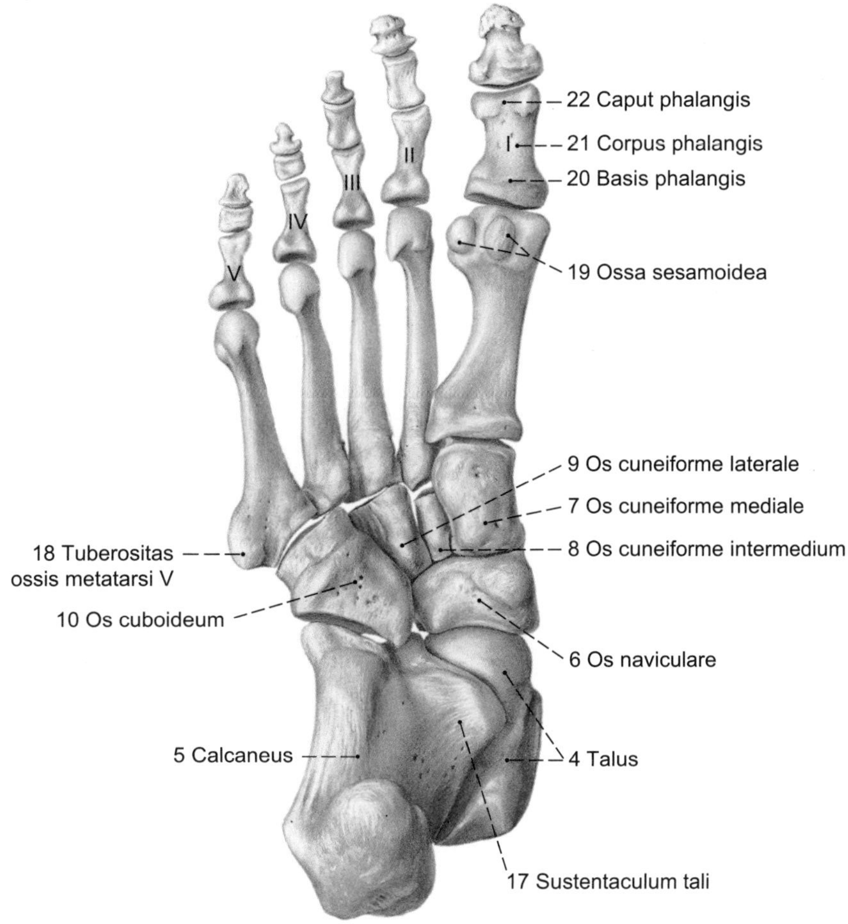

Abb. 2.9 Rechtes Fußskelett, Ansicht von plantar [S700]

! Aufgabe 2.6

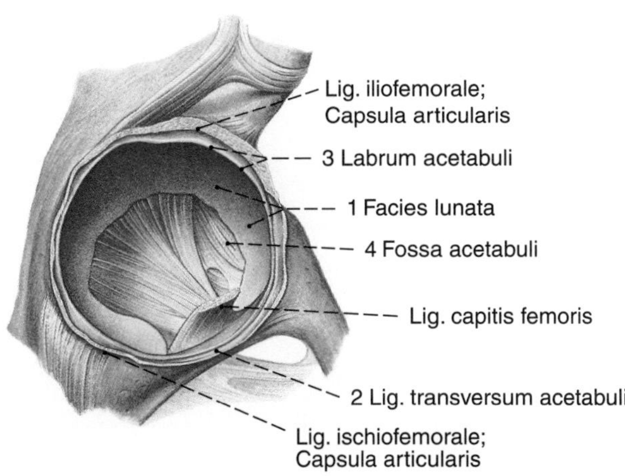

Abb. 2.10 Acetabulum, Ansicht von lateral [S700]

! Aufgabe 2.7

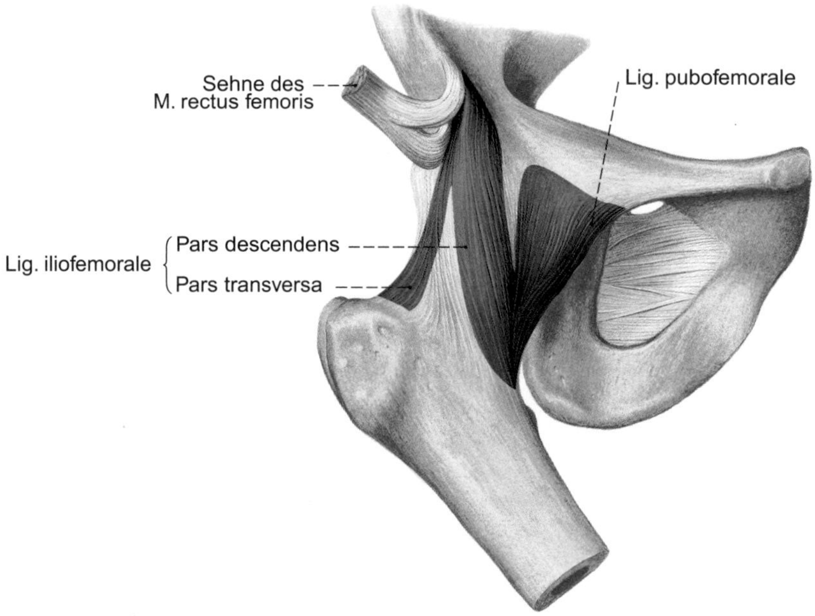

Abb. 2.11 Bänder am rechten Hüftgelenk, Ansicht von ventral (Z-Band) [S700]

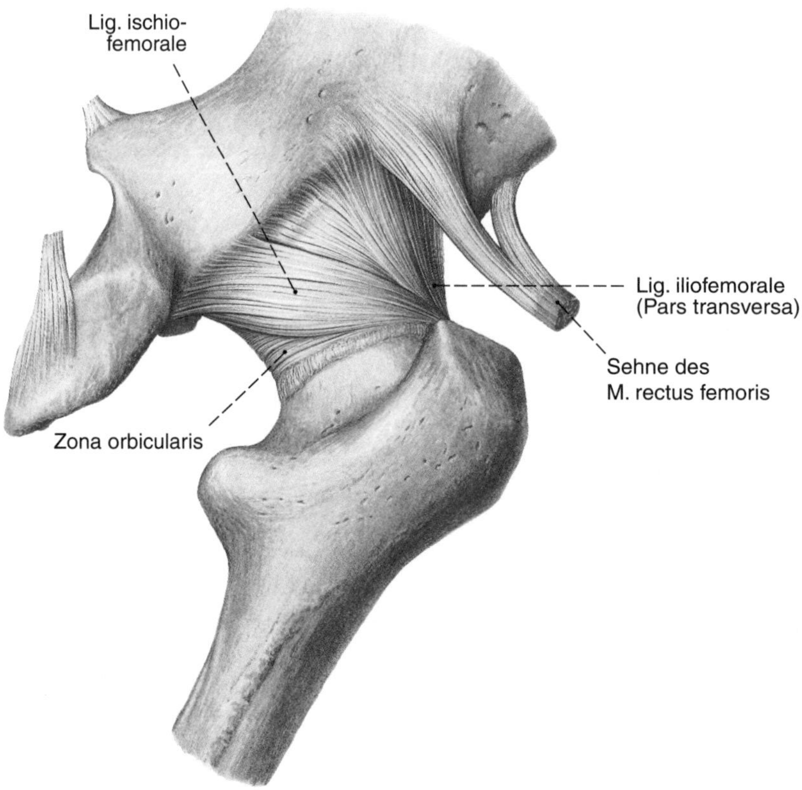

Abb. 2.12 Bänder am rechten Hüftgelenk, Ansicht von dorsal [S700]

! Aufgabe 2.8

Aufgrund des spiralförmigen Verlaufs um den Schenkelhals begrenzen alle drei Bänder die Extensionsbewegung. Die beiden ventralen Bänder (Lig. iliofemorale und Lig. pubofemorale) begrenzen die Außenrotation, das dorsal gelegene Lig. ischiofemorale die Innenrotation. Mit Ausnahme der Pars transversa des Lig. iliofemorale begrenzen alle Bänder die Abduktionsbewegung der Hüfte.

! Aufgabe 2.9

Einteilung der Hüftmuskulatur nach ihrer topografischen Lage

Ventrale Hüftmuskeln	M. psoas major, M. sartorius, M. tensor fasciae latae
Mediale Hüftmuskeln	M. pectineus, M. adductor brevis, M. adductor longus, M. adductor magnus, M. gracilis, M. obturatorius externus*
Dorsale Hüftmuskeln	M. gluteus maximus, M. gluteus medius, M. gluteus minimus
Pelvitrochantäre Muskeln	M. piriformis, M. obturatorius internus, Mm. gemelli, M. quadratus femoris

* Der M. obturatorius externus wird zwar wie alle medialen Muskeln vom N. obturatorius innerviert, kann topografisch jedoch auch den pelvitrochantären Muskeln zugeordnet werden.

! Aufgabe 2.10

Die ventral gelegenen Muskeln sind alle Beuger des Hüftgelenks, während alle medialen Muskeln die Hüfte adduzieren. Die dorsalen Muskeln liegen bei genauer Betrachtung dorsal-lateral und stabilisieren das Becken in der frontalen Ebene, sind also kräftigste Abduktoren (➢ Aufgabe 2.9). (Hinweis: Beim M. gluteus maximus gilt dies nur für die oberen Faseranteile, die oberhalb des Hüftgelenkes in den Tractus iliotibialis einstrahlen. Die unteren Faseranteile, die an der Tuberositas glutea inserieren, adduzieren aus der Nullstellung das Hüftgelenk.) Die pelvitrochantären Muskeln sind funktionell alle Außenrotatoren des Hüftgelenks.

! Aufgabe 2.11

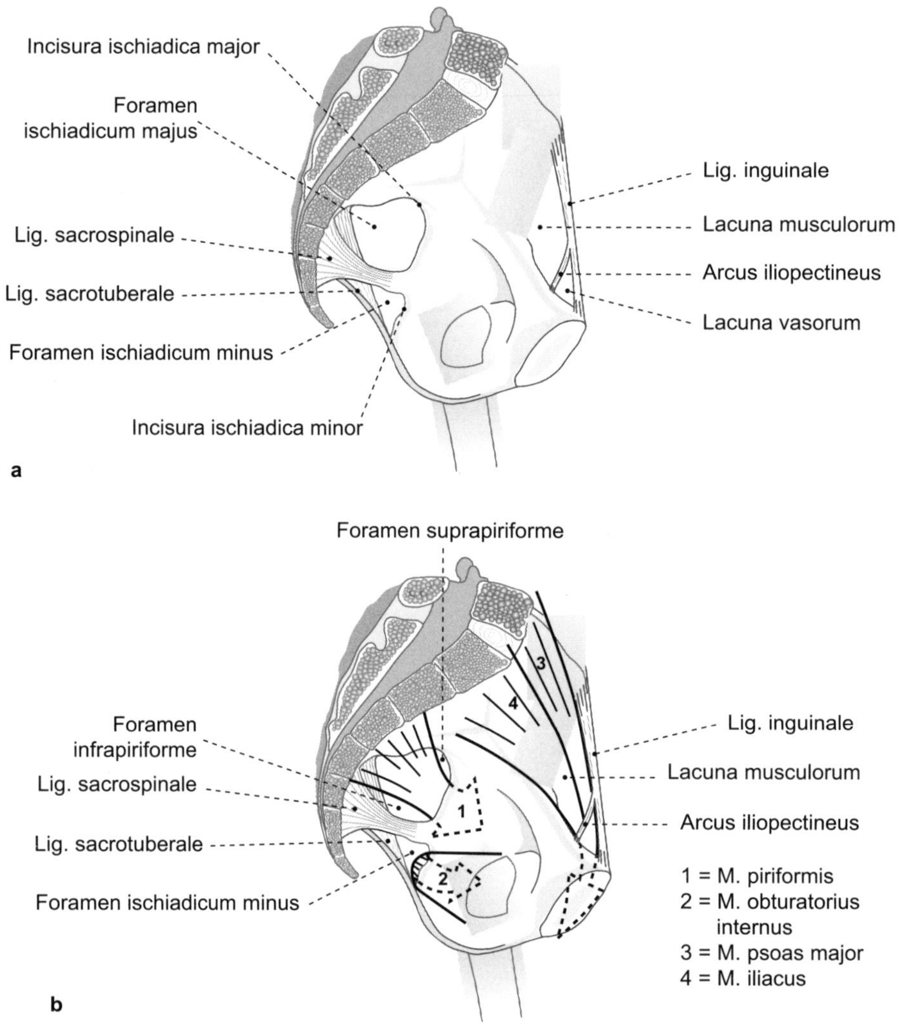

Abb. 2.13 Durchtrittstellen des rechten Beckens im Sagittalschnitt durch das Os sacrum ohne (a) und mit Muskeln (b), Ansicht von medial [L157]

Der M. piriformis verlässt das Becken durch das Foramen ischiadicum majus nach außen und füllt dieses fast vollständig aus. Darüber und darunter entstehen so die *Foramina suprapiriforme* und *infrapiriforme.*

! Aufgabe 2.12

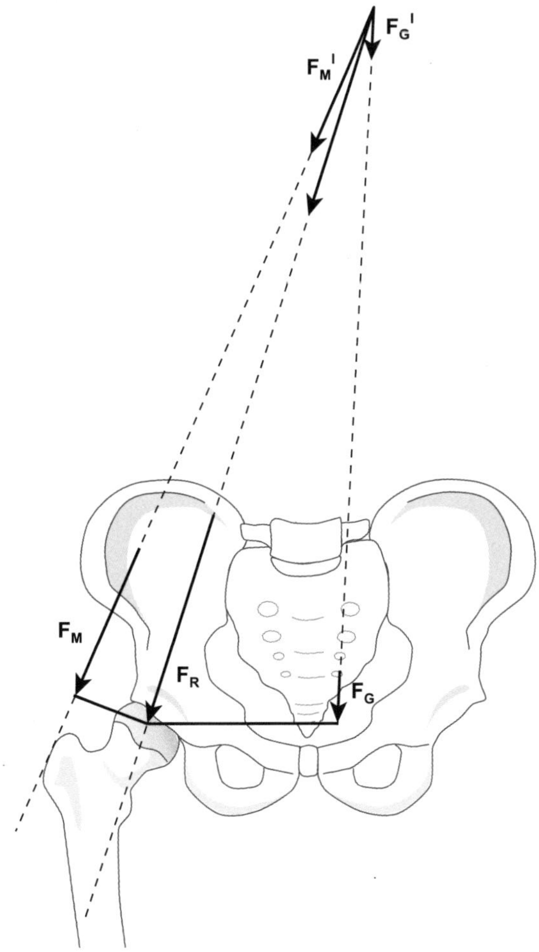

Abb. 2.15 Veränderung der Gelenkbelastung im Einbeinstand (Pauwels'sche Waage) bei Coxa valga [L157]

Da die Muskeln aufgrund des kleineren Hebels *mehr* Kraft aufbringen müssen, um das Becken im Gleichgewicht zu halten, wird auch die resultierende Kraft größer. Die Gelenkbelastung ergibt sich bei einem zweiseitigen Hebel aus der Summe von Last und Muskelkraft – das Hüftgelenk wird dadurch also erheblich mehr beansprucht.

! Aufgabe 2.13

Bei einem Ausfall oder einer Abschwächung der kleinen Gluteen sinkt das Becken in der Frontalebene zur Gegenseite ab, wenn das betroffene Bein belastet wird. Dies bezeichnet man als **Trendelenburg-Hinken.**

Beim **Duchenne-Hinken** wird der Oberkörper über die betroffene Hüfte verlagert. Durch den verkürzten Lastarm müssen die Abduktoren weniger arbeiten. Daraus resultiert u. a. eine geringere Druckbelastung des Hüftgelenks.

Der Patient sollte den Gehstock auf die *nicht* betroffene Seite nehmen, da er so die „Last" des Körpers abstützt und den Lastarm verkürzt. Die Abduktoren müssen dann weniger Kraft aufbringen, wodurch sich die Belastung auf das Hüftgelenk reduziert.

! Aufgabe 2.14

In der Nullstellung sowie bei 30° und 60° Flexion beugt der M. pectineus das Hüftgelenk, da er das Femur nach ventral zieht.

Bei 120° Flexion hat er seine Wirkungsrichtung verändert – hier wirkt er als Extensor. Der Muskel hat also eine Funktionsumkehr vollzogen.

Bei ca. 90° Flexion befinden sich Ansatz, Ursprung und Drehpunkt auf einer Linie. Es ergibt sich also kein wirksamer Hebel. In dieser Gelenkstellung hat der Muskel *keine* Bewegungskomponente. Hier befindet sich sein Umkehrpunkt.

Der Muskel bewegt das Femur in der Sagittalebene also aus jeder Position in Richtung seines Umkehrpunktes. Folglich ist er in dieser Ebene bei 90° Flexion maximal angenähert.

Dieses Prinzip der Funktionsumkehr findet sich auch bei anderen Muskeln, was beispielsweise bei Muskellängenuntersuchungen von Bedeutung ist. Am Beispiel der Adduktoren ist das größte Bewegungsausmaß in Richtung der Abduktion für den M. pectineus bei ca. 90° Flexion zu erreichen.

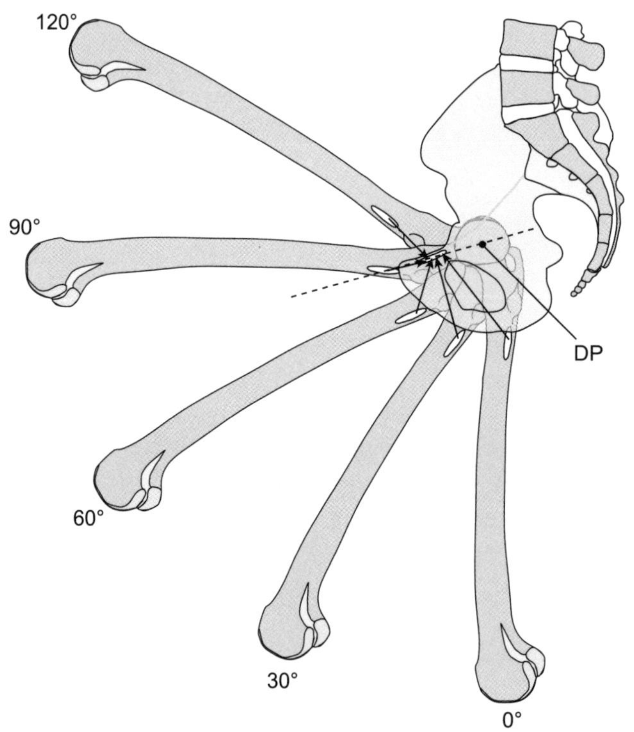

Abb. 2.16 Funktionsumkehr des M. pectineus bei Bewegungen um die transversale Achse [L157]

! Aufgabe 2.15

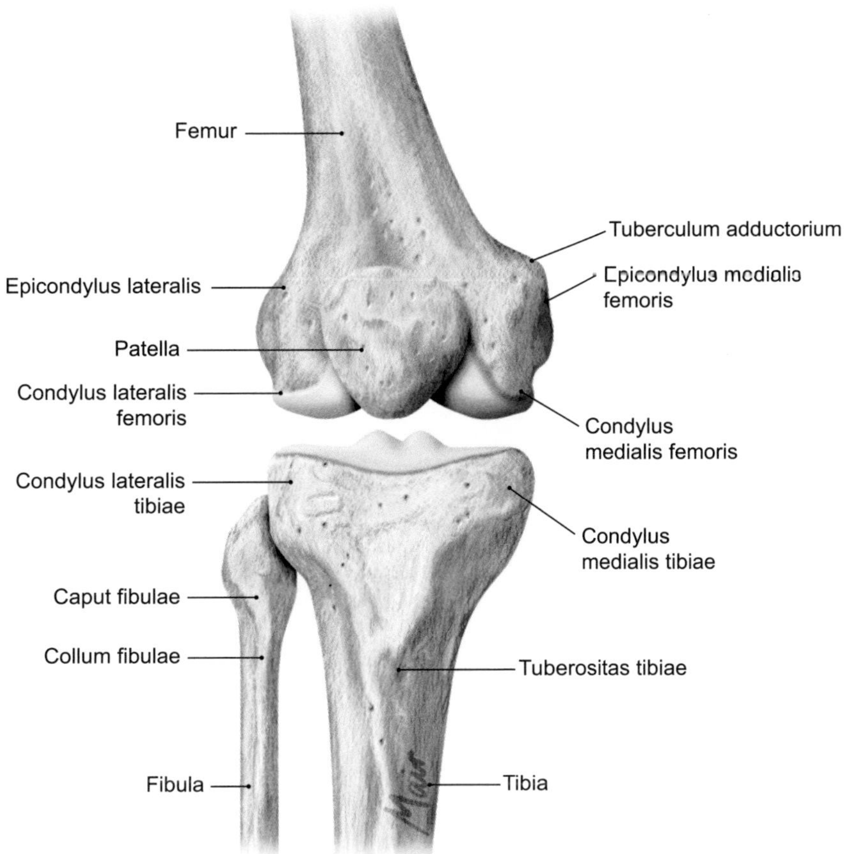

Abb. 2.18 Art. genus, Ansicht von ventral [S700-L127]

! Aufgabe 2.16

Eine Dysplasie der Patellarückseite oder des retropatellaren Gleitlagers erhöht die Gefahr einer Patellaluxation und begünstigt einen Verschleiß in diesem Bereich.

! Aufgabe 2.17

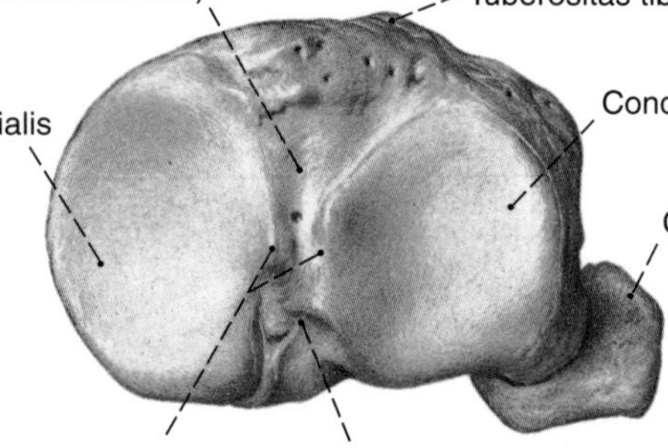

Abb. 2.21 Rechte Tibia, Ansicht von proximal [S700]

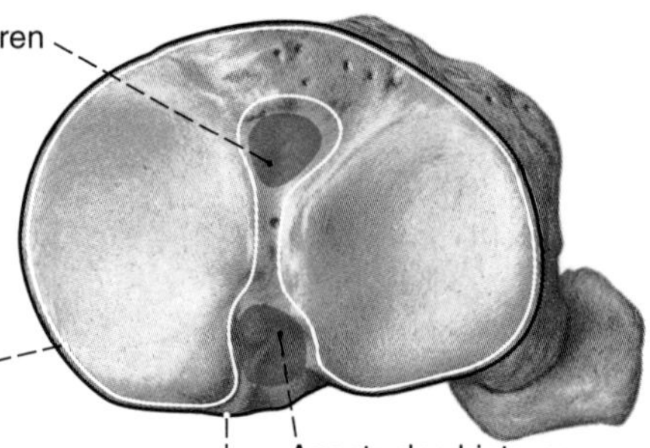

Ansatz der Kreuzbänder sowie der Membrana synovialis und fibrosa auf dem Tibiaplateau [S700]

Die Kreuzbänder liegen zwar zentral im Kniegelenk (*intraartikulär*), aber durch die dorsale Einfaltung der Membrana synovialis zwischen Membrana synovialis und fibrosa (*extrasynovial*). Die Fibula hat keine unmittelbare Verbindung zum Femorotibialgelenk.

! Aufgabe 2.18

Die *Kollateralbänder* stabilisieren das Knie in der Frontalebene: Das Lig. collaterale tibiale verhindert die Valgusstellung im Kniegelenk und das Lig. collaterale fibulare wirkt der Varusstellung entgegen.

Die *Kreuzbänder* stabilisieren das Knie in der Sagittalebene: Das vordere Kreuzband verhindert die Verschiebung der Tibia nach ventral **(vordere Schublade)** und das hintere Kreuzband wirkt der Verschiebung der Tibia nach dorsal **(hintere Schublade)** entgegen.

Durch den abnehmenden Krümmungsradius der Femurkondylen in der Sagittalebene nähern sich die Insertionsstellen der Kollateralbänder in der Beugestellung an, sodass die Bänder entspannen (➢ Abb. 2.17). Dadurch kann eine Rotation um die Unterschenkellängsachse stattfinden.

! Aufgabe 2.19

Bei der *vorderen* Schublade gleitet die Tibia gegenüber dem Femur nach ventral. Diese Bewegung wird normalerweise vom *vorderen* Kreuzband verhindert (➢ Abb. 2.56). Bei der *hinteren* Schublade gleitet die Tibia nach dorsal, was das *hintere* Kreuzband verhindert.

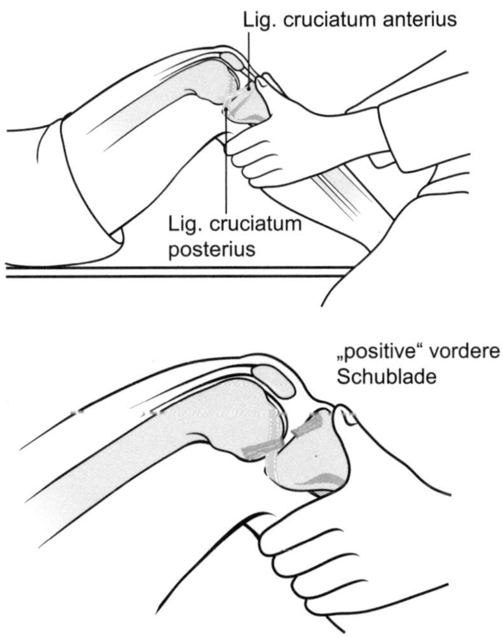

Test der vorderen Schubladen bei Verletzung des vorderen Kreuzbandes [S700-L126]

! Aufgabe 2.20

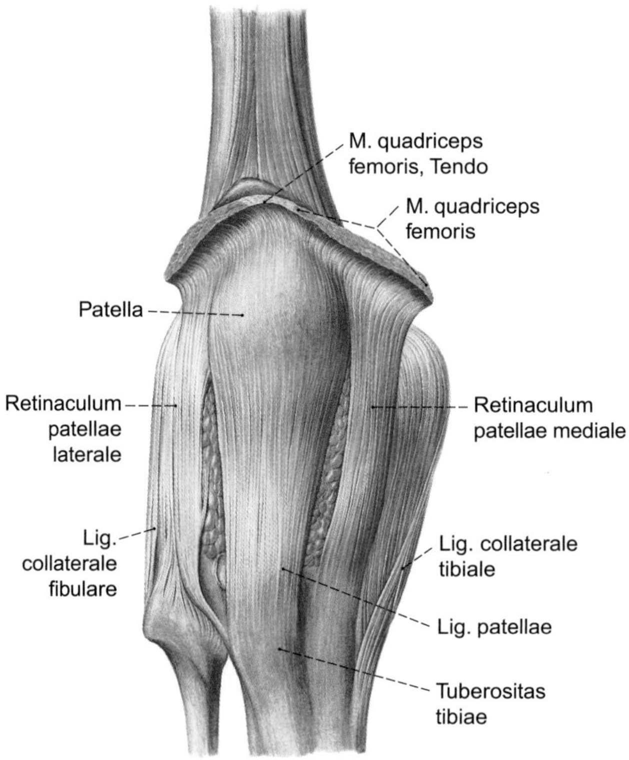

Abb. 2.23 Bänder des rechten Kniegelenks, Ansicht von ventral [S700]

! Aufgabe 2.21

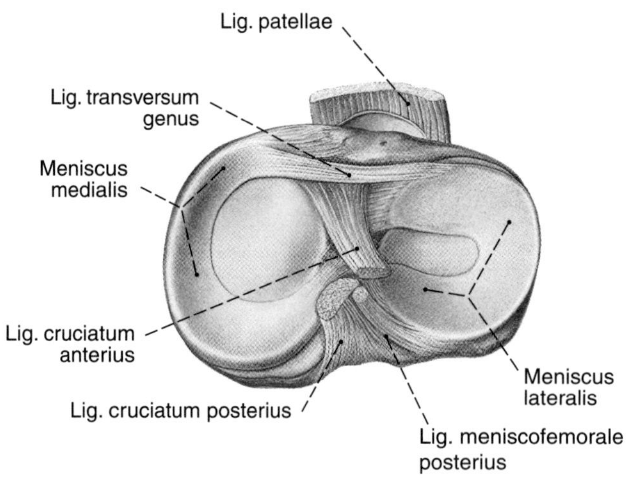

Abb. 2.24 Rechte Tibia mit Menisken, Ansicht von proximal [S700]

! Aufgabe 2.22

Funktionen der Menisken:

- Druckminderung durch Vergrößerung der Auflagefläche der Gelenkpartner
- Ausgleich von Inkongruenzen
- Puffer- und Stoßdämpferfunktion zwischen den Gelenkpartnern und damit Schutz für den Gelenkknorpel
- Stabilisierung des Kniegelenks v. a. in Extension (wie ein Bremskeil)
- Transportable Gelenkflächen bei Bewegungen im Kniegelenk

! Aufgabe 2.23

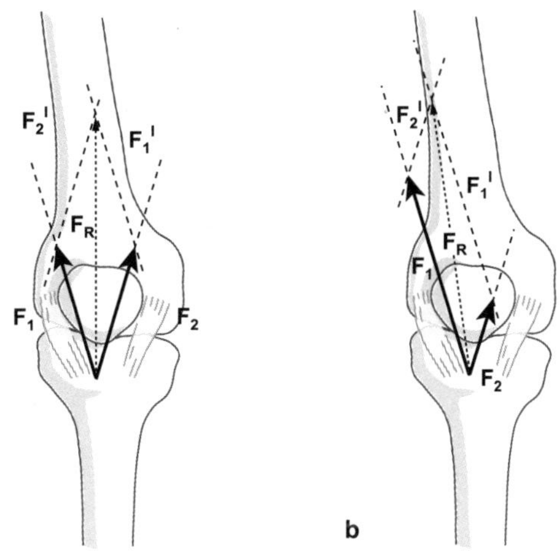

Abb. 2.25 Addition von Kräften mit unterschiedlicher Wirkungslinie am Beispiel der Patella bei ausgeglichenem (a) bzw. nicht ausgeglichenem Kräfteverhältnis (b) [L157]

Durch eine Abschwächung des M. vastus medialis oder einen Hypertonus des M. vastus lateralis wirkt die resultierende Kraft beider Muskeln deutlich nach proximal-lateral. Dadurch kommt es zu einer Lateralisation der Patella in ihrem Gleitlager. Das kann auf lange Sicht einen retropatellaren Knorpelschaden zur Folge haben. Begünstigt wird dies durch eine Dysplasie des retropatellaren Gleitlagers (➤ Aufgabe 2.16).

! Aufgabe 2.24

Der Fliesenleger wechselt zwischen Hüftextension und -flexion.

In beiden Fällen sind hauptsächlich die Hüftextensoren aktiv (im Wechsel konzentrisch und exzentrisch).

Die Hüftextension wird von der dorsalen Oberschenkelmuskulatur (ischiokrurale Muskeln), aber auch von den dorsalen Hüftmuskeln, insbesondere dem M. gluteus maximus übernommen.

Die dorsalen Oberschenkelmuskeln sind aufgrund der Knieflektion jedoch in beiden Ausgangsstellungen (Kniestand und Vierfüßlerstand) zunehmend *aktiv insuffizient.* Das bedeutet, dass sie über das Kniegelenk bereits soweit angenähert sind, dass sie sich über das Hüftgelenk nicht mehr optimal verkürzen können. Die Muskeln sind daher in dieser Ausgangsstellung nur wenig an der Hüftstreckung beteiligt. Die Hauptarbeit muss der M. gluteus maximus leisten – daher der Muskelkater im Gesäß.

! Aufgabe 2.25

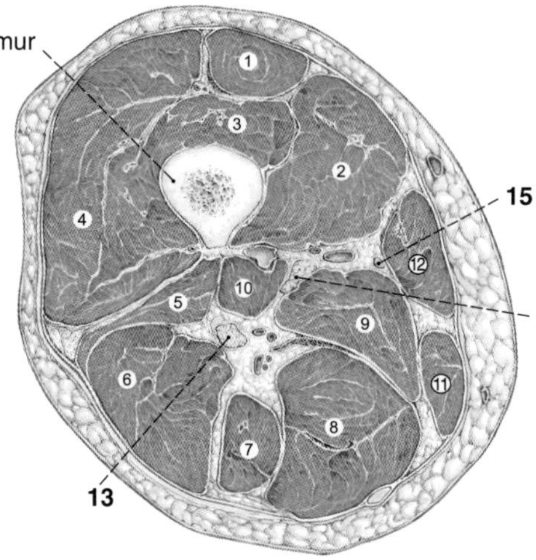

Abb. 2.27 Transversalschnitt durch die Mitte des rechten Oberschenkels, Ansicht von distal [S700]

1 M. rectus femoris
2 M. vastus medialis
3 M. vastus intermedius
4 M. vastus lateralis
5 M. biceps femoris, Caput breve
6 M. biceps femoris, Caput longum
7 M. semitendinosus
8 M. semimembranosus
9 M. adductor magnus
10 M. adductor longus
11 M. gracilis
12 M. sartorius
13 N. ischiadicus (N. peroneus [fibularis] communis, N. tibialis)
14 N. femoralis
15 N. saphenus (sensibler Endast des N. femoralis)

Obwohl der M. quadriceps femoris zur *ventralen* Oberschenkelmuskulatur zählt, entspringen zwei seiner Anteile am dorsalen Femur und umschließen fast den gesamten Femurschaft. Er macht damit fast die Hälfte der gesamten Muskelmasse des Oberschenkels aus (➢ Abb. 2.27).

! Aufgabe 2.26

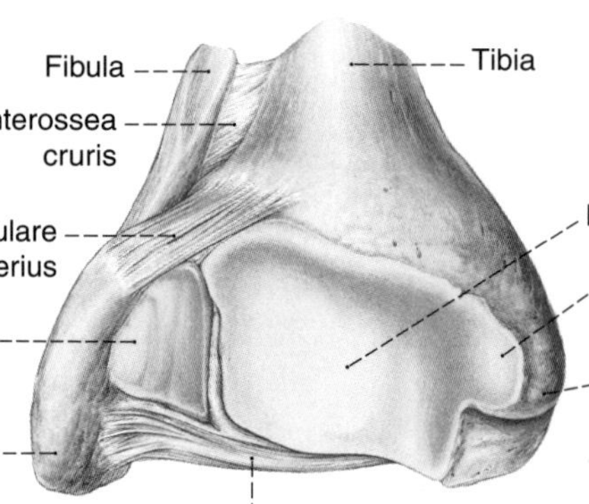

Abb. 2.28 Rechte Malleolengabel, Ansicht von distal [S700]

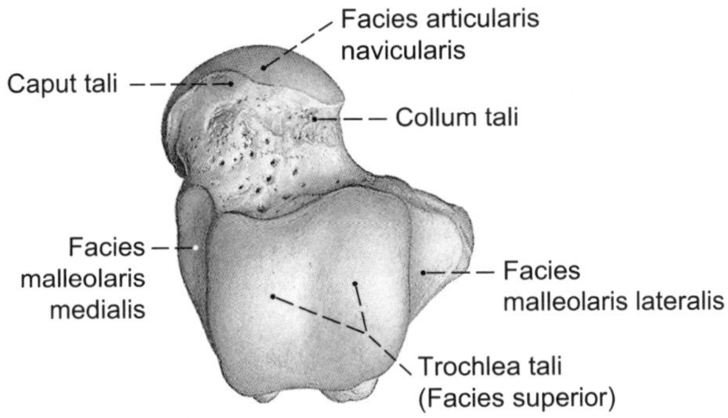

Abb. 2.29 Rechter Talus, Ansicht von proximal [S700]

! Aufgabe 2.27

Wenn sich während der Dorsalextension der breite Teil der Trochlea tali in die Malleolengabel schiebt, werden die beiden Unterschenkelknochen leicht auseinandergedrängt. Der laterale Malleolus wird dabei etwas nach lateral und proximal verschoben, wodurch sich der Faserverlauf der Membrana interossea und der Syndesmosebänder in Richtung Horizontale verändert. Dabei kommt es zwangsläufig auch zu einer Bewegung in der Art. tibiofibularis.

In der Nullstellung sind die Fasern von proximal-medial nach distal-lateral ausgerichtet.

! Aufgabe 2.28

Da das Pfannenband einen Teil der Gelenkfläche für das Caput tali darstellt, finden sich an seiner Innenseite eingelagerte Knorpelzellen.

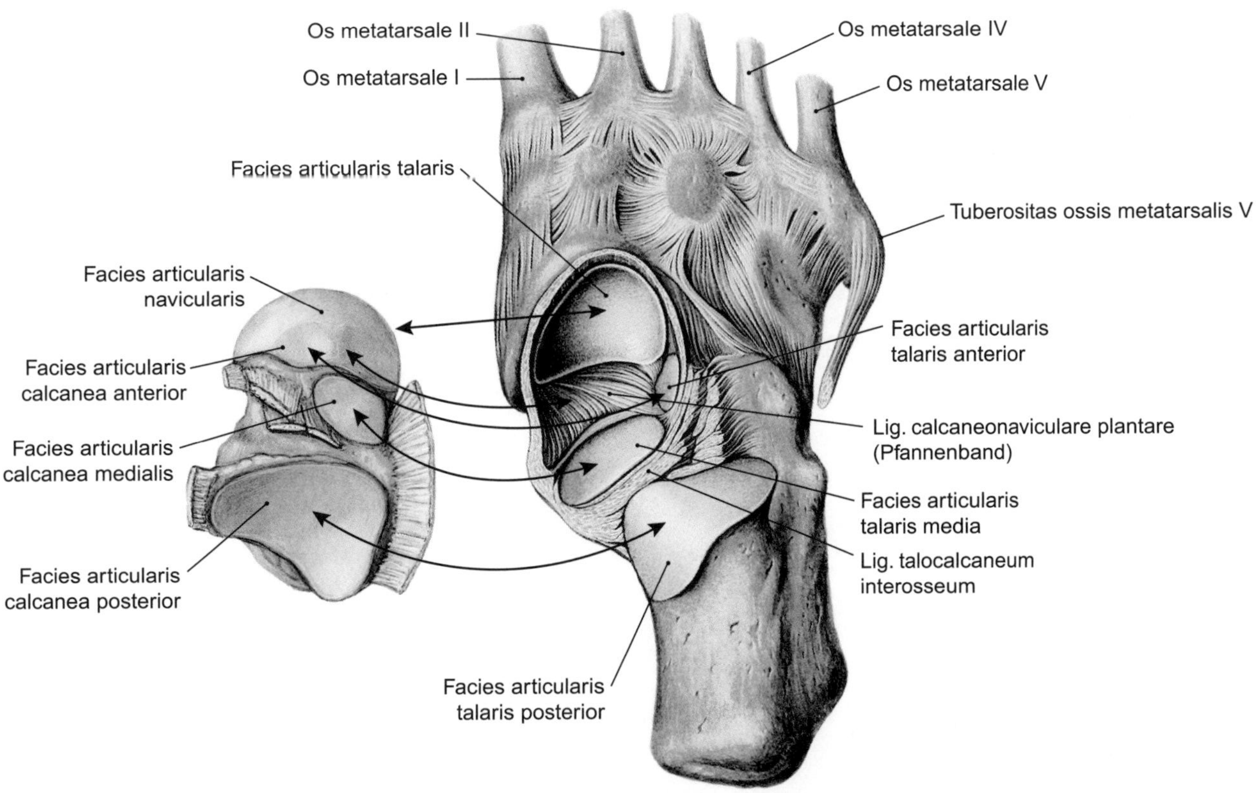

Abb. 2.31 Gelenkflächen des unteren Sprunggelenks: rechter Kalkaneus und Os naviculare, Ansicht von proximal und rechter Talus, Ansicht von distal [S700]

! Aufgabe 2.29

Funktion der Außenbänder:

- In der *frontalen* Ebene verhindert insbesondere das Lig. calcaneofibulare das laterale Aufklappen der Sprunggelenke (Valgusstellung des Kalkaneus).
- In der *sagittalen* Ebene begrenzt das Lig. talofibulare anterius die endgradige Plantarflexion und verhindert die Verschiebung des Talus nach ventral. Das Lig. talofibulare posterius begrenzt die endgradige Dorsalextension und verhindert die Verschiebung des Talus nach dorsal.

Funktion der Innenbänder:

- In der *frontalen* Ebene verhindern die Bänder das mediale Aufklappen der Sprunggelenke (Varusstellung des Kalkaneus).
- In der *sagittalen* Ebene begrenzen die Pars tibiotalaris anterior und die Pars tibionavicularis die endgradige Plantarflexion und die Verschiebung des Talus nach ventral. Die Pars tibiotalaris posterior begrenzt die endgradige Dorsalextension und verhindert die Verschiebung des Talus nach dorsal.

! Aufgabe 2.30

Muskulatur des Unterschenkels

Oberflächliche Flexoren	M. gastrocnemius, M. soleus (werden zusammen auch als M. triceps surae bezeichnet), M. plantaris
Tiefe Flexoren	M. tibialis posterior, M. flexor hallucis longus, M. flexor digitorum longus
Extensoren	M. tibialis anterior, M. extensor hallucis longus, M. extensor digitorum longus (M. peroneus [fibularis] tertius)
Peroneusgruppe	M. peroneus brevis, M. peroneus [fibularis] longus

! Aufgabe 2.31

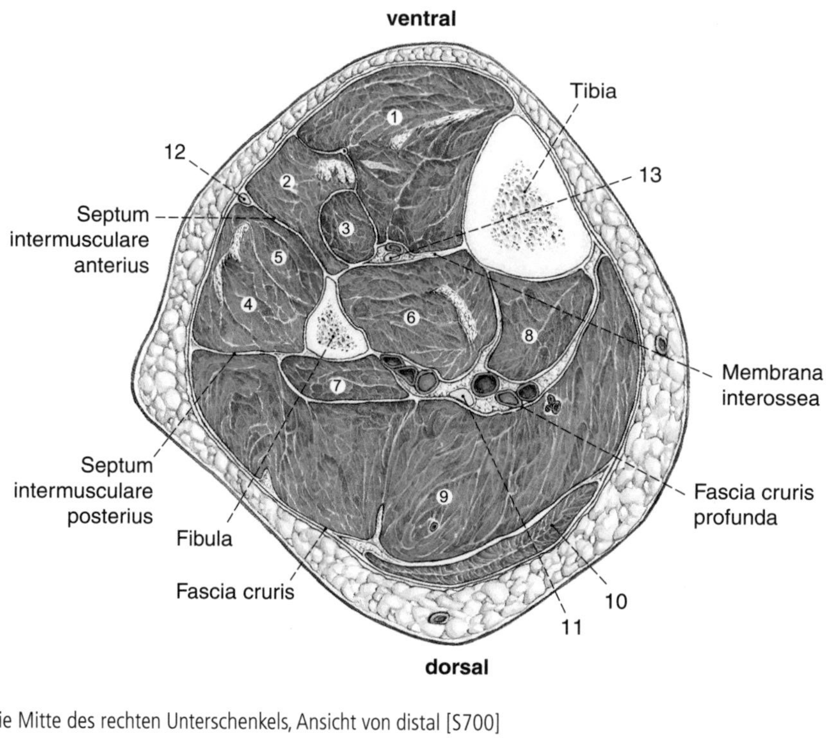

Abb. 2.32 Querschnitt durch die Mitte des rechten Unterschenkels, Ansicht von distal [S700]

1 M. tibialis anterior
2 M. extensor digitorum longus
3 M. extensor hallucis longus
4 M. peroneus [fibularis] longus
5 M. peroneus [fibularis] brevis
6 M. tibialis posterior
7 M. flexor hallucis longus
8 M. flexor digitorum longus
9 M. soleus
10 M. gastrocnemius
11 N. tibialis
12 N. peroneus [fibularis] superficialis
13 N. peroneus [fibularis] profundus

! Aufgabe 2.32

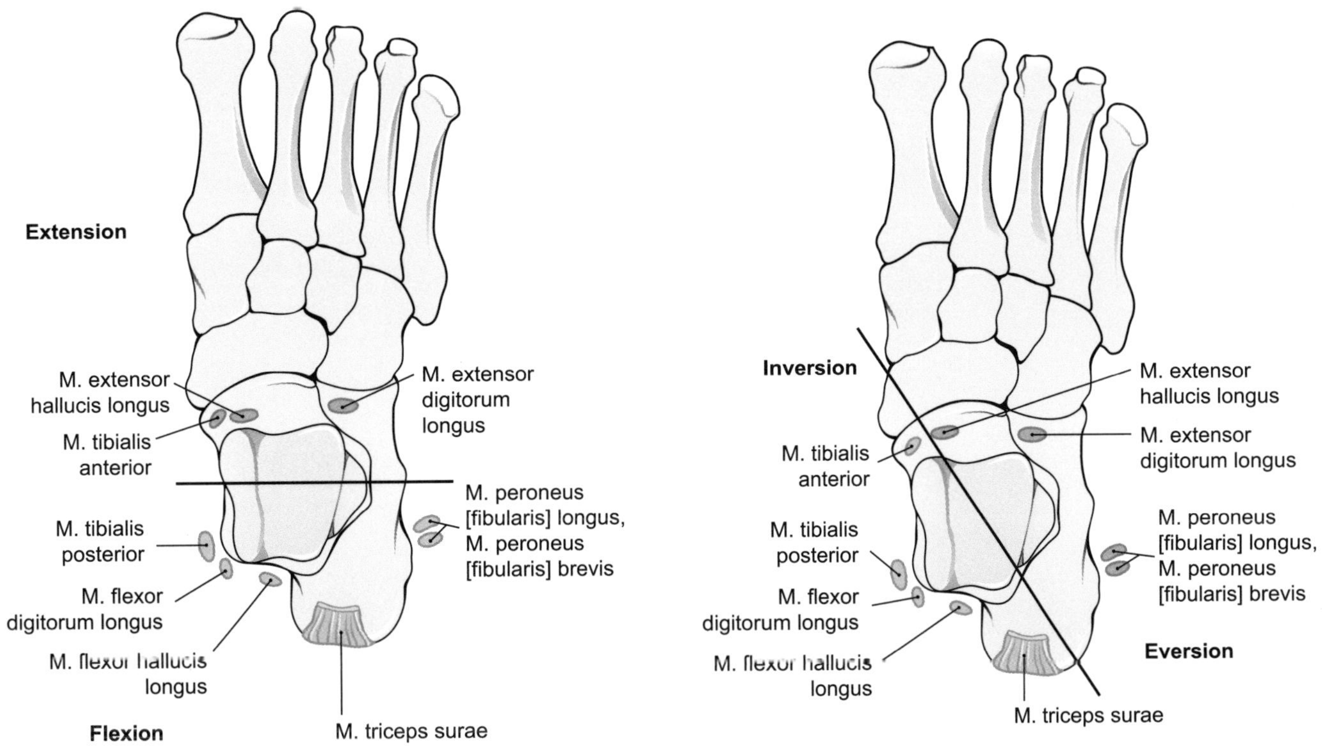

Abb. 2.33 Wirkung der Unterschenkelmuskulatur auf die Sprunggelenke [S700-L126]

! Aufgabe 2.33

Der M. tibialis posterior kann durch seine Kontraktion Tibia und Fibula zusammenführen, da er dorsal von beiden Knochen entspringt.

! Aufgabe 2.34

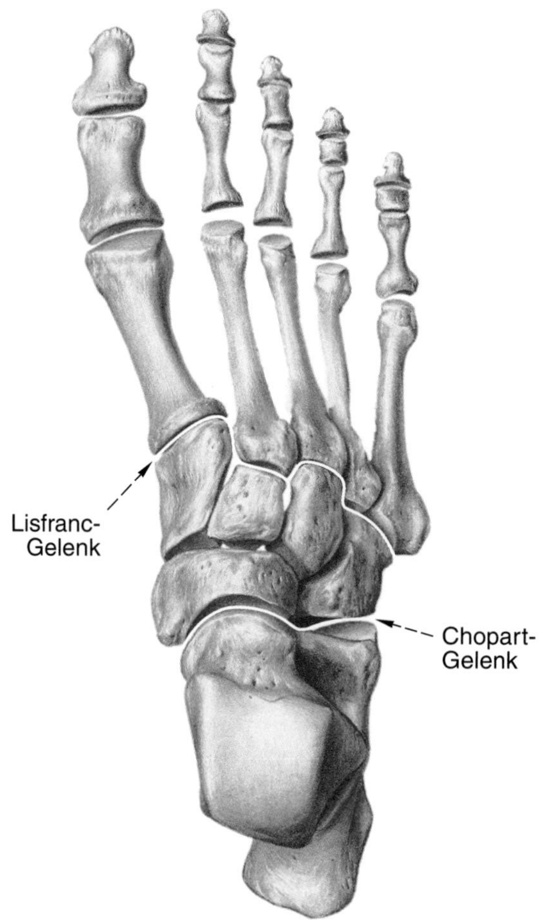

Abb. 2.34 Rechtes Fußskelett mit Chopart- und Lisfranc-Linie, Ansicht von dorsal [S700]

! Aufgabe 2.35

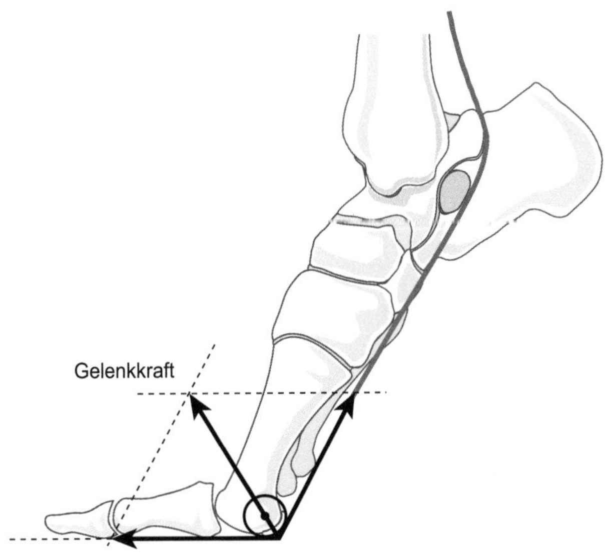

Abb. 2.35 Wirkung des M. flexor hallucis longus auf den medialen Bogen des Längsgewölbes im Zehenstand [L157]

Die resultierende Kraft des M. flexor hallucis longus ist nach proximal-dorsal gerichtet. Da der Großzeh hier ein Punctum fixum am Boden darstellt, verspannt der Muskel den medialen Bogen der Fußlängswölbung wie eine Bogensehne. Außerdem reduziert er die Biegespannung auf das Os metatarsale I, da er annähernd parallel zur Fußsohle verläuft.

! Aufgabe 2.36

Durchtrittstellen der Nerven im Bereich des Beckens

Lacuna musculorum	N. femoralis
Foramen suprapiriforme	N. gluteus superior
Foramen infrapiriforme	N. gluteus inferior, N. ischiadicus
Canalis obturatorius	N. obturatorius

Der **N. femoralis** innerviert motorisch die ventralen Hüftmuskeln (mit Ausnahme des M. tensor fasciae latae), die ventrale Muskulatur des Oberschenkels sowie anteilig den M. pectineus.

Der **N. obturatorius** innerviert motorisch den M. obturatorius externus und die medialen Muskeln des Oberschenkels.

Der **N. gluteus superior** innerviert den M. gluteus medius und minimus sowie den M. tensor fasciae latae, der **N. gluteus inferior** den M. gluteus maximus.

Der **N. tibialis** innerviert die dorsalen Anteile des M. adductor magnus und die dorsale Oberschenkelmuskulatur (mit Ausnahme des Caput breve des M. biceps femoris) sowie die oberflächliche und tiefe Schicht der Unterschenkelflexoren. Seine beiden Endäste **(Nn. plantares medialis und lateralis)** ziehen um den medialen Malleolus bis zur Fußsohle und versorgen dort die Fußsohlenmuskeln.

Der **N. peroneus [fibularis] communis** spaltet sich oberhalb der Kniekehle ab und zieht nach lateral um das Caput fibulae. Hier teilt er sich in seine Endäste **(N. peroneus [fibularis] superficialis** und **profundus).**

! Aufgabe 2.37

Bei einer Schädigung des N. peroneus [fibularis] communis kann durch den Ausfall der Fußheber (M. tibialis anterior, M. extensor digitorum longus, M. extensor hallucis longus) der Fuß im oberen Sprunggelenk nicht mehr gehoben werden. Klinisch imponieren der sog. **Steppergang** und das Herabhängen des Fußes (Spitzfußstellung). Eine Schädigung des N. peroneus [fibularis] superficialis hätte dagegen eine Schwäche oder den Ausfall der Mm. peronei zur Folge.

KAPITEL

3 Obere Extremität

Die obere Extremität kann man, wie auch die untere Extremität, in einen knöchernen Ring und freie Gliedmaßen unterteilen. Der Schultergürtel wird aus dem Schulterblatt (Skapula) und dem Schlüsselbein (Klavikula) gebildet. Zu den freien Gliedmaßen zählen der Oberarm (Brachium), der Unterarm (Antebrachium) und die Hand (Manus). Die obere Extremität hat sich beim Menschen in erster Linie zum Greif- und Tastorgan weiterentwickelt, was sowohl im Bau der Knochen wie auch in den Bewegungsmöglichkeiten der Gelenke der oberen Extremität Ausdruck findet.

3.1 Knöcherner Aufbau der freien oberen Extremität

3.1.1 Knochen des Schultergürtels: Schulterblatt und Schlüsselbein (Skapula und Klavikula)

Skapula

Die Skapula ist ein flacher, nahezu dreieckiger Knochen, der von drei Seiten (**Margo medialis** = **4**, **lateralis** = **5** und **superior** = **6**) und drei Winkeln (**Angulus superior** = **1**, **inferior** = **2** und **lateralis** = **3**) umrahmt wird. Der Angulus lateralis der Skapula ist breit und flach und trägt die Gelenkfläche für den Humeruskopf (**Cavitas glenoidalis** = **14**). Darüber und darunter befinden sich das **Tuberculum supraglenoidale** (= **15**) und **infraglenoidale** (= **16**). Am oberen Rand der Skapula, nahe des Angulus lateralis, ragt ein rabenschnabelähnlicher Fortsatz (**Processus coracoideus** = **8**) auf.

Die dorsale Fläche der Skapula (**Facies posterior** = **18**) wird durch die Schulterblattgräte (**Spina scapulae** = **9**) in die **Fossa supraspinata** (= **12**) und die **Fossa infraspinata** (= **13**) unterteilt. Die Spina scapulae beginnt an der Margo medialis im **Trigonum scapulae** (= **11**) und endet lateral in einem kräftigen, platten Fortsatz, dem **Acromion** (= **10**). An dessen vorderem Rand findet sich, nach medial gerichtet, die Facies articularis clavicularis zur gelenkigen Verbindung mit der Klavikula.

Die den Rippen zugewandte Fläche bezeichnet man als **Facies costalis** (**Fossa subscapularis** = **17**).

Klavikula

Die Klavikula ist ein S-förmig gebogener Knochen, an dem man einen **Corpus claviculae** (= **19**), eine **Extremitas sternalis** (= **20**) und eine **Extremitas acromialis** (= **22**) unterscheidet. An beiden Enden trägt sie jeweils eine Gelenkfläche (**Facies articularis sternalis** = **21** und **acromialis** = **23**) zur Verbindung mit dem Sternum bzw. dem Acromion. Nahe des akromialen Endes befindet sich an der Unterseite das **Tuberculum conoideum** (= **24**), von dem aus die **Linea trapezoidea** (= **25**) nach lateral zieht.

?Aufgabe 3.1

Veranschaulichen Sie sich den knöchernen Aufbau des Schultergürtels, indem Sie den folgenden Abbildungen (➢ Abb. 3.1, ➢ Abb. 3.2, ➢ Abb. 3.3) jeweils die im Text **fett** geschriebenen Strukturen zuordnen!

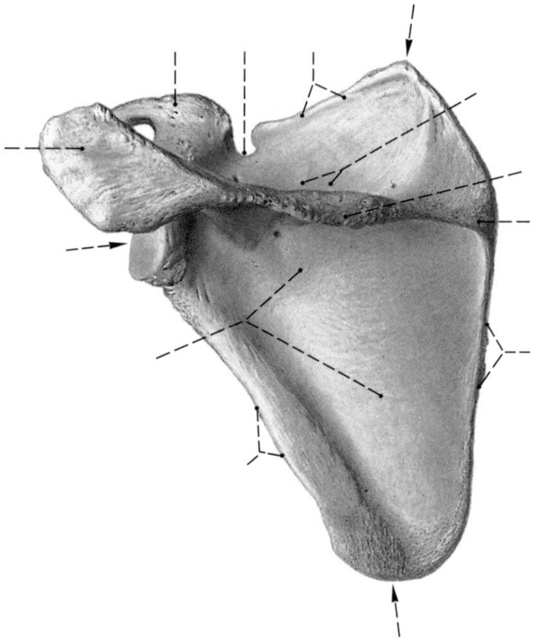

Abb. 3.1 Rechte Skapula, Ansicht von dorsal [S700]

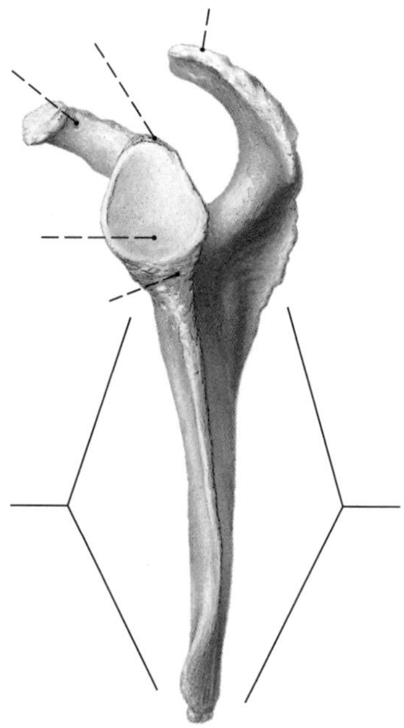

Abb. 3.2 Rechte Skapula, Ansicht von lateral [S700]

1 ....

2 ....

3 ....

4 ....

5 ....

6 ....

7 ....

8 ....

9 ....

10 ....

11 ....

12 ....

13 ....

14 ....

15 ....

16 ....

17 ....

18 ....

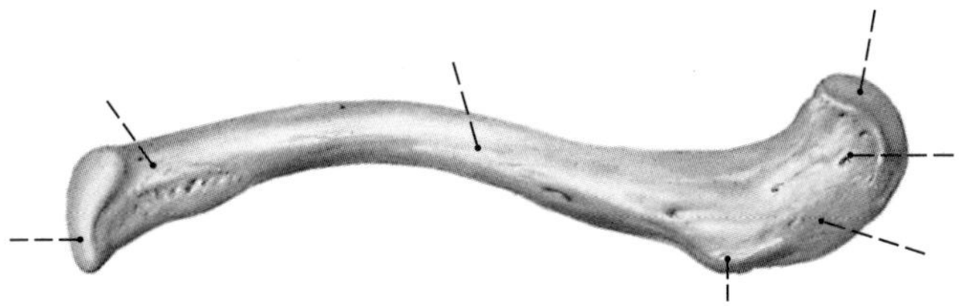

Abb. 3.3 Rechte Klavikula, Ansicht von kaudal [S700]

19 ....

20 ....

21 ....

22 ....

23 ....

24 ....

25 ....

3.1.2 Knochen der freien Extremität: Oberarm-, Unterarm- und Handknochen

Oberarmknochen (Humerus)

Das proximale Ende des Humerus trägt das **Caput humeri (= 1)**, welches mit der Cavitas glenoidalis der Skapula das Schultergelenk bildet. Dem Caput humeri schließt sich das **Collum anatomicum** (= **16**) an. Am Übergang zum Schaft finden sich lateral das größere **Tuberculum majus (= 2)**, ventral gelegen das kleinere **Tuberculum minus** (= **4**). Die Tuberculi laufen nach distal in der **Crista tuberculi majoris** (= **3**) bzw. **minoris** (= **5**) aus. Dazwischen liegt der **Sulcus intertubercularis** (= **6**), in dem die lange Bizepssehne verläuft. Der sich nach unten verjüngende Teil des Schaftes direkt unterhalb der Tuberculi wird als **Collum chirurgicum** (= **17**) bezeichnet.

Etwa in der Mitte des Schaftes (**Corpus humeri = 15**) findet sich lateral die **Tuberositas deltoidea** (= **7**), auf der dorsalen Seite der **Sulcus nervi radialis** (= **18**). Nach distal läuft der Humerusschaft in zwei scharfen Kanten (**Crista supraepicondylaris medialis = 21** und **lateralis = 22**) zu den Epikondylen (**Epicondylus lateralis = 13** und **medialis = 14**) aus. Hinter dem deutlich stärker vorspringenden Epicondylus medialis liegt eine Rinne für den N. ulnaris (**Sulcus nervi ulnaris = 20**).

Am distalen Ende des Humerus bilden das **Capitulum humeri** (= **10**) und die **Trochlea humeri** (= **9**) den **Condylus humeri** (= **8**). Er dient der Verbindung mit Radius und Ulna im Ellenbogengelenk. Ventral liegt oberhalb des Capitulum die **Fossa radialis** (= **12**), oberhalb der Trochlea die **Fossa coronoidea** (= **11**). Auf der dorsalen Seite befindet sich oberhalb der Trochlea die **Fossa olecrani** (= **19**). Diese Vertiefungen nehmen bei endgradiger Beugung bzw. Streckung im Ellenbogen die proximalen Enden der Unterarmknochen (Circumferentia radii, Proc. coronoideus und Olekranon) auf.

? Aufgabe 3.2

Veranschaulichen Sie sich den knöchernen Aufbau des Humerus, indem Sie den folgenden Abbildungen (➤ Abb. 3.4, ➤ Abb. 3.5) jeweils die im Text **fett** geschriebenen Strukturen zuordnen!

1 ....
2 ....
3 ....
4 ....
5 ....
6 ....
7 ....
8 ....
9 ....
10 ....
11 ....
12 ....
13 ....
14 ....
15 ....
16 ....
17 ....
18 ....
19 ....
20 ....
21 ....
22 ....

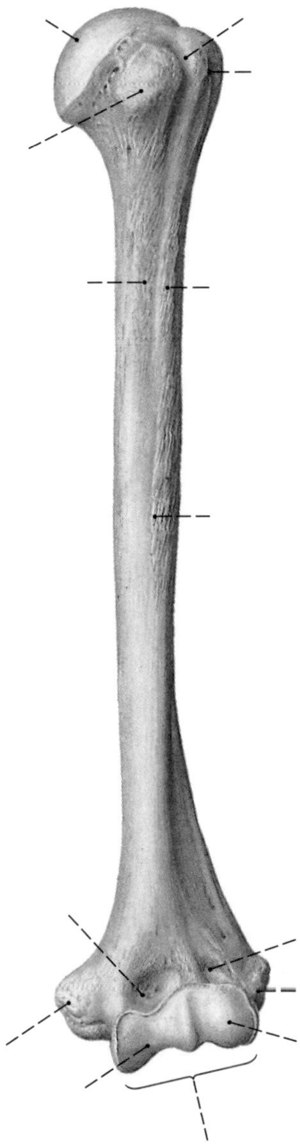

Abb. 3.4 Rechter Humerus, Ansicht von ventral [S700]

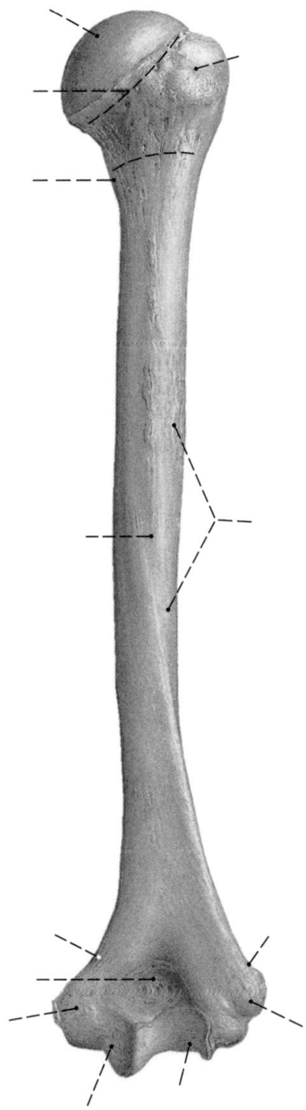

Abb. 3.5 Rechter Humerus, Ansicht von dorsal [S700]

Unterarmknochen: Speiche und Elle (Radius und Ulna)

Radius und Ulna bilden gemeinsam den knöchernen Unterarm. Beide Knochen sind über zwei Gelenke (proximales und distales Radioulnargelenk) sowie die Membrana interossea antebrachii miteinander verbunden. Diese Verbindungen ermöglichen die Umwendebewegung des Armes, wodurch sich der Bewegungsspielraum der Hand deutlich erweitert.

Radius

Das proximale Ende des Radius trägt das **Caput radii** (= 3) mit der **Fovea articularis** (= 4) und der **Circumferentia articularis** (= 5). Unterhalb des Caput radii verjüngt sich der Knochen zum **Collum radii** (= 2), unter dem am Übergang zum Schaft (**Corpus radii** = 1) die **Tuberositas radii** (= 6) zu finden ist.

Am Radiusschaft finden sich verschiedene Kanten und Flächen (➢ Abb. 3.8): Zwischen den **Margines interossei** (= 22) spannt sich die **Membrana interossea antebrachii** (= 27) aus. Am Radius und der Ulna trennen jeweils der **Margo anterior** (= 20), **posterior** (= 21) und **interossei** (= 22) die **Facies anterior** (= 23), **lateralis** (= 24) bzw. **medialis** (= 26) und **posterior** (= 25).

Am breiteren distalen Ende des Radius finden sich auf der dorsalen Seite mehrere Rinnen, in denen die Sehnen der Extensorenmuskeln in ihren jeweiligen Sehnenfächern verlaufen. Am deutlichsten erhebt sich das **Tuberculum dorsale** (= 8). Am lateralen Rand des Radius ragt der **Processus styloideus radii** (= 7) nach distal, medial findet sich ein Einschnitt (**Incisura ulnaris** = 9) für das Köpfchen der Ulna. Ebenfalls nach distal gerichtet ist die Gelenkfläche für das proximale Handwurzelgelenk (**Facies articularis carpalis** = 10).

Ulna

Am proximalen Ende der Ulna sieht man eine tiefe Einkerbung (**Incisura trochlearis** = 12), die zangenförmig die Gelenkrolle des Humerus umgreift. Zum Radius hin findet sich unmittelbar neben der Incisura trochlearis die deutlich kleinere **Incisura radialis** (= 14), in der die Zirkumferenz des Radius zu liegen kommt. Ventral endet die Incisura trochlearis im **Processus coronoideus** (= 13). Dem proximalen Ende der Ulna aufgelagert befindet sich dorsal das mächtige **Olekranon** (= 11).

Unterhalb des Proc. coronoideus, am Übergang zum Schaft (**Corpus ulnae** = 17), liegt die **Tuberositas ulnae** (= 15). Radial findet sich, unterhalb der Incisura radialis, die **Crista musculi supinatoris** (= 16).

Das distale Ende der Ulna trägt das zierliche **Caput ulnae** (= 18), das über seine **Circumferentia articularis** (= 5) mit dem distalen Radius verbunden ist. Wie am Radius ragt auch an der Ulna ein kleiner **Processus styloideus ulnae** (= 19) nach distal.

?Aufgabe 3.3

Veranschaulichen Sie sich den knöchernen Aufbau des Unterarms, indem Sie den folgenden Abbildungen (➢ Abb. 3.6, ➢ Abb. 3.7) jeweils die im Text **fett** geschriebenen Strukturen zuordnen!

Im Querschnitt (➢ Abb. 3.8) lassen sich die Kanten und Flächen der beiden Knochen gut erfassen. Ordnen Sie auch hier die im Text **fett** markierten Strukturen zu.

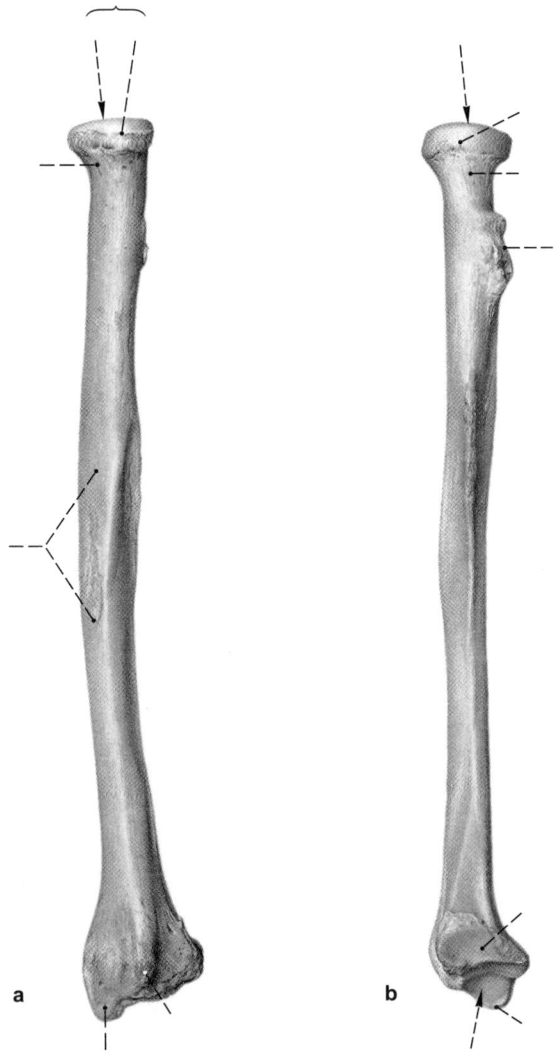

Abb. 3.6 Rechter Radius, Ansicht von dorsal (a) und ulnar (b) [S700]

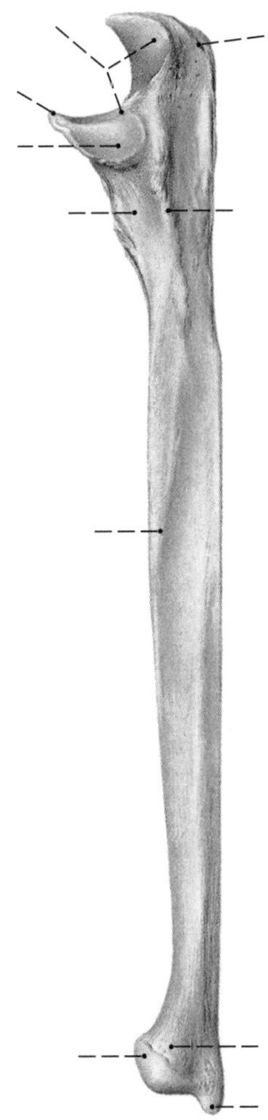

Abb. 3.7 Rechte Ulna, Ansicht von radial [S700]

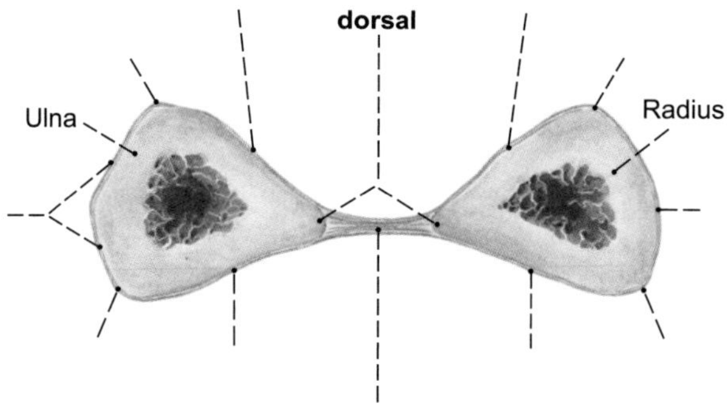

Abb. 3.8 Radius und Ulna im Querschnitt auf Höhe der Mitte des Unterarms, Ansicht von distal [S700]

1 ....

2 ....

3 ....

4 ....

5 ....

6 ....

7 ....

8 ....

9 ....

10 ....

11 ....

12 ....

13 ....

14 ....

15 ....

16 ....

17 ....

18 ....

19 ....

20 ....

21 ....

22 ....

23 ....

24 ....

25 ....

26 ....

27 ....

Exkurs: Allgemeine Anatomie

?Aufgabe 3.4

Neben den echten Gelenken finden sich am Körper auch zahlreiche „unechte", sog. *kontinuierliche* Knochenverbindungen (**Synarthrosen** oder **Haften**). Dabei sind zwei oder mehr Skelettelemente über Bindegewebe, Knorpelgewebe oder Knochengewebe verbunden.

Charakterisieren Sie die in der folgenden Tabelle benannten Knochenverbindungen. Rekapitulieren Sie noch einmal, wo am Körper diese Art der Knochenverbindung noch zu finden ist.

Kontinuierliche Knochenverbindungen (Synarthrosen)

Knochenverbindungen	Gewebe	Beispiele
Syndesmosen		
Synchondrosen		
Symphysen		
Synostosen		

Knochen der Hand (Ossa manus)

Das Handskelett lässt sich in drei Abschnitte unterteilen:

Die **Handwurzel (Carpus = 20)** besteht aus insgesamt acht Handwurzelknochen, die in zwei Reihen angeordnet sind. Die proximale Reihe wird aus dem **Kahnbein (Os scaphoideum = 1)**, dem **Mondbein (Os lunatum = 2)**, dem **Dreiecksbein (Os triquetrum = 3)** und dem **Erbsenbein (Os pisiforme = 4)** gebildet. In der distalen Reihe sind das **große Vieleckbein (Os trapezium = 5)**, das **kleine Vieleckbein (Os trapezoideum = 6)**, das **Kopfbein (Os capitatum = 7)** und das **Hakenbein (Os hamatum = 8)** miteinander verbunden. Letzteres trägt an seiner palmaren Seite einen deutlich erhabenen, hakenartigen Fortsatz **(Hamulus ossis hamati = 18)**, der ihm auch seinen Namen verleiht.

Die **Mittelhand (Metacarpus = 21)** besteht aus fünf kleinen Röhrenknochen, den Ossa metacarpi, die sich in eine **Basis ossis metacarpi (= 9)**, ein **Corpus ossis metacarpi (= 10)** und ein **Caput ossis metacarpi (= 11)** unterteilen.

Die **Finger (Digiti manus = 22)** besitzen mit Ausnahme des Daumens je drei Fingerglieder **(Phalanx proximalis = 12, media = 13** und **distalis = 14)**; der Daumen hat lediglich eine **Phalanx proximalis** und **distalis.** Auch die Fingerknochen lassen sich in eine **Basis phalangis (= 15)**, ein **Corpus phalangis (= 16)** und ein **Caput phalangis (= 17)** unterteilen. Am Caput des ersten Metakarpalknochens finden sich palmar regelmäßig zwei kleine Sesambeine **(Ossa sesamoidea = 19).**

? Aufgabe 3.5

Veranschaulichen Sie sich den knöchernen Aufbau des Handskeletts, indem Sie den folgenden Abbildungen (> Abb. 3.9, > Abb. 3.10) jeweils die im Text **fett** geschriebenen Strukturen zuordnen!

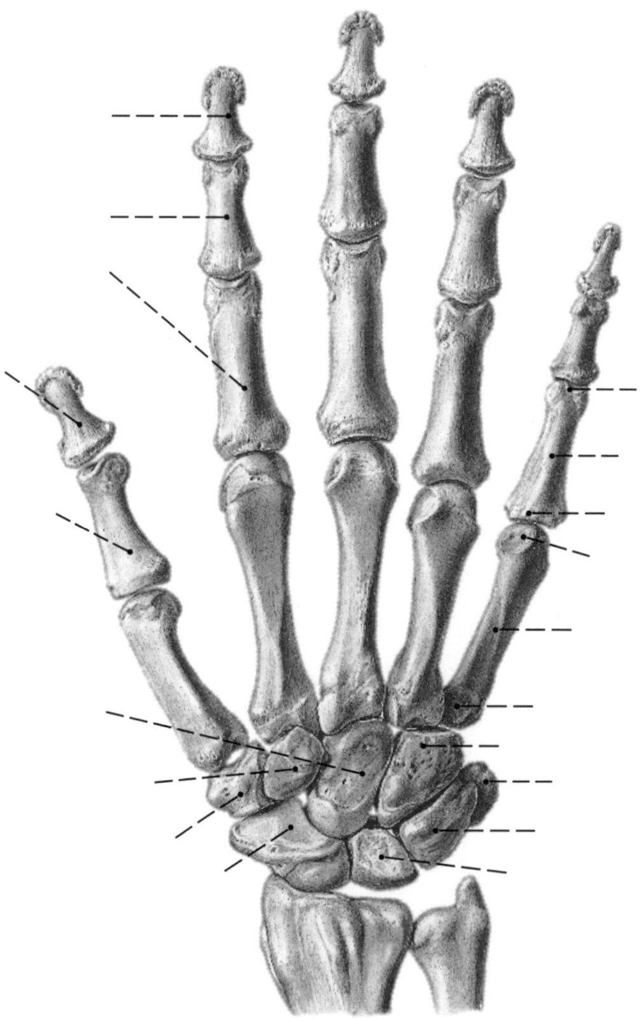

Abb. 3.9 Handskelett der rechten Hand, Ansicht von dorsal [S700]

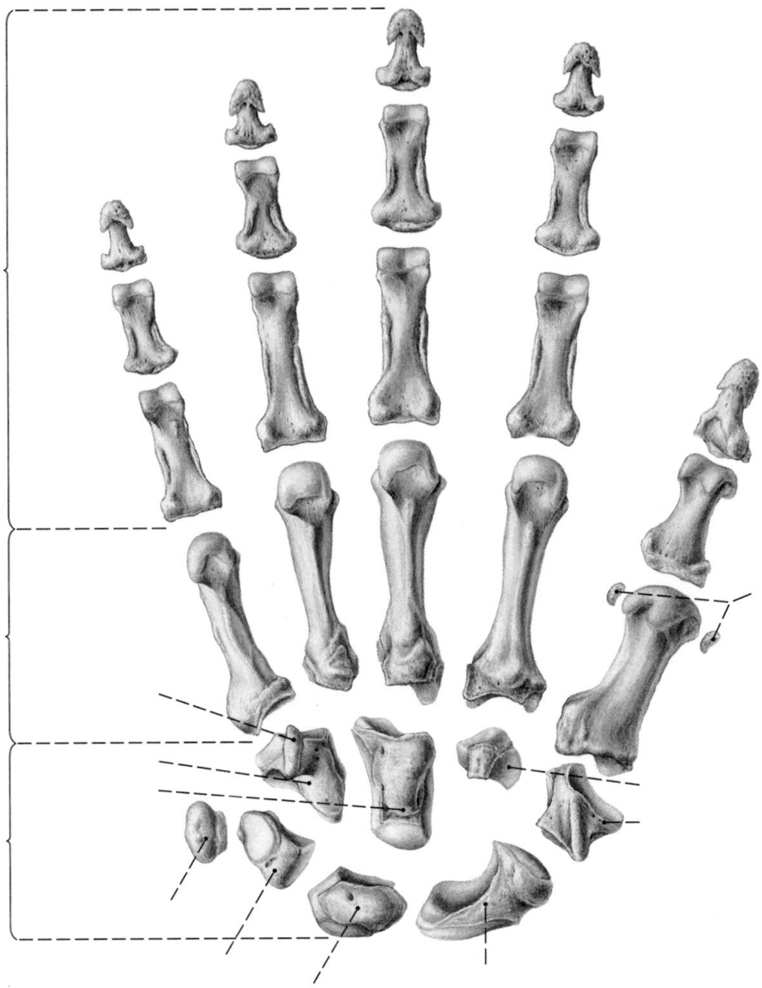

Abb. 3.10 Handskelett der rechten Hand, Ansicht von palmar [S700]

1 ....

2 ....

3 ....

4 ....

5 ....

6 ....

7 ....

8 ....

9 ....

10 ....

11 ....

12 ....

13 ....

14 ....

15 ....

16 ....

17 ....

18 ....

19 ....

20 ....

21 ....

22 ....

3.2 Schulter- und Schultergürtelgelenke

In der Schulter- und Schultergürtelregion sind insgesamt **fünf Gelenke** an der Bewegung des Arms beteiligt.

- Für die Beweglichkeit der Skapula auf dem Thorax sind insgesamt **drei Schultergürtelgelenke** verantwortlich. Beim **Sternoklavikular-** und **Akromioklavikulargelenk** handelt es sich um **echte Gelenke.** Die Verbindung zwischen Skapula und Thorax stellt dagegen kein echtes Gelenk dar, sondern nur ein Gleitlager zwischen den Muskelfaszien.
- Die Beweglichkeit des Humerus gegenüber der Skapula gewährleisten das eigentliche **Schultergelenk (Art. glenohumeralis)** und das sog. **subakromiale Nebengelenk.**

Sternoklavikulargelenk (Art. sternoclavicularis, SC-Gelenk)

Im SC-Gelenk artikuliert das sternale Ende der Klavikula mit dem Brustbein. Es stellt die einzige direkte gelenkige Verbindung der gesamten oberen Extremität mit dem Rumpf dar. Die Klavikula fungiert dabei wie eine Art Abstandshalter und ist mitverantwortlich für den Bewegungsspielraum des Armes. Das Gelenk wird von einem Discus articularis vollständig in zwei Kammern unterteilt.

3

?Aufgabe 3.6

Beschriften Sie ➢ Abb. 3.11 des Sternoklavikulargelenks in der Ansicht von ventral, indem Sie ihr die Begriffe aus dem Kasten zuordnen, und verdeutlichen Sie sich so noch einmal die relevanten Strukturen des Gelenks.

Erläutern Sie außerdem folgende Fragen:

- Um was für einen Gelenktyp handelt es sich beim Sternoklavikulargelenk und wie sind die Gelenkflächen aufgebaut?
- Welche Rolle übernimmt der Discus articularis?
- Unter welchen Bedingungen entsteht eine Zwangsrotation?
- Welches Ligament ist in dieser Ansicht nicht zu sehen und warum?

Clavicula
Discus articularis
Gelenkkapsel
Incisura clavicularis
Lig. costoclaviculare
Lig. interclaviculare
Lig. sternoclaviculare anterius

....

....

....

....

....

....

....

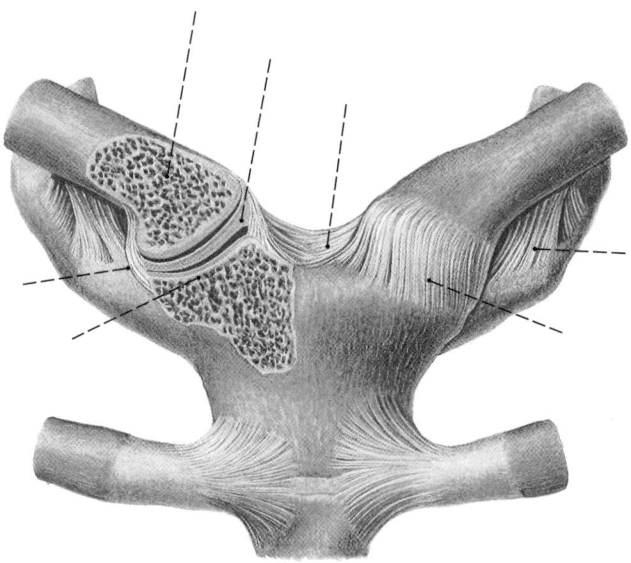

Abb. 3.11 Gelenkpartner und Bänder des Sternoklavikulargelenks, rechts im Frontalschnitt, Ansicht von ventral

Akromioklavikulargelenk (Art. acromioclavicularis, AC-Gelenk)

Im AC-Gelenk artikuliert das akromiale Ende der Klavikula mit der Skapula. Es handelt sich um ein planes Gelenk (Art. plana) mit einer relativ schlaffen Kapsel. Es wird auch als **Schultereckgelenk** bezeichnet. Bei ca. 30 % der Menschen findet sich hier ein Discus articularis.

Skapulothorakale Gleitebene

Zwischen Skapula und äußerer Thoraxwand gibt es keine gelenkige Verbindung. Das Schulterblatt wird lediglich über Muskulatur auf dem knöchernen Thorax gehalten und bewegt. Wir sprechen deshalb von der skapulothorakalen Gleitebene.

Glenohumeralgelenk (Art. glenohumeralis)

Das Glenohumeralgelenk ist ein Kugelgelenk (Art. spheroidea) mit drei Freiheitsgraden. Die Gelenkpfanne **(Cavitas glenoidalis)** für den Oberarmkopf **(Caput humeri)** befindet sich am Angulus lateralis der Skapula. Die im Verhältnis zum Gelenkkopf relativ kleine Pfanne (nur 6 cm^2) wird durch eine faserknorpelige Gelenklippe **(Labrum glenoidale)** vergrößert.

Subakromiales Nebengelenk

Zwischen **Acromion** und **Proc. coracoideus** spannt sich das **Lig. coracoacromiale** aus, welches keinen Bezug zur Gelenkkapsel hat, sondern mit dem Acromion das Schulterdach bildet. Darunter bewegt sich der Humerus im sog. subakromialen Nebengelenk. Das subakromiale Nebengelenk ist also kein echtes Gelenk. Die Beweglichkeit in diesem unechten Gelenk wird durch einen Schleimbeutel **(Bursa subacromialis)** ermöglicht.

?Aufgabe 3.7

In den Abbildungen ➢ Abb. 3.12 und ➢ Abb. 3.13 haben Sie die Möglichkeit, die für das Schultergelenk bzw. das subakromiale Nebengelenk und das AC-Gelenk relevanten Strukturen zu erfassen. Ordnen Sie dazu die Begriffe aus den Kästen den Abbildungen zu.

Acromion
Clavicula
Crista tuberculi majoris
Crista tuberculi minoris
Gelenkkapsel, Ligg. glenohumeralia
Lig. acromioclaviculare
Lig. conoideum
Lig. coracoacromiale
Lig. coracohumerale
Lig. trapeziodeum
M. biceps brachii, Caput longum
Proc. coracoideus
Recessus axillaris
Sehne des M. subscapularis
Sehne des M. supraspinatus
Sehnenscheide
Tuberculum majus

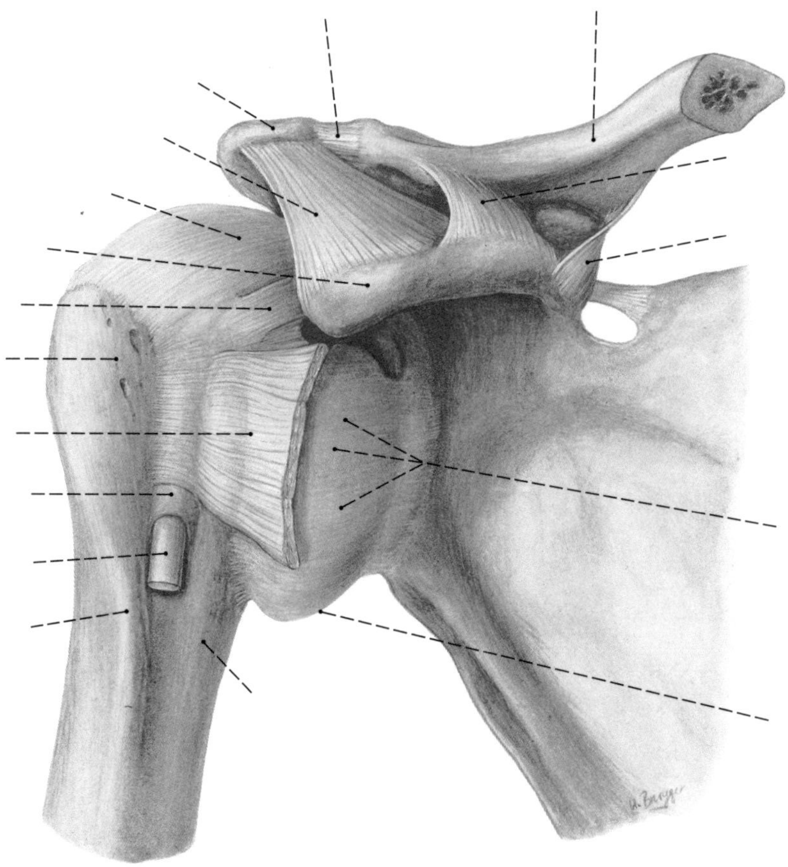

Abb. 3.12 Gelenkkapsel und Bänder des Glenohumeral- und des AC-Gelenks, Ansicht von ventral [S700]

Acromion
Cavitas glenoidale
Clavicula
Labrum glenoidale
Lig. acromioclaviculare
Lig. conoideum
Lig. coracoacromiale
Lig. coracoclaviculare
Lig. trapeziodeum
M. biceps brachii, Caput longum
M. triceps brachii, Caput longum
Proc. coracoideus

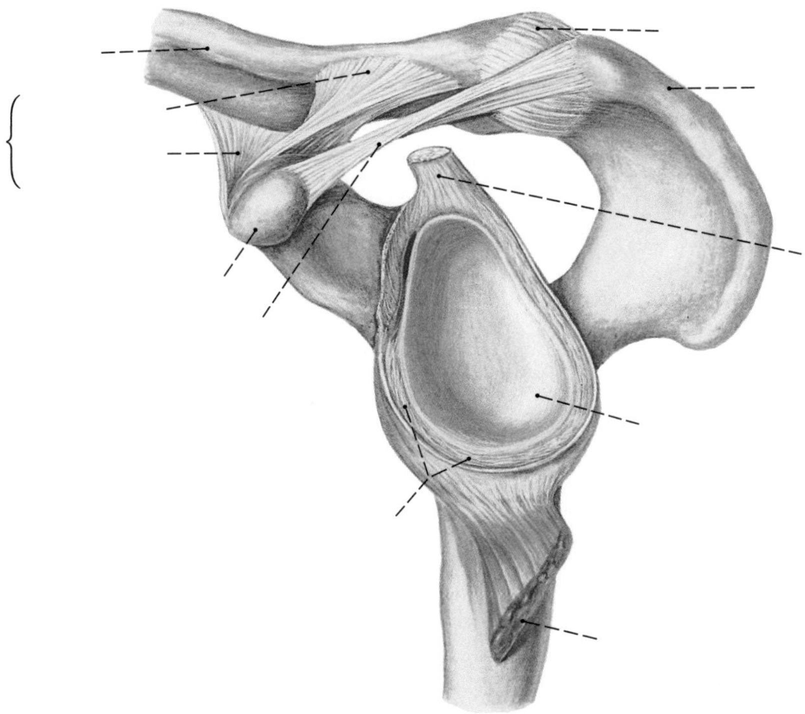

Abb. 3.13 Cavitas glenoidalis, Ansicht von lateral [S700]

?Aufgabe 3.8

Beispielsweise durch einen Sturz auf die Schulter kann es zu Verletzungen des AC-Gelenks kommen. Bei einer kompletten Ruptur der Bänder, einer sog. **Schultereckgelenk-** oder **AC-Gelenksprengung,** kommt es klinisch zu einem Hochstand des lateralen Klavikulaendes.

Überlegen Sie, welche Bänder betroffen sind und welcher Muskel für den Hochstand der Klavikula verantwortlich sein kann. Verdeutlichen Sie sich die Lage und den Verlauf dieser Bänder nochmals anhand der Abbildung ➢ Abb. 3.12.

....

....

....

?Aufgabe 3.9

In ➢ Abb. 3.14 sehen Sie das subakromiale Nebengelenk im Frontalschnitt und alle Strukturen, die sich zwischen Caput humeri und Schulterdach befinden und damit bei einem sog. **Impingementsyndrom** der Schulter schmerzauslösend sein können. Beschriften Sie diese in der Abbildung! Machen Sie sich hier noch einmal das Größenverhältnis von Kopf und Pfanne deutlich.

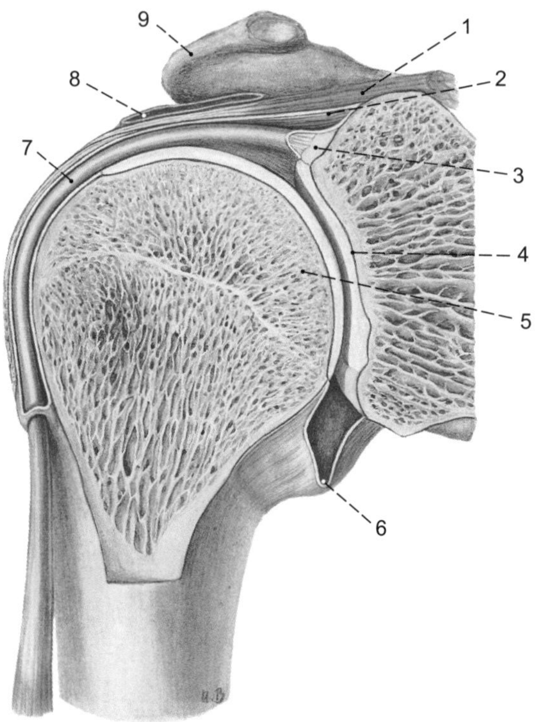

Abb. 3.14 Rechtes Glenohumeralgelenk und subakromiales Nebengelenk im Frontalschnitt, Ansicht von ventral [S700]

1 ....

2 ....

3 ....

4 ....

5 ....

6 ....

7 ....

8 ....

9 ....

Exkurs: Allgemeine Anatomie

Mit den nächsten drei Aufgaben haben Sie Gelegenheit, allgemeine anatomische Zusammenhänge zu wiederholen.

Bänder (Ligamenta) bestehen, wie auch die Gelenkkapsel, aus straffem kollagenem Bindegewebe und begrenzen Bewegungen zwischen benachbarten Skelettelementen. Sie haben unterschiedliche Beziehungen zur Gelenkkapsel:

- In der Regel sind die Bänder lediglich partielle Verdickungen des Stratum fibrosum der Gelenkkapsel. In diesem Fall beschreibt man ihre Lage als **intrakapsulär** oder **kapsulär.**
- Bänder, die keinen Kontakt zur Gelenkkapsel haben, liegen **extrakapsulär.**
- Bänder, die sich innerhalb des Gelenks befinden (intraartikulär) und von synovialer Flüssigkeit umspült werden, sind **intrasynovial** gelegen.
- Bänder, die sich innerhalb des Gelenks befinden (intraartikulär) und nicht von synovialer Flüssigkeit umspült werden, liegen **extrasynovial.**

?Aufgabe 3.10

Ordnen Sie den Begriffen in der Tabelle jeweils (mindestens) ein Ligament zu.

Lagebeziehung von Ligamenten zur Gelenkkapsel

Intrakapsulär	
Extrakapsulär	
Intrasynovial (intraartikulär)	
Extrasynovial (intraartikulär)	

?Aufgabe 3.11

Rekapitulieren Sie an dieser Stelle noch einmal, wie jedes echte Gelenk aufgebaut ist, indem Sie die im Kasten aufgeführten Begriffe der ➤ Abb. 3.15 zuordnen.

Capsula articularis
Cavitas articularis
Gelenkspalt
Hyaliner Gelenkknorpel
Membrana fibrosa
Membrana synovialis
Periosteum
Plicae synoviales
Subchondraler Knochen

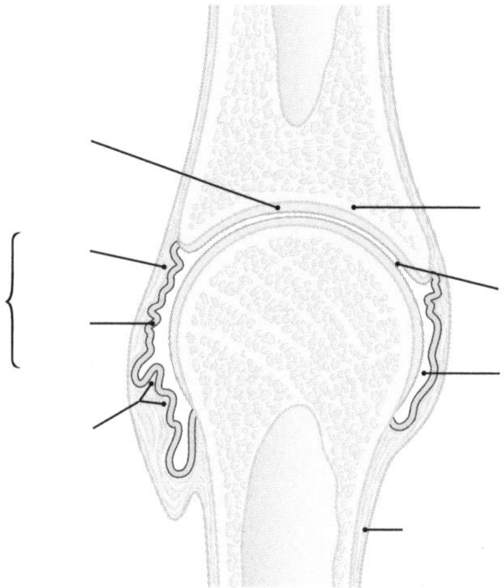

Abb. 3.15 Bestandteile echter Gelenke [S700-L126]

?Aufgabe 3.12

Neben den Bauteilen, die man bei jedem echten Gelenk findet, gibt es auch Strukturen, die nicht jedes Gelenk hat, nämlich Menisci, Disci und Gelenklippen. Charakterisieren Sie diese Strukturen und nennen Sie jeweils ein Beispiel, an welchem Gelenk die Struktur vorkommt.

....

....

....

....

....

....

3.2.1 Muskulatur des Schultergürtels und des Schultergelenks

Die Muskulatur im Bereich der Schulter lässt sich funktionell in die Schultergürtel- und Schultermuskulatur unterteilen. Die **Schultergürtelmuskulatur** hat ihren Ursprung am Kopf bzw. am Rumpf und inseriert am knöchernen Schultergürtel. Sie hat daher *keine* direkte bewegende Wirkung auf das Schultergelenk.

Die **Schultermuskulatur** dagegen hat ihren Ursprung am knöchernen Schultergürtel und inseriert am Humerus, wodurch sie eine *direkte bewegende Wirkung* auf das Glenohumeralgelenk hat. Während der physiologischen Bewegung des Armes wirken beide Muskelgruppen gemeinsam.

Die Skapula dient zahlreichen Muskeln als Ursprung bzw. Ansatz und fungiert dabei wie eine Art „Drehscheibe" auf der dorsalen Rumpfseite.

?Aufgabe 3.13

Arbeiten Sie heraus, welche Muskeln bzw. Bänder an den in der Tabelle angegebenen Knochenpunkten ihren *Ursprung* nehmen (rechte Spalte) bzw. *ansetzen* (linke Spalte; siehe Beispiel) und vervollständigen Sie dementsprechend die Tabelle.

Um sich die anatomischen Zusammenhänge noch besser zu verdeutlichen, überlegen Sie weiter, von wo die Muskeln und Bänder jeweils entspringen bzw. ansetzen.

Ansätze und Ursprünge an der Skapula

Ansätze	Knochenpunkt der Skapula	Ursprünge
Lig. coracoclaviculare	**Proc. coracoideus**	M. biceps brachii (Caput breve)
	Margo medialis	
	Margo lateralis	
	Angulus inferior	
	Angulus superior	
	Spina scapulae	
	Fossa supraspinata	
	Fossa infraspinata	
	Acromion	
	Fossa subscapularis	
	Tuberculum supraglenoidale	
	Tuberculum infraglenoidale	

LERNHILFE

Auf diese Weise können Sie die Muskeln wiederholen und sich gleichzeitig verdeutlichen, welche Strukturen sich z. B. bei der Palpation im Bereich der Skapula erfassen lassen. Diese mehrdimensionale Betrachtung ist für ein funktionelles Verständnis und die praktische Anwendung der funktionellen Anatomie von essenzieller Bedeutung. In gleicher Weise kann man auch mit jeder anderen Region verfahren.

Für die Stabilität des Glenohumeralgelenks sind vor allem die vier Muskeln der **Rotatorenmanschette** von Bedeutung. Diese Muskeln umschließen den Humeruskopf wie eine Manschette und strahlen an ihrem Ansatz in die Gelenkkapsel ein. Dadurch vervollständigen sie die Cavitas glenoidale zu einer „Pfanne“ für den Humeruskopf, was sich in ➢ Abb. 3.16 gut erfassen lässt. Man sieht hier, neben anderen gelenkumgebenden Strukturen, die Muskeln der Rotatorenmanschette.

?Aufgabe 3.14

Veranschaulichen Sie sich den Aufbau der „Pfanne“, indem Sie die Begriffe aus dem Kasten den Strukturen in ➢ Abb. 3.16 zuordnen. Versuchen Sie sich dabei die Lagebeziehung der übrigen schulterumgebenden Muskeln zu verdeutlichen!

Cavitas glenoidalis	M. biceps brachii (Caput longum)
Labrum glenoidale	Lig. coracoacromiale
Lig. trapeziodeum	Lig. acromioclaviculare
Lig. conoideum	M. supraspinatus
Capsula articularis	Bursa subacromialis
M. infraspinatus	M. subscapularis
M. deltoideus	M. teres minor
Acromion	M. biceps brachii (Caput breve)
Proc. coracoideus	M. triceps brachii (Caput longum)
M. coracobrachialis	

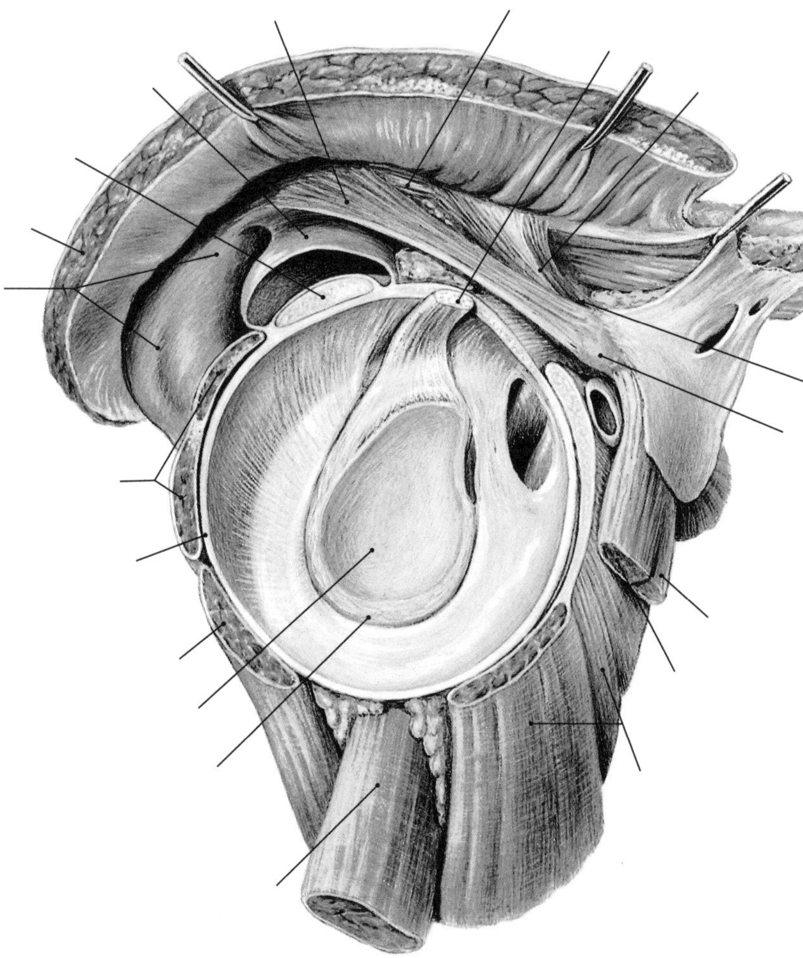

Abb. 3.16 Gelenkpfanne des Glenohumeralgelenks mit Muskeln der Rotatorenmanschette, Ansicht von lateral [S700]

? Aufgabe 3.15

Welche Muskeln liegen zwischen Schulterblatt und äußerer Thoraxwand und bilden die Gleitebene für die Skapula?

? Aufgabe 3.16

Welche Schultergürtel- bzw. Schultermuskeln inserieren am knöchernen Thorax und unter welchen Bedingungen können diese als inspiratorische Atemhilfsmuskeln tätig werden?

Die Funktion eines Muskels ist vom Verlauf bzw. der Lage seiner Fasern in Bezug auf den Drehpunkt des entsprechenden Gelenks abhängig. Sie bezieht sich in der Regel auf die Nullstellung. Innerhalb einer Bewegung kann sich diese Lage jedoch verändern, sodass der Muskel (oder zumindest ein Teil seiner Fasern) seine Funktion ändert. Wir sprechen in diesem Fall davon, dass der Muskel eine Funktionsumkehr vollzieht (➢ Aufgabe 2.14).

? Aufgabe 3.17

Welche Muskeln führen aus der Nullstellung eine Abduktionsbewegung der Schulter aus?

Betrachten Sie die Bewegung dann in einer anderen Ausgangsstellung: Überprüfen Sie die Funktion der Muskeln bei 80° Abduktion und vergleichen Sie das Ergebnis mit dem in der Nullstellung. Nehmen Sie ggf. ein Anatomiebuch oder ein Skelett zur Hilfe.

LERNHILFE

Diese Überlegungen sind wichtig, wenn ein Patient z. B. Schmerzen in einer bestimmten Gelenkstellung angibt, oder wenn Sie Muskeln in unterschiedlichen Ausgangspositionen kräftigen oder dehnen wollen. Solche Betrachtungen lassen sich genauso für andere Ausgangspositionen oder andere Gelenke und Muskeln anstellen.

3.3 Ellenbogengelenk (Art. cubiti)

Das eigentliche Ellenbogengelenk (Art. cubiti) stellt einen Komplex aus drei verschiedenen Gelenktypen dar, die gemeinsam die Bewegungen des Ellenbogens ermöglichen:

- **Humeroulnargelenk (Art. humeroulnaris):** Die **Trochlea humeri** des Humerus befindet sich in der **Incisura trochlearis** der Ulna (> Abb. 3.17b). Die Incisura trochlearis umgreift die Trochlea wie eine Zange und trägt in sagittaler Ausrichtung eine Art Führungsleiste, die in einer Rinne der Trochlea humeri zu liegen kommt. Dadurch ist die Incisura trochlearis in der sagittalen Ebene konkav und in der frontalen Ebene konvex geformt, sodass es sich anatomisch um ein Sattelgelenk (Art. sellaris) handelt.
- **Humeroradialgelenk (Art. humeroradialis):** Das kugelförmige Capitulum humeri bildet den Gelenkkopf, die konkave **Fovea articularis** am Radiusköpfchen die Gelenkpfanne für das Kugelgelenk (Art. spheroidea).
- **Proximales Radioulnargelenk (Art. radioulnaris proximalis):** Die nahezu zylinderförmige **Circumferentia articularis** am Radiusköpfchen befindet sich in einem osteoligamentären Ring, der aus der **Incisura radialis** der Ulna und dem **Ringband (Lig. anulare radii)** gebildet wird (> Abb. 3.18). Es handelt sich hier also um ein Zapfengelenk (Art. trochoidea). Da das Lig. anulare radii einen Teil der Gelenkfläche des proximalen Radioulnargelenks bildet, besitzt seine Innenseite eine gelenkknorpelähnliche Struktur.

?Aufgabe 3.18

Die folgenden Abbildungen zeigen das das Humeroulnargelenk im Frontal- bzw. Sagittalschnitt (➤ Abb. 3.17) sowie eine Aufsicht auf das proximale Radioulnargelenk (➤ Abb. 3.18). Verdeutlichen Sie sich anhand der Abbildungen noch einmal die Form der Gelenke und beschriften Sie die gekennzeichneten Strukturen!

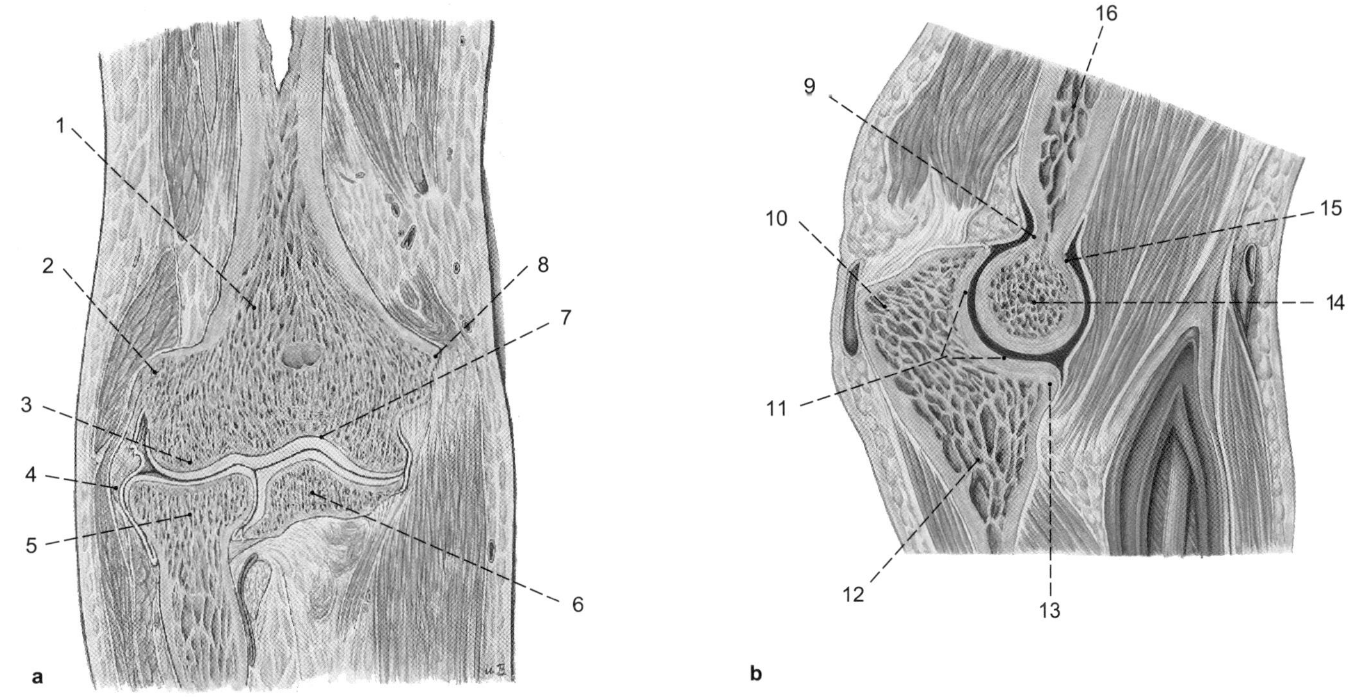

Abb. 3.17 Rechtes Humeroulnargelenk im Frontalschnitt (a) und Sagittalschnitt (b) [S700]

1 ....

2 ....

3 ....

4 ....

5 ....

6 ....

7 ....

8 ....

9 ....

10 ....

11 ....

12 ....

13 ....

14 ....

15 ....

16 ....

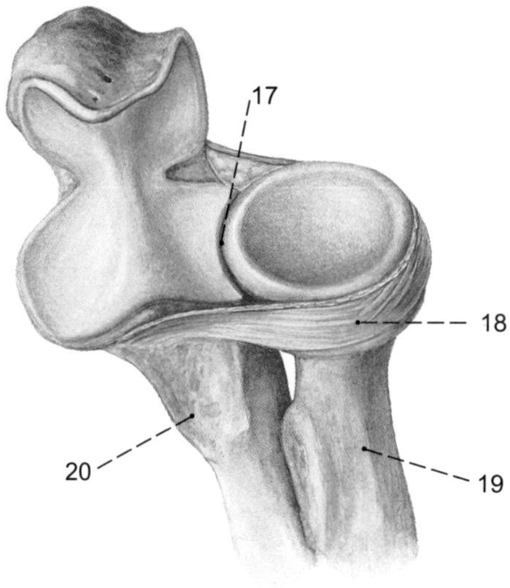

Abb. 3.18 Art. radioulnaris proximalis, Ansicht von proximal-ventral [S700]

17 ....

18 ....

19 ....

20 ....

Das **distale Radioulnargelenk (Art. radioulnaris distalis)** ist ein Radgelenk (Art. trochoidea) mit einem Freiheitsgrad. Es gehört zwar morphologisch nicht zur Art. cubiti, ist aber funktionell für die Umwendebewegung des Unterarms von wesentlicher Bedeutung (➢ Abb. 3.19).

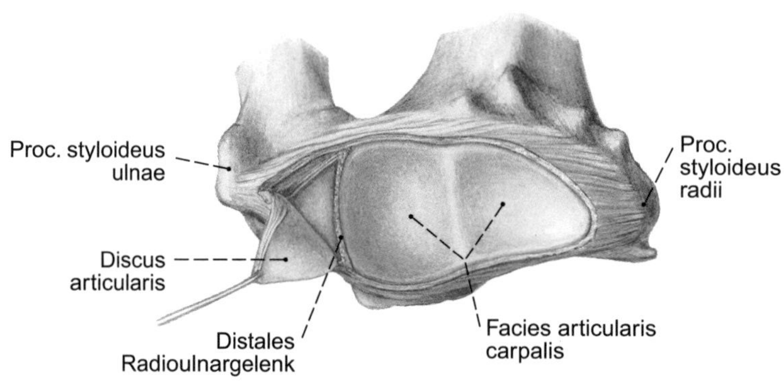

Abb. 3.19 Art. radioulnaris distalis in der Ansicht von distal (Discus articularis am Radius abgetrennt und nach ulnar gezogen) [S700]

Die Gelenkkapsel der Ellenbogengelenke ist schlaff und zum Teil am Rand der überknorpelten Gelenkflächen befestigt. Sie umschließt das Humeroulnargelenk, das Humeroradialgelenk und das proximale Radioulnargelenk. Die Epikondylen liegen außerhalb der Gelenkkapsel, da hier zahlreiche Muskeln ihren Ursprung nehmen. Im ventralen und dorsalen Bereich des Ellenbogens ist die Gelenkkapsel etwas nach proximal gezogen, sodass die Gruben am distalen Humerus (Fossa olecrani, Fossa radialis und Fossa coronoidea) innerhalb der Kapsel liegen.

Exkurs: Allgemeine Anatomie

?Aufgabe 3.19

Allein am Ellenbogengelenk finden sich insgesamt vier verschiedene Gelenkformen, die sich jeweils nach der Form ihrer Gelenkpartner unterscheiden.

In der > Abb. 3.20 sehen Sie die verschiedenen Formen echter Gelenke (Diarthrosen), die wir am Körper finden. Tragen Sie diese in der Tabelle ein. Rekapitulieren Sie noch einmal, welche echten Gelenke Sie kennen und nennen Sie jeweils (mindestens) ein weiteres Beispiel.

Erklären Sie, was man unter einer Amphiarthrose versteht und nennen Sie Beispiele.

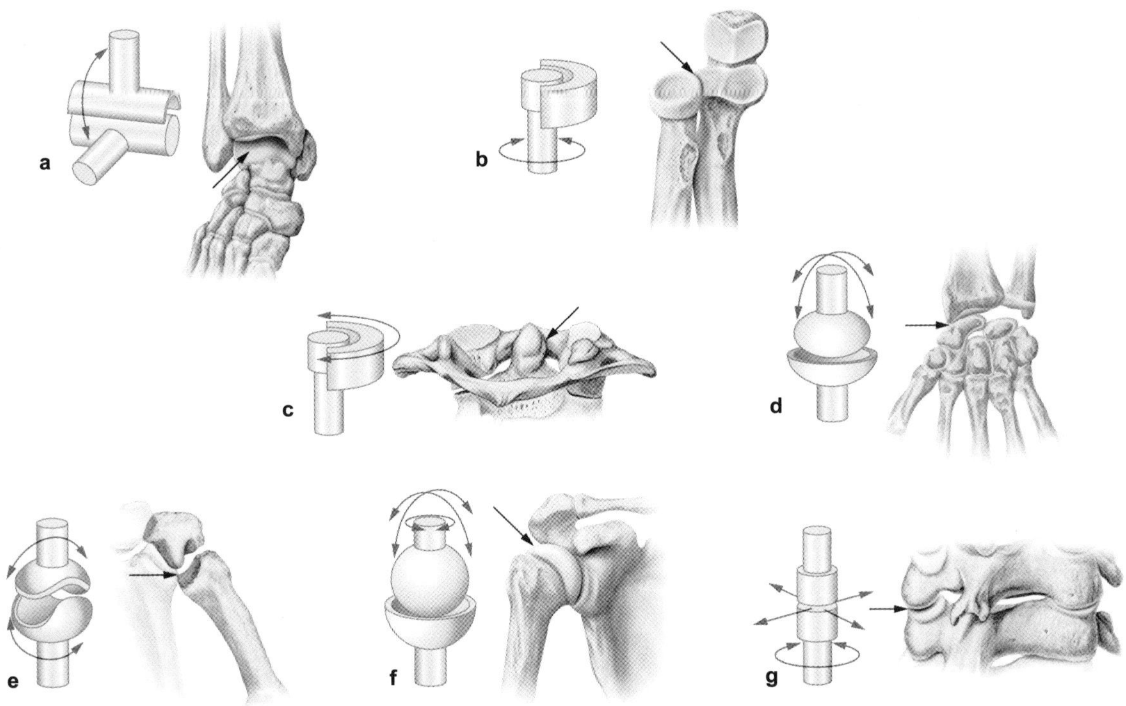

Abb. 3.20 Formen echter Gelenke (Diarthrosen) [S700-L127]

....

....

....

....

....

Gelenkform	Beispiele
a)	
b)	
c)	
d)	
e)	
f)	
g)	

3

3.3.1 Muskulatur des Oberarms

Die Muskulatur des Oberarms lässt sich in eine ventrale und dorsale Schicht gliedern. Funktionell sind die ventralen Muskeln **(M. brachialis, M. biceps brachii)** Beuger, die dorsalen **(M. triceps brachii, M. anconeus)** Strecker des Ellenbogengelenks.

? Aufgabe 3.20

Jeder Muskel, der an einem Gelenk wirkt, verursacht nicht nur eine Bewegung (sog. *rotatorische* oder *bewegende Kraftkomponente*), sondern hat darüber hinaus noch eine nicht sichtbare Wirkung auf das Gelenk (sog. *longitudinale Kraftkomponente*). Über ein Kräfteparallelogramm lässt sich das Verhältnis dieser beiden Kraftkomponenten zueinander ermitteln.

Die folgende Abbildung zeigt eine obere Extremität von lateral. Einmal ist der M. brachioradialis (➤ Abb. 3.21a), einmal das Caput breve des M. biceps brachii als Kraftvektoren eingezeichnet (➤ Abb. 3.21b), ebenso der Drehpunkt für die Flexion des Humeroulnargelenks.

Zerlegen Sie zunächst beide Muskeln in ihre Kraftkomponenten: Dafür zeichnen Sie jeweils eine Wirkungslinie vom Ansatz des Muskels durch den Drehpunkt des Gelenks (= longitudinale Kraft) und eine weitere Wirkungslinie vom Ansatz des Muskels *rechtwinklig* zur longitudinalen Kraft (= rotatorische Kraft). Erstellen Sie aus diesen beiden Wirkungslinien ein Kräfteparallelogramm, indem Sie beide Kräfte bis zur Spitze des eingezeichneten Kraftvektors parallel verschieben. Daraus ergibt sich die Größe der rotatorischen bzw. longitudinalen Kraftkomponente. Nehmen Sie ggf. ein Biomechanikbuch zu Hilfe.

Vergleichen Sie bei beiden Muskeln das Verhältnis der beiden Kraftkomponenten zueinander.

Welche Hauptaufgabe könnte der M. brachioradialis in dieser Gelenkstellung übernehmen? Überlegen Sie, wo am Körper Muskeln eine vergleichbare Funktion übernehmen.

....

....

....

....

....

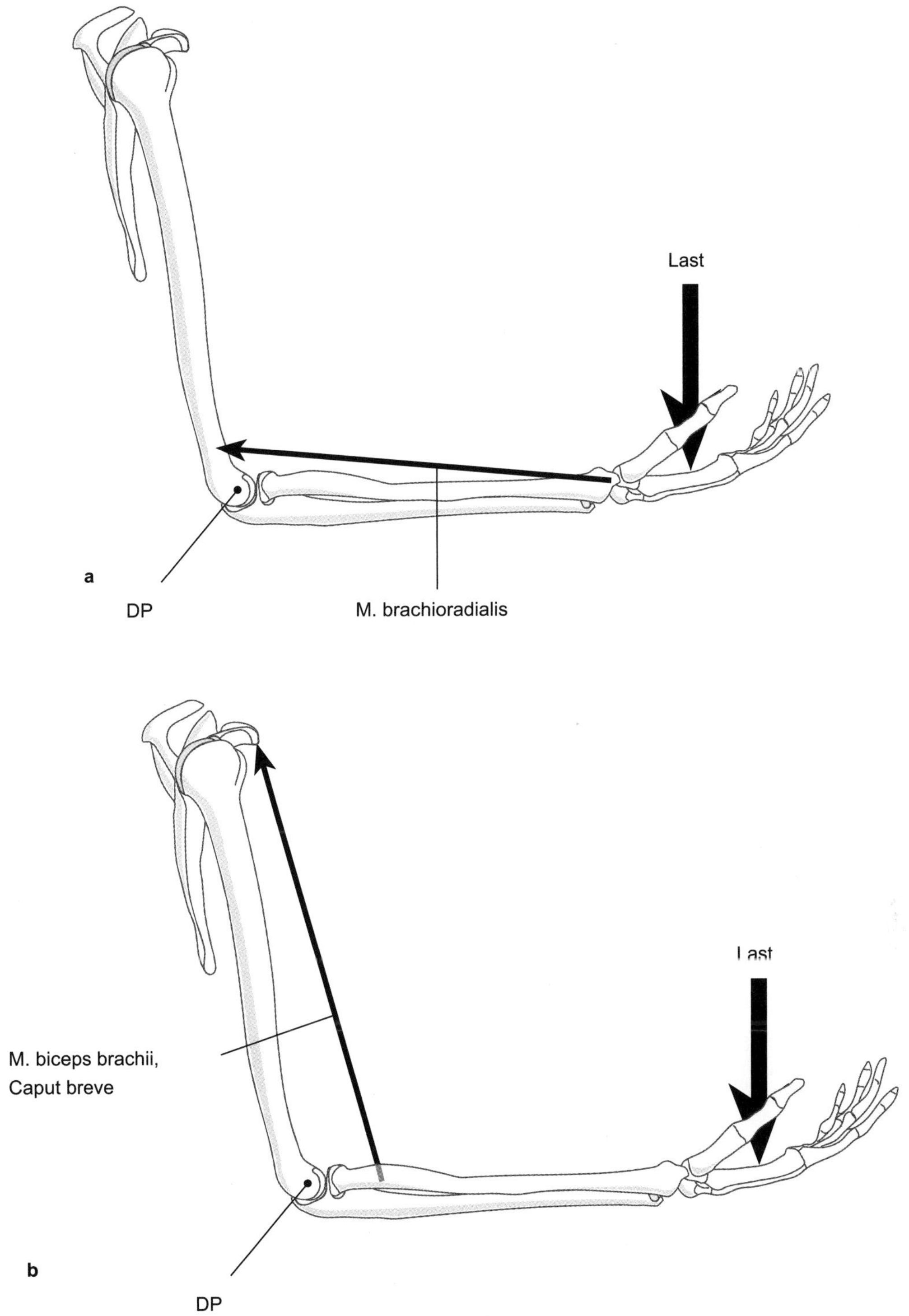

Abb. 3.21 Funktion des M. brachioradialis (a) und des M. biceps brachii (Caput breve, b) beim Heben von Gewichten [L157]

?Aufgabe 3.21

Die lange Sehne des Caput longum des M. biceps brachii verläuft durch das Glenohumeralgelenk und biegt dann nahezu im rechten Winkel in den Sulcus intertubercularis des Humerus ein, von wo aus der Muskel zum Radius zieht. Dabei wird die lange Bizepssehne um das Caput humeri umgelenkt, das hier wie eine feste Rolle fungiert. In ➢ Abb. 3.22 sind der Verlauf des Muskels bzw. die beiden Wirkungslinien, die sich durch diese Umlenkung ergeben, bereits eingezeichnet.

Ergänzen Sie in der Abbildung zwei gleich große Kraftvektoren, die im Schnittpunkt der Wirkungslinien beginnen. Ermitteln Sie dann mit Hilfe eines Kräfteparallelogramms die resultierende Kraft (F_R) der Bizepssehne.

Welche wichtige Funktion auf das Glenohumeralgelenk ergibt sich hier durch die Umlenkung für die lange Bizepssehne?

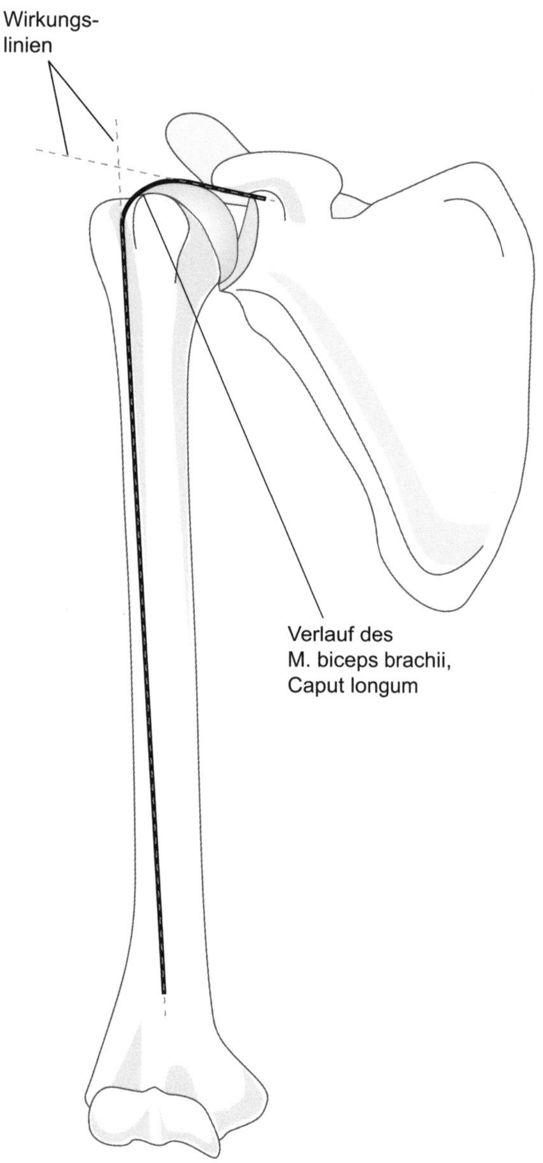

....

....

....

....

....

....

....

....

Abb. 3.22 Bedeutung fester Rollen am Beispiel der langen Bizepssehne [L157]

?Aufgabe 3.22

In ➤ Abb. 3.23 sehen Sie einen Querschnitt durch die Mitte des Oberarms. Sie können hier die Muskeln und Nerven beschriften und sich so noch einmal die topografische Beziehung der einzelnen Strukturen zueinander deutlich machen.

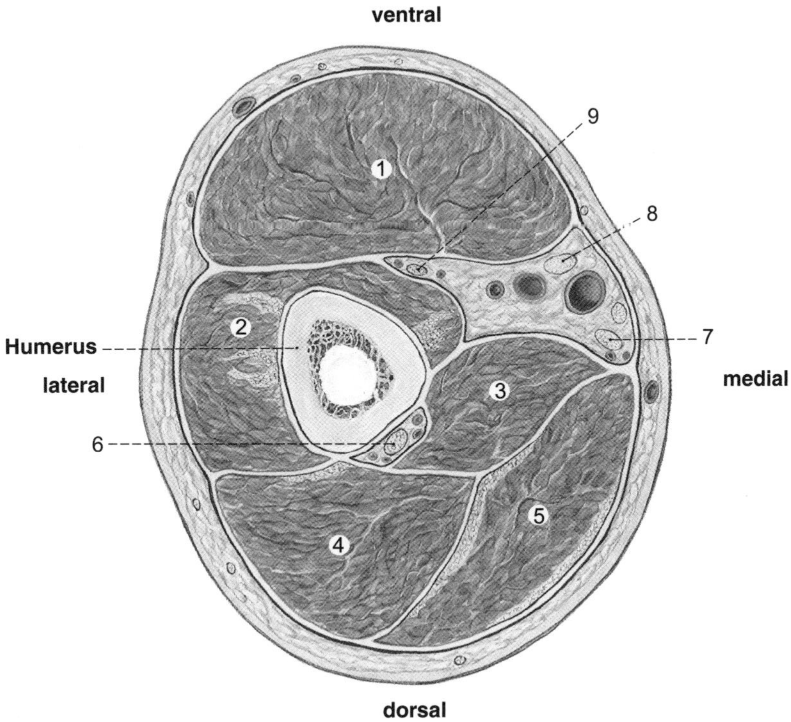

Abb. 3.23 Querschnitt durch die Mitte des Oberarms [S700]

1 ....

2 ....

3 ....

4 ....

5 ....

6 ....

7 ....

8 ....

9 ....

?Aufgabe 3.23

Besonderes Augenmerk ist hier auf den Nerv zu richten, der, eingebettet zwischen den Muskelbäuchen, unmittelbar dem Oberarmknochen aufliegt (➤ Abb. 3.23). Bei Schaftfrakturen des Humerus kann es zu Verletzungen mit entsprechenden neurologischen Ausfällen kommen.

Erklären Sie in diesem Zusammenhang das Krankheitsbild der „Fallhand".

....

....

....

3.4 Hand- und Fingergelenke

Wie der Fuß ist auch das Handskelett aus zahlreichen einzelnen Knochen aufgebaut, die über eine Vielzahl von Gelenken miteinander verbunden sind. Beim Handgelenk unterscheidet man ein proximales und ein distales Handgelenk.

3.4.1 Handgelenke

Das **proximale Handgelenk (Art. radiocarpalis)** ist ein Eigelenk (Art. ellipsoidea) mit zwei Freiheitsgraden. Die proximale Reihe der Handwurzelknochen **(Os scaphoideum, Os lunatum** und **Os triquetrum)** artikuliert mit dem **Radius** und dem **Discus articularis** (ulnocarpalis). Das Os pisiforme ist zwar gelenkig mit der palmaren Fläche des Os triquetrum verbunden, jedoch nicht an der Bildung des Gelenks beteiligt. Es ist als Sesambein in die Sehne des M. flexor carpi ulnaris eingelagert. Das Os scaphoideum und das Os lunatum artikulieren mit dem Radius, das Os triquetrum mit dem Diskus.

Als Einheit betrachtet bildet die proximale Reihe der Handwurzelknochen den bikonvexen Kopf des Eigelenks. Die Gelenkfläche des Radius und der Diskus bilden die bikonkave Pfanne.

Das **distale Handgelenk (Art. mediocarpalis)** ist ein verzahntes Scharniergelenk (Art. ginglymus). Die proximale Reihe der Handwurzelknochen artikuliert hier mit der distalen Reihe **(Os trapezium, Os trapezoideum, Os capitatum** und **Os hamatum)**. Die Gelenklinie ist S-förmig.

Die Gelenkkapseln beider Handwurzelgelenke sind „dorsal schlaff, palmar straff". Sie werden von zahlreichen Bändern verstärkt. Die Gelenkinnenräume stehen häufig miteinander in Verbindung. Gelegentlich besteht auch eine Verbindung zwischen dem proximalen Handgelenk und dem distalen Radioulnargelenk.

?Aufgabe 3.24

Im Frontalschnitt in ➢ Abb. 3.24 haben Sie die Möglichkeit, die einzelnen Handwurzelknochen (mit Ausnahme des Os pisiforme) und die übrigen Gelenkpartner der beiden Handwurzelgelenke zu beschriften und sich so den Aufbau der Gelenke zu veranschaulichen.

Machen Sie sich dabei noch einmal die Lage der Knochen zueinander und die Form der Gelenkpartner deutlich. Sie sehen auch die Kollateralbänder (Lig. collaterale carpi ulnare und radiale). Arbeiten Sie heraus, welche Bewegung diese Bänder begrenzen und in welchem der Handgelenke diese stattfinden!

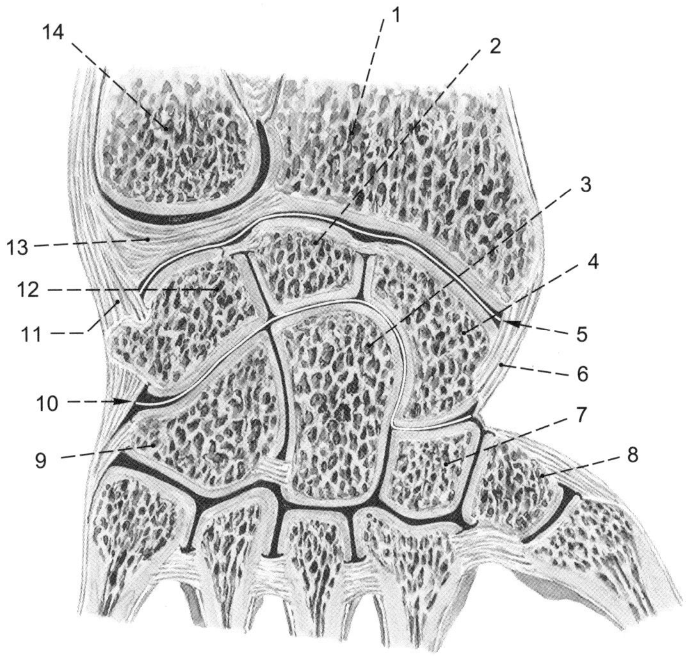

Abb. 3.24 Proximales und distales Handwurzelgelenk sowie Karpometakarpalgelenke der rechten Hand im Frontalschnitt, Ansicht von palmar [S700]

1 ....

2 ....

3 ....

4 ....

5 ....

6 ....

7 ....

8 ....

9 ....

10 ....

11 ....

12 ....

13 ....

14 ....

3.4.2 Fingergelenke

Bei den Fingern unterscheidet man die Grund-, Mittel- und Endgelenke. Bei den **Grundgelenken (Artt. metacarpophalangeae, MCP)** handelt es sich um funktionell eingeschränkte Kugelgelenke (Art. spheroidea) mit drei Freiheitsgraden. Die bikonvex geformten Köpfchen der Ossa metacarpalia artikulieren mit den bikonkav geformten Basen der Grundphalangen.

Lediglich beim **Grundgelenk des Daumens** handelt es sich primär um ein Scharniergelenk für Extension und Flexion. Daneben findet jedoch eine geringe axiale Rotation statt, sodass man auch hier von einem funktionell eingeschränkten Kugelgelenk mit zwei Freiheitsgraden sprechen kann. Die **I**nter**p**halangealgelenke **(IP)** sind Scharniergelenke (Art. ginglymus) mit einem Freiheitsgrad. Beim Daumen gibt es nur ein Interphalangealgelenk, bei dem das Köpfchen der Grundphalanx mit der Basis der Endphalanx artikuliert. Alle übrigen Finger besitzen ein distales und ein proximales Interphalangealgelenk. Im **p**roximalen **I**nter**p**halangealgelenk **(PIP)** artikuliert das Köpfchen der Grundphalanx mit der Basis der Mittelphalanx. Im distalen Interphalangealgelenk **(DIP)** artikuliert das Köpfchen der Mittelphalanx mit der Basis der Endphalanx. Die Kapseln aller Interphalangealgelenke sind schlaff und werden auf der radialen und ulnaren Seite von Kollateralbändern (Ligg. collateralia) verstärkt.

? Aufgabe 3.25

Im Sagittalschnitt in ➢ Abb. 3.25 können Sie die artikulierenden Gelenkpartner und die Form der Fingergelenke am Beispiel des Zeigefingers gut erfassen. Beschriften Sie die Abbildung.

Ist Ihnen aufgefallen, dass sich die Finger II–V in Streckstellung im Grundgelenk sehr gut abspreizen lassen (Abduktion) und dass diese Bewegung bei 90° Flexion kaum noch möglich ist? Bewerten Sie diese Erkenntnis.

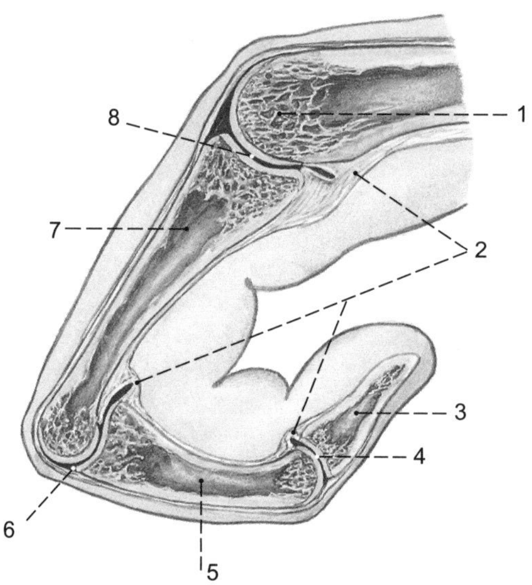

Abb. 3.25 Fingergelenke im Sagittalschnitt, Ansicht von lateral [S700]

1 ....

2 ....

3 ....

4 ....

5 ....

6 ....

7 ....

8 ....

....

....

....

....

3.4.3 Muskulatur des Unterarms

Die vielfältigen Bewegungen der Hand- und Fingergelenke erfolgen zum einen durch die kleinen Muskeln des Daumen- bzw. Kleinfingerballens und der Mittelhand, zum anderen durch die langen Sehnen der Unterarmmuskeln.

Die insgesamt 19 Muskeln des Unterarms lassen sich in zwei Gruppen unterteilen, die auf der ventralen bzw. dorsalen Seite liegen. Beide haben jeweils eine oberflächliche und eine tiefe Schicht. Eine weitere Gruppe stellen die radialen Muskeln dar. Die dorsal und radial gelegenen Muskeln sind in ihrer Gesamtheit Extensoren der Hand- und Fingergelenke. Abhängig davon, wie weit die Ansätze der jeweiligen Muskeln nach distal reichen, entfalten sie ihre Wirkung primär am Unterarm, an den Hand- und/oder den Fingergelenken.

? Aufgabe 3.26

Wenn man die Unterarmmuskeln zunächst systematisch einteilt und sich Gemeinsamkeiten der jeweiligen Muskeln einer Gruppe verdeutlicht, lässt sich die Vielzahl der Muskeln erheblich leichter lernen. Ordnen Sie daher zunächst die verschiedenen, im Kasten aufgeführten Muskeln den jeweiligen Gruppen in der Tabelle zu.

M. abductor pollicis longus
M. brachioradialis
M. extensor carpi radialis brevis
M. extensor carpi radialis longus
M. extensor carpi ulnaris
M. extensor digiti minimi
M. extensor digitorum
M. extensor indicis
M. extensor pollicis brevis
M. extensor pollicis longus
M. flexor carpi radialis
M. flexor carpi ulnaris
M. flexor digitorum profundus
M. flexor digitorum superficialis
M. flexor pollicis longus
M. palmaris longus
M. pronator quadratus
M. pronator teres
M. supinator

Muskulatur des Unterarms

Ventrale oberflächliche Unterarmmuskeln	
Ventrale tiefe Unterarmmuskeln	
Dorsale oberflächliche Unterarmmuskeln	
Dorsale tiefe Unterarmmuskeln	
Radiale Unterarmmuskeln	

Im Bereich der Handgelenke werden die Sehnen auf der dorsalen Seite vom **Retinaculum musculorum extensorum** fixiert, wodurch insgesamt sechs Sehnenfächer entstehen. Durch diese Sehnenfächer verlaufen, umgeben von Sehnenscheiden (Vaginae tendineae), die Sehnen der dorsalen und radialen Muskeln des Unterarms.

? Aufgabe 3.27

In ➤ Abb. 3.26 sind die Sehnenfächer und die darin liegenden Muskeln dargestellt. Beschriften Sie zuerst die Muskeln in der Abbildung. Ordnen Sie dann in der Tabelle den einzelnen Fächern ihre entsprechenden Muskeln zu und überlegen Sie, zu welcher Gruppe der Unterarmmuskeln sie gehören.

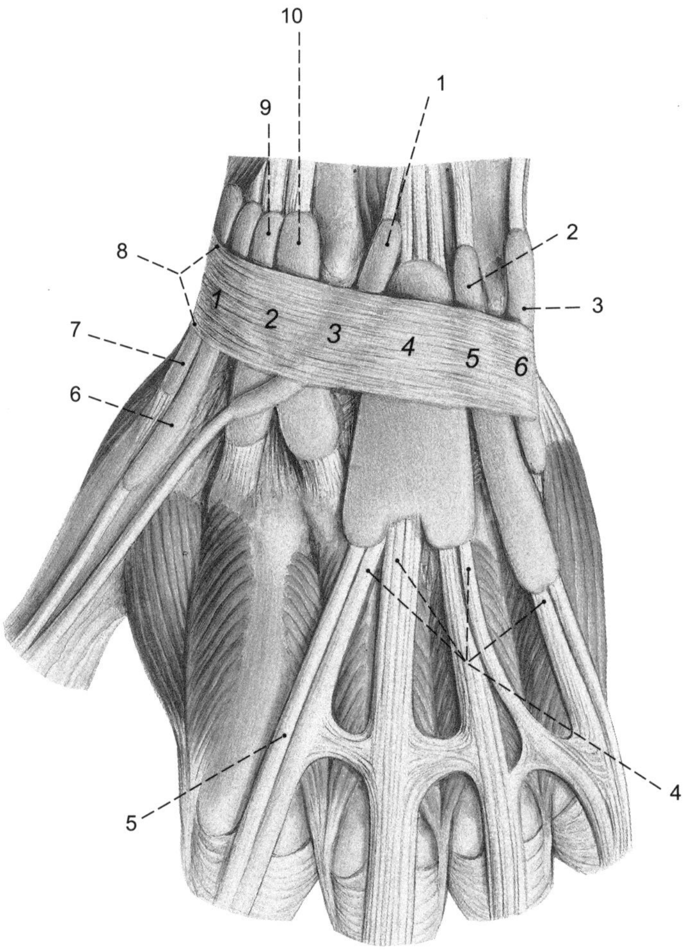

Abb. 3.26 Verlauf der Sehnen unter dem Retinaculum extensorum (Sehnenfächer) [S700]

1 ....

2 ....

3 ....

4 ....

5 ....

6 ....

7 ....

8 ....

9 ....

10 ....

Zuordnung der Unterarmmuskeln zu den Sehnenfächern

Sehnenfach	Muskeln
1	
2	
3	
4	
5	
6	

Die ventral gelegenen Muskeln sind Beuger, die auf ihrem Weg zur Hand teilweise den **Karpaltunnel (Canalis carpi)** durchqueren. Der Karpaltunnel entsteht durch die konkave Wölbung der Handwurzelknochen auf der palmaren Seite, die vom kräftigen **Retinaculum musculorum flexorum** (Lig. carpi transversum) überspannt werden. Im Verlauf durch den Karpaltunnel sind die Sehnen der Muskeln, wie auch auf der dorsalen Seite, von Sehnenscheiden umgeben.

? Aufgabe 3.28

Verdeutlichen Sie sich anhand des Querschnitts, welche Strukturen den Karpaltunnel durchqueren, indem Sie die im Kasten genannten Begriffe den entsprechenden Strukturen in der Abbildung ➢ Abb. 3.27 zuordnen.

Hamulus ossis hamati
M. flexor carpi radialis
M. flexor digitorum profundus
M. flexor digitorum superficialis
M. flexor pollicis longus
N. medianus
N. ulnaris
Os capitatum
Os hamatum
Os pisiforme
Os trapezoideum
Os trapezium
Retinaculum musculorum flexorum

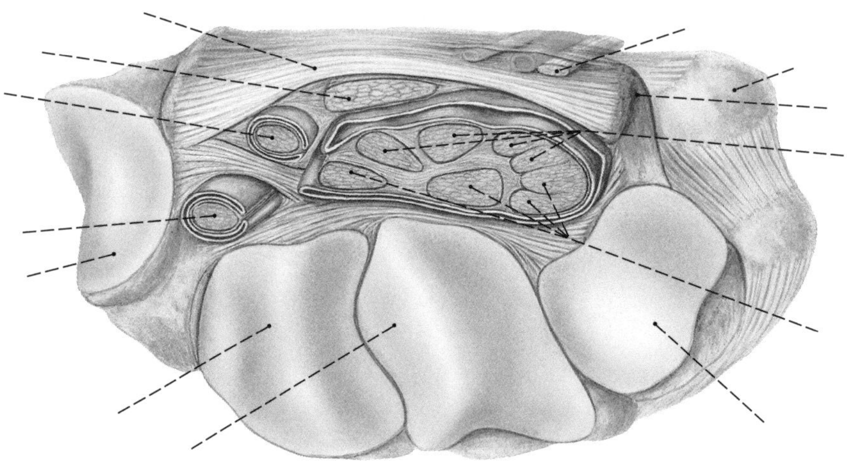

Abb. 3.27 Querschnitt durch den Karpaltunnel der rechten Hand, Ansicht von distal [S700]

? Aufgabe 3.29

Im Ursprungsbereich der Muskeln an den Epikondylen des Humerus kann es, häufig durch mechanische Überbeanspruchung, zu Schmerzen kommen. Diese Beschwerden werden in der Regel als sog. Tennisellenbogen (Epicondylopathia radialis humeri) bezeichnet. Seltener sind Beschwerden am Epicondylus medialis; dann spricht man vom sog. Golferellenbogen. Arbeiten Sie heraus, welche Muskeln im Bereich der Epikondylen inserieren und ordnen diese in die folgende Tabelle ein.

Analysieren Sie diese Muskeln auf ihre Funktion und leiten sich ab, welche Bewegungen bei einer Epicondylopathia radialis Beschwerden verursachen können!

Ursprung der Unterarmmuskeln am Epicondylus medialis und lateralis

Epicondylus medialis humeri	**Epicondylus lateralis humeri**

....

....

....

? Aufgabe 3.30

Bringen Sie die Hand in Palmarflexion und versuchen Sie, in dieser Handhaltung eine kräftige Faust zu machen. Machen Sie anschließend eine „normale“ Faust und begründen Sie Ihre Beobachtung!

....

....

....

....

3.5 Innervation der oberen Extremität

Die obere Extremität wird vom **Plexus brachialis** innerviert, der aus den vorderen Ästen (Rr. anteriores) der Spinalnerven von C5 bis Th1 gebildet wird. Aus dem Plexus gehen dann die verschiedenen peripheren Nerven ab, welche die Muskeln der oberen Extremität motorisch innervieren (➤ Aufgabe 1.33).

In ihrem Verlauf von der Wirbelsäule bis zu den entsprechenden Muskeln passieren die Nervenfasern verschiedene physiologische Engstellen, in denen sie komprimiert werden können. Bei der Läsion eines Nervs kommt es zum Ausfall der Muskeln, die *distal* der Läsion innerviert werden. Genaue Kenntnisse über den Verlauf und das Versorgungsgebiet der peripheren Nerven sind demnach eine wesentliche Voraussetzung für die Interpretation entsprechender klinischer Erscheinungsbilder (➤ Aufgabe 3.23).

? Aufgabe 3.31

In ➤ Abb. 3.28 sehen Sie den **N. medianus** in seinem Verlauf mit allen von ihm versorgten Muskeln. Arbeiten Sie mit Hilfe der Abbildung heraus, welche möglichen Engstellen der Nerv auf seinem Weg zur Hand passiert und welche Muskeln von ihm innerviert werden.

Bei einer proximalen Schädigung des N. medianus kommt es, wenn man den Patienten auffordert eine Faust zu machen, zur sog. **Schwurhand:** Der Faustschluss ist unvollständig, lediglich Ring- und Kleinfinger können noch gebeugt werden.

Erklären Sie, wie es dazu kommt und warum bei einer Schädigung des Nervs auf Höhe des Karpaltunnels (sog. Karpaltunnelsyndrom) der Faustschluss *nicht* beeinträchtigt ist.

....

....

....

....

....

....

....

....

LERNHILFE

Sie können solche Überlegungen gleichermaßen für andere periphere Nerven anstellen. Eine fundierte Kenntnis über den Verlauf und das Versorgungsgebiet peripherer Nerven ist die wesentliche Voraussetzung für die Beurteilung klinischer Befunde!

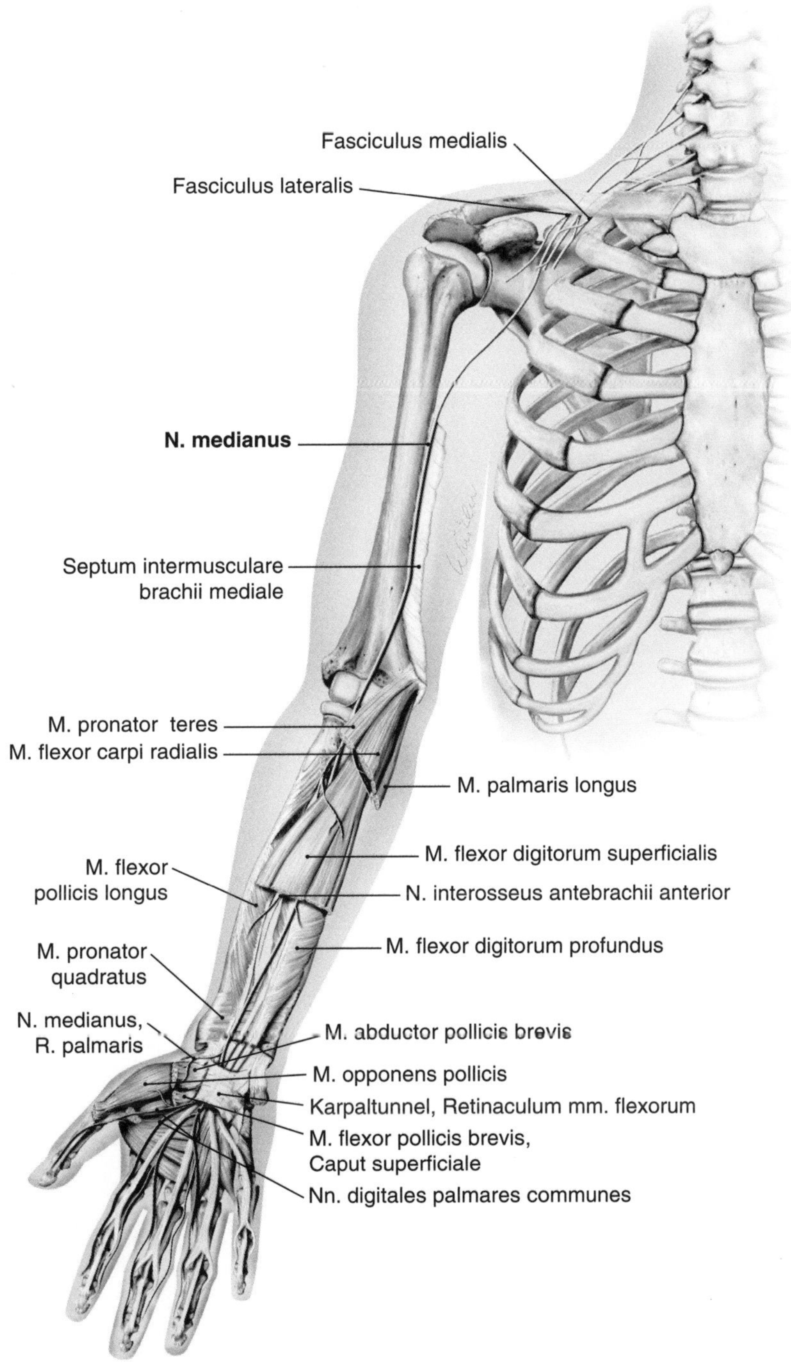

Abb. 3.28 Verlauf und Versorgungsgebiet des N. medianus [S700-L266]

Lösungsteil – Obere Extremität

! Aufgabe 3.1

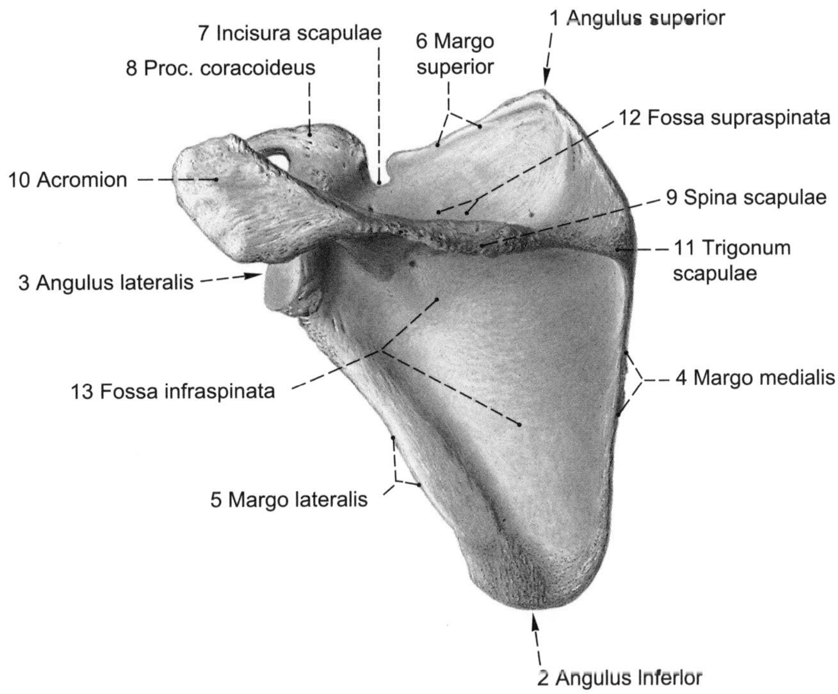

Abb. 3.1 Rechte Skapula, Ansicht von dorsal [S700]

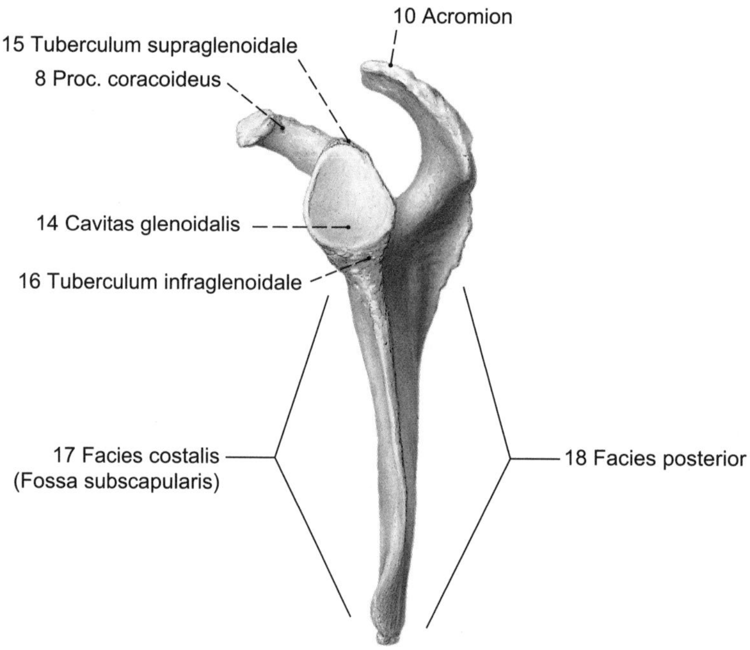

Abb. 3.2 Rechte Skapula, Ansicht von lateral [S700]

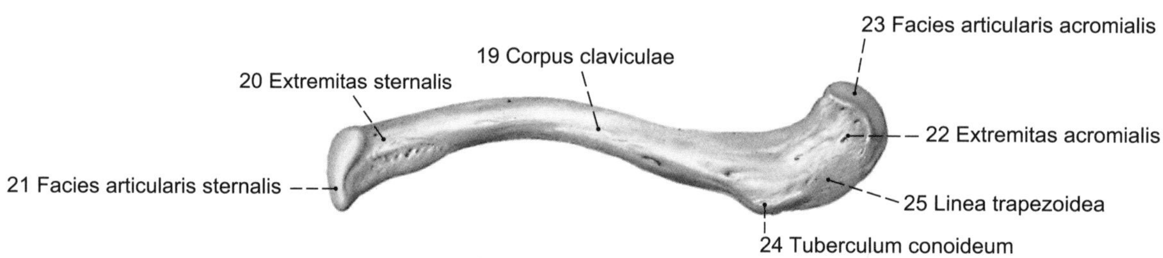

Abb. 3.3 Rechte Klavikula, Ansicht von kaudal [S700]

! Aufgabe 3.2

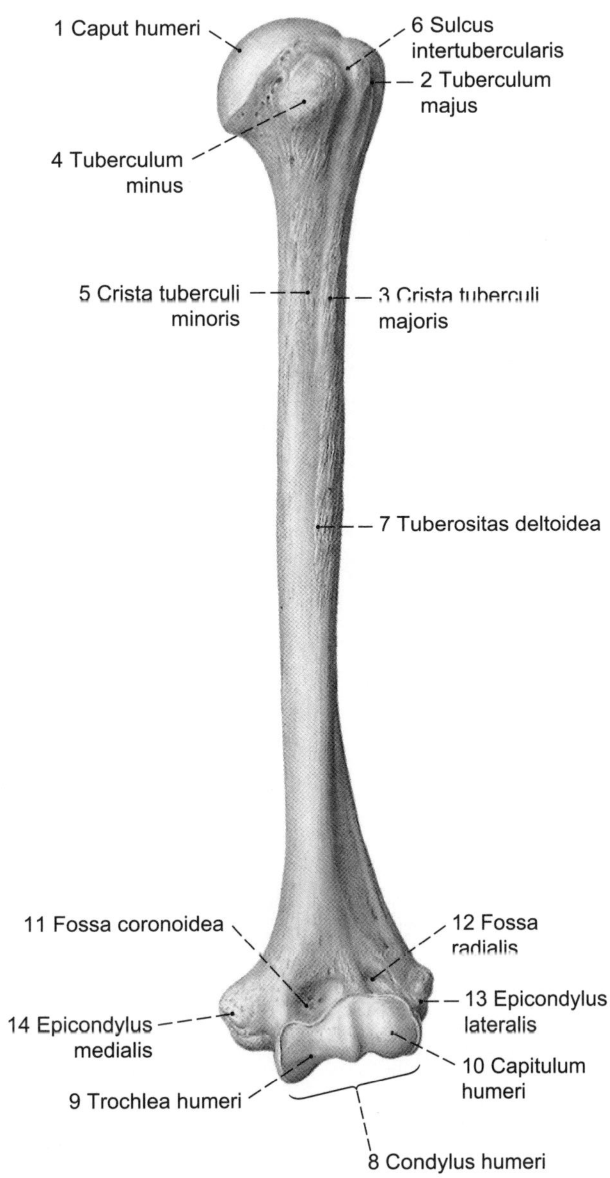

Abb. 3.4 Rechter Humerus, Ansicht von ventral [S700]

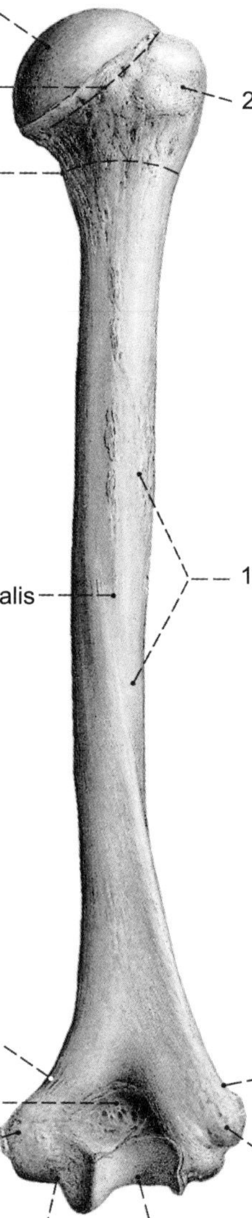

Abb. 3.5 Rechter Humerus, Ansicht von dorsal [S700]

! Aufgabe 3.3

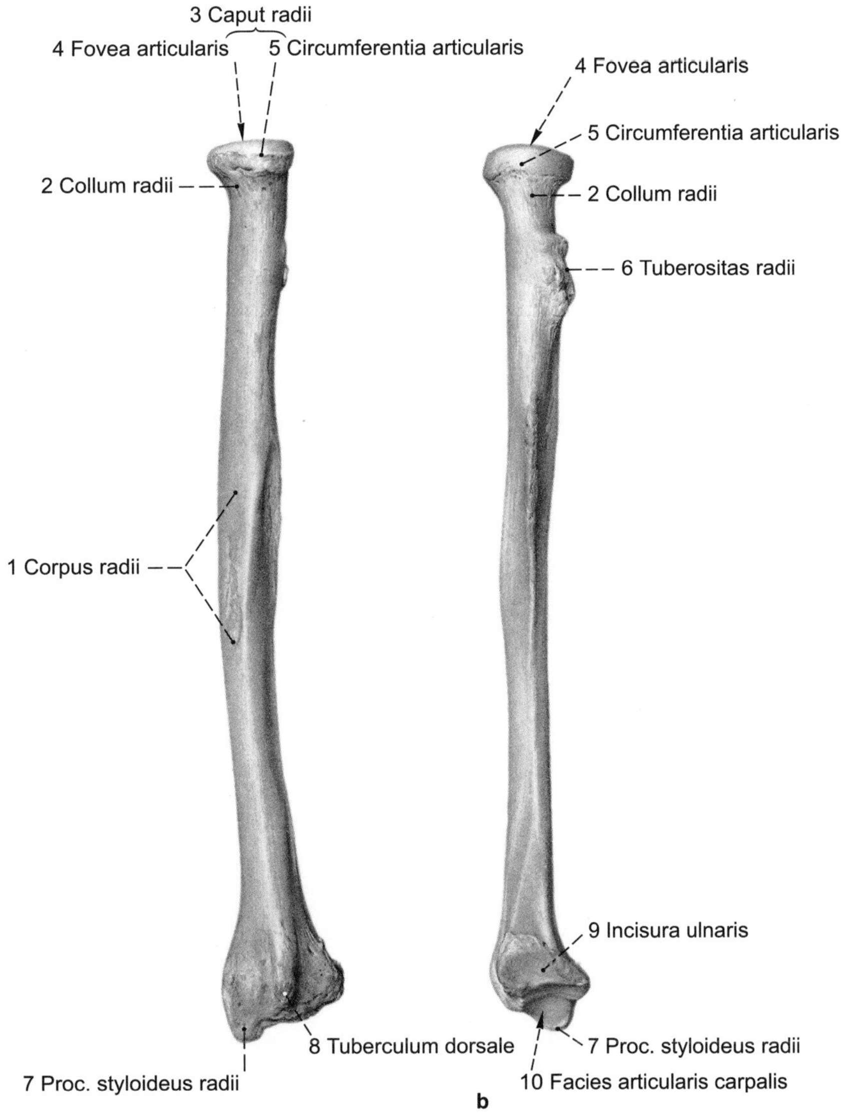

Abb. 3.6 Rechter Radius, Ansicht von dorsal (a) und ulnar (b) [S700]

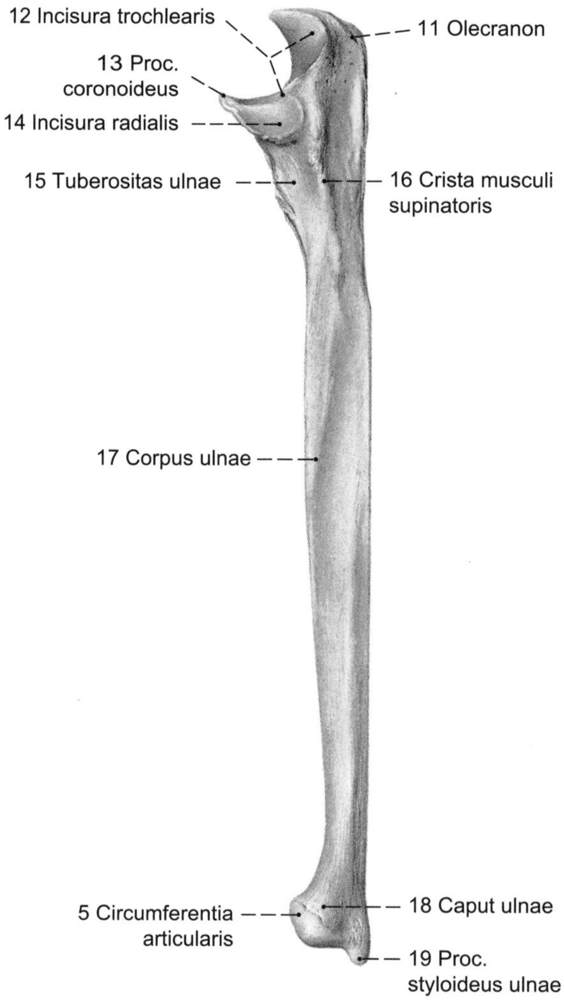

Abb. 3.7 Rechte Ulna, Ansicht von radial [S700]

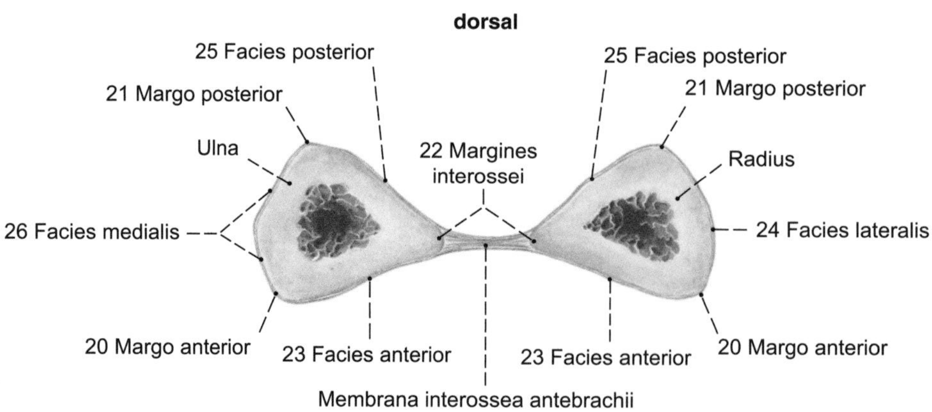

Abb. 3.8 Radius und Ulna im Querschnitt auf Höhe der Mitte des Unterarms [S700]

! Aufgabe 3.4

Kontinuierliche Knochenverbindungen (Synarthrosen)

Knochenverbindungen	Gewebe	Beispiele
Syndesmosen	*Straffes* oder *elastisches Bindegewebe*	Membrana interossea cruris bzw. antebrachii, Syndesmosis tibiofibularis
Synchondrosen	*Hyaliner Knorpel*	Epiphysenfugen am wachsenden Skelett, Rippen und Brustbein (Synchondrosis costochondralis)
Symphysen	*Faserknorpel*	Schambein (Symphysis pubica); Bandscheiben an der Wirbelsäule (Symphysis intervertebralis)
Synostosen	*Knochengewebe*	Verknöcherte Wachstumsfugen beim Erwachsen (z. B. zwischen Os pubis, Os ischii und Os ilium), Wirbel des Os sacrum; Schädelnähte (Suturen) des Erwachsenen

! Aufgabe 3.5

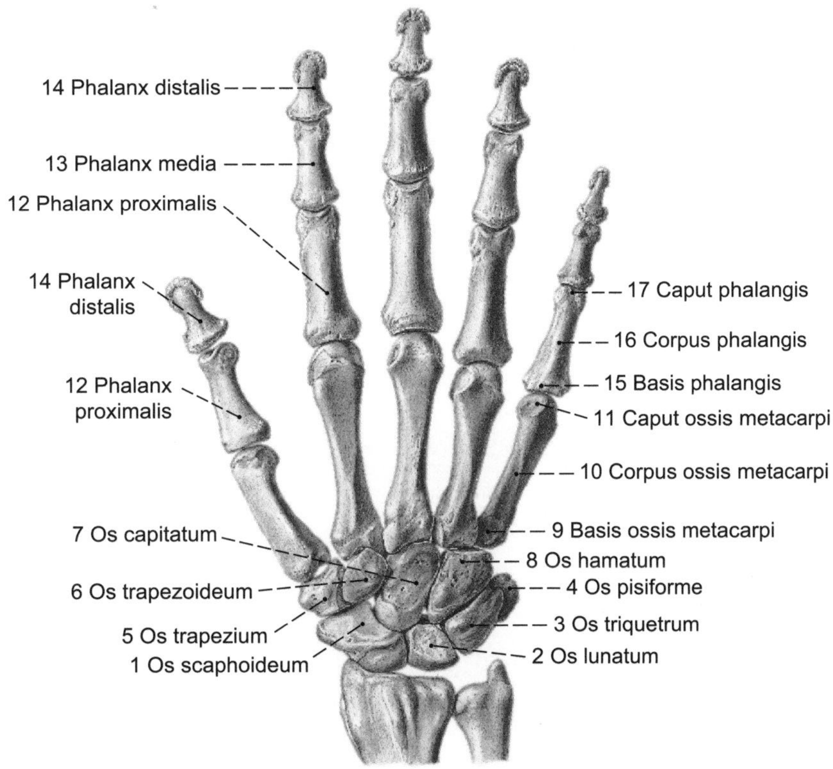

Abb. 3.9 Handskelett der rechten Hand, Ansicht von dorsal [S700]

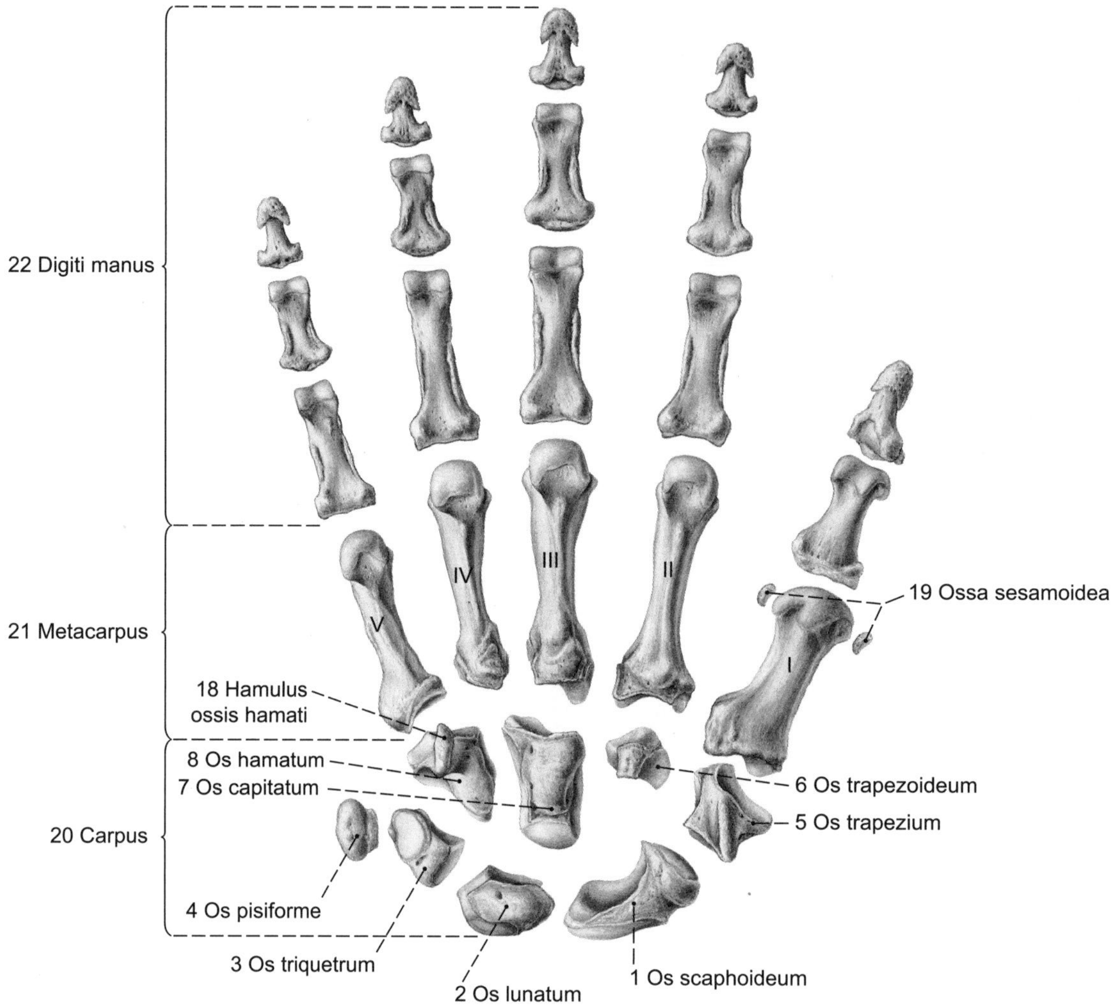

Abb. 3.10 Handskelett der rechten Hand, Ansicht von palmar [S700]

! Aufgabe 3.6

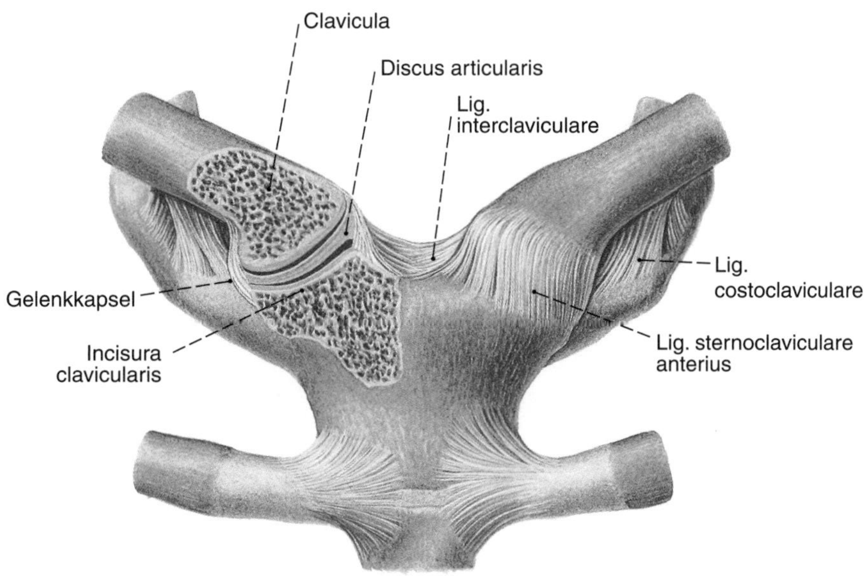

Abb. 3.11 Gelenkpartner und Bänder des Sternoklavikulargelenks, rechts im Frontalschnitt, Ansicht von ventral [S700]

- Das SC-Gelenk ist ein **Sattelgelenk** (Art. sellaris). Die Gelenkflächen sind unterschiedlich konvex-konkav geformt: die Klavikula ist in der Frontalebene konvex (Elevation/Depression) und in der Transversalebene konkav (Protraktion/Retraktion). Die Incisura clavicularis verhält sich entgegengesetzt.
- Der **Discus articularis** unterteilt das Gelenk in zwei Kammern und ermöglicht die Rotation der Klavikula um ihre Längsachse.
- Bei jedem Gelenk, das zwei Freiheitsgrade besitzt (Sattelgelenk/Eigelenk), findet eine zwangsläufige Rotation statt, wenn zwei Bewegungsrichtungen kombiniert werden. Hier wäre das bei der Kombination von Elevation und Protraktion der Fall.
- Das **Lig. sternoclaviculare posterius** liegt dorsal des Sternoklavikulargelenks und ist hier nicht zu sehen. Es stabilisiert das Gelenk dorsal und begrenzt die Protraktion.

! Aufgabe 3.7

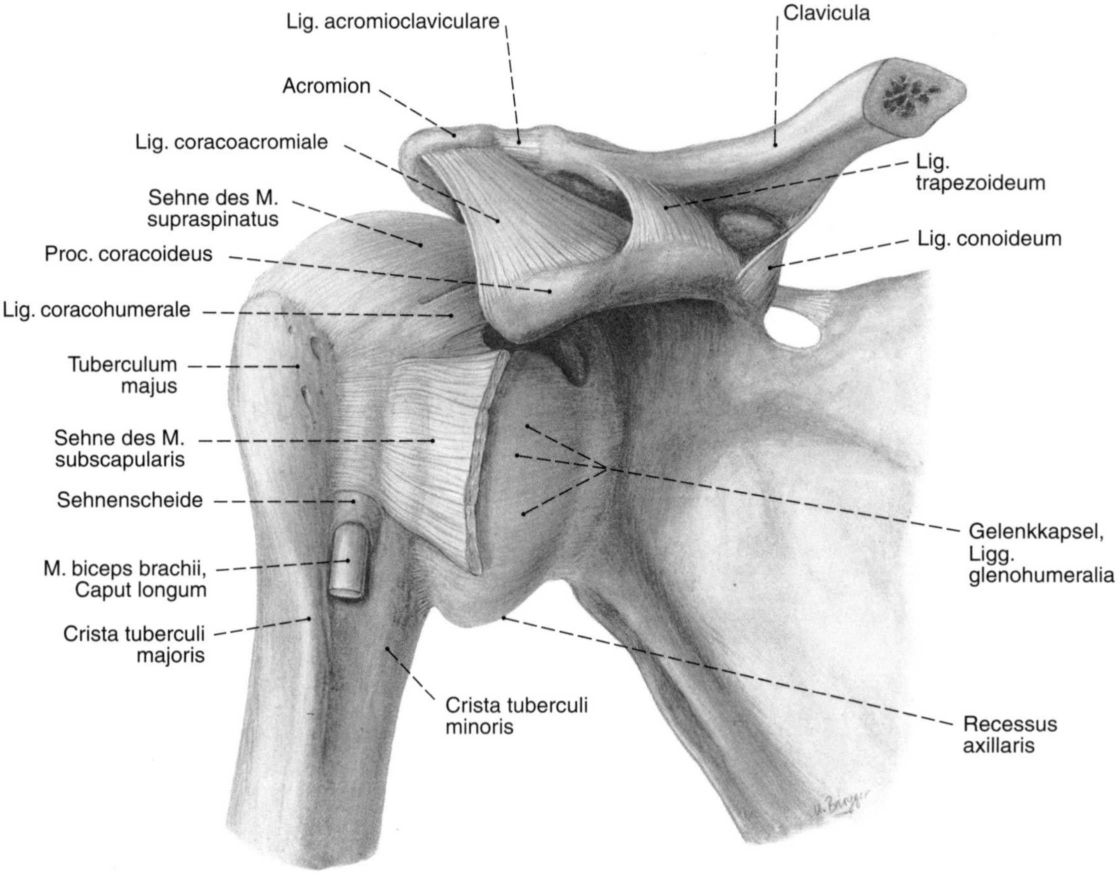

Abb. 3.12 Gelenkkapsel und Bänder der Schultergelenke, Ansicht von ventral [S700]

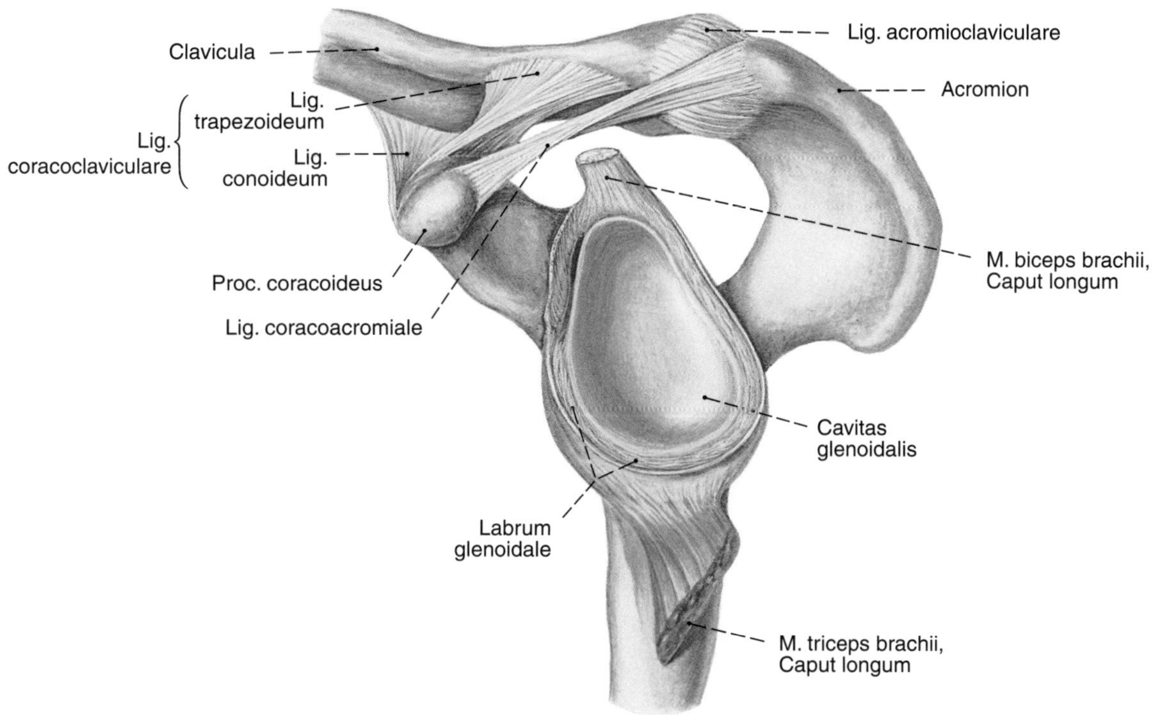

Abb. 3.13 Cavitas glenoidalis, Ansicht von lateral [S700]

! Aufgabe 3.8

Bei einer Schultereckgelenksprengung kommt es zur Ruptur des *Lig. acromioclaviculare, Lig. trapeziodeum* und *Lig. conoideum.* Der Pars descendens des M. trapezius, der am lateralen Drittel der Klavikula inseriert, ist für die Dislokation des lateralen Klavikulaendes verantwortlich.

! Aufgabe 3.9

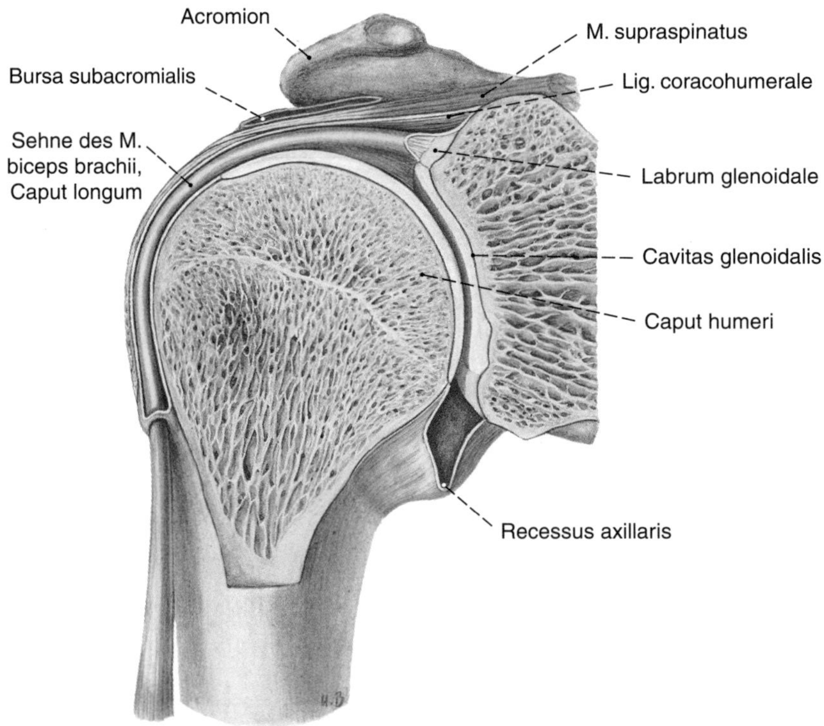

Abb. 3.14 Rechtes Glenohumeralgelenk und subakromiales Nebengelenk im Frontalschnitt, Ansicht von ventral [S700]

Bursa subacromialis, Lig. coracohumerale, M. supraspinatus und die *lange Bizepssehne* befinden sich zwischen Caput humeri und Schulterdach und können damit bei einem Impingementsyndrom der Schulter betroffen sein.

! Aufgabe 3.10

Lagebeziehung von Ligamenten zur Gelenkkapsel

Intrakapsulär oder kapsulär	Lig. ischiofemorale, iliofemorale und pubofemorale, Lig. collaterale mediale, Lig. deltoideum (und die meisten anderen)
Extrakapsulär	Lig. conoideum, Lig. trapezium, Lig. coracoacromiale, Lig. costoclaviculare, Lig. collaterale fibulare, Lig. apicis dentis, Ligg. alaria
Intrasynovial (intraartikulär)	Lig. capitis femoris, Lig. capitis costae intraarticulare
Extrasynovial (intraartikulär)	Kreuzbänder des Kniegelenks

! Aufgabe 3.11

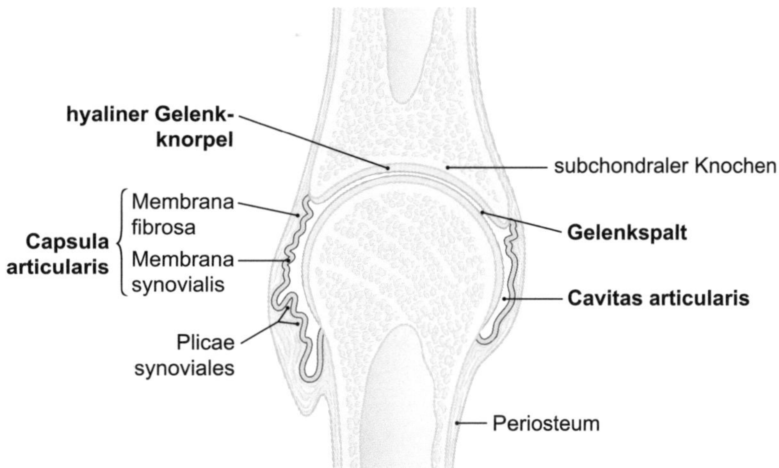

Abb. 3.15 Bestandteile echter Gelenke [S700-L126]

! Aufgabe 3.12

Ein **Meniskus** ist ein halbmondförmiger Keil aus Faserknorpel und Bindegewebe, der die Gelenkhöhle nur *unvollständig* unterteilt (z. B. am Kniegelenk). Menisci dienen dem Ausgleich von Inkongruenzen zwischen den Gelenkflächen und sorgen für eine bessere Druckverteilung.

Ein **Discus articularis** ist eine Scheibe aus Faserknorpel und Bindegewebe, die die Gelenkhöhle *vollständig* unterteilt (z. B. im Kiefergelenk oder im Sternoklavikulargelenk). Disci reduzieren die Druckbelastung auf den Gelenkknorpel (Pufferfunktion) und haben Auswirkung auf die Mechanik des Gelenks.

Eine **Gelenklippe** (Labrum articulare) ist eine randständige Vergrößerung der Gelenkpfanne (z. B. Labrum glenoidale am Schultergelenk oder Labrum acetabulare am Hüftgelenk), die wie Menisken aus Faserknorpel besteht. Sie dient in erster Linie der Stabilisierung des Gelenks.

! Aufgabe 3.13

Ansätze und Ursprünge an der Skapula

Ansätze	Knochenpunkt der Skapula	Ursprünge
Lig. coracoacromiale, M. pectoralis minor	**Proc. coracoideus**	M. biceps brachii (Caput breve), M. coracobrachialis, Lig. coracoclaviculare
M. serratus anterior (Pars intermedius)	**Margo medialis**	Mm. rhomboideus major und minor
	Margo lateralis	M. teres minor
M. serratus anterior (Pars inferior)	**Angulus inferior**	M. teres major, M. latissimus dorsi (Pars scapularis)
M. levator scapulae	**Angulus superior**	
M. trapezius (Pars ascendens)	**Spina scapulae**	M. deltoideus (Pars spinalis)
	Fossa supraspinata	M. supraspinatus
	Fossa infraspinata	M. infraspinatus
M. trapezius (Pars transversa), Lig. coracoacromiale	**Acromion**	M. deltoideus (Pars acromialis), Lig. acromioclaviculare
	Fossa subscapularis	M. subscapularis
	Tuberculum supraglenoidale	M. biceps brachii (Caput longum)
	Tuberculum infraglenoidale	M. triceps brachii (Caput longum)

! Aufgabe 3.14

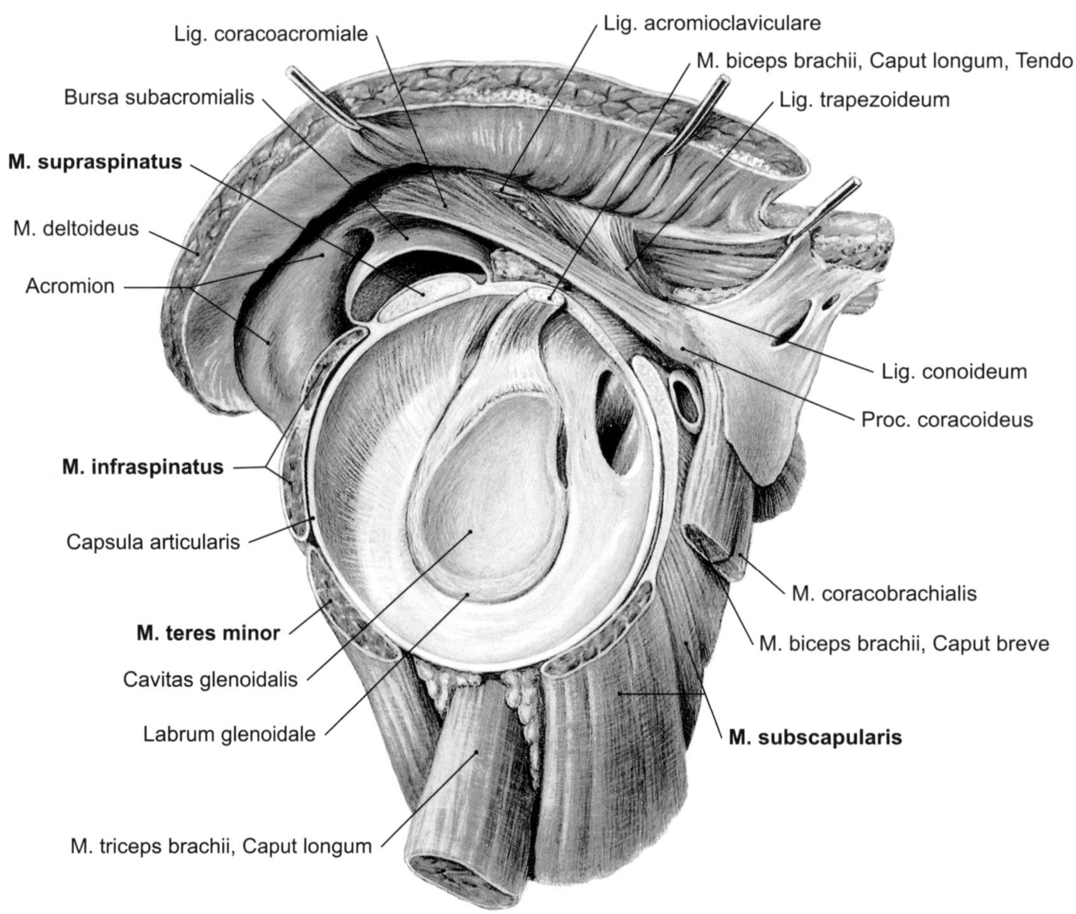

Abb. 3.16 Gelenkpfanne des Glenohumeralgelenks mit Muskeln der Rotatorenmanschette (fett), Ansicht von lateral [S700]

! Aufgabe 3.15

Die Bewegungen der Skapula finden zum einen über die Gleitfläche zwischen *M. subscapularis* und *M. serratus anterior* und zum anderen über die Gleitfläche zwischen M. serratus anterior und der äußeren Thoraxwand statt.

! Aufgabe 3.16

Folgende Muskeln der Schulter bzw. des Schultergürtels inserieren am knöchernen Thorax:
- Pars costalis des M. latissimus dorsi
- M. serratus anterior
- M. pectoralis major
- M. pectoralis minor

Sie können als inspiratorische Atemhilfsmuskeln tätig werden, wenn der Schultergürtel bzw. der Oberarm fixiert ist und damit als Punctum fixum dient. Dies sieht man beispielsweise bei Sportlern nach großer Anstrengung, wenn sie die Arme in die Hüften stemmen, oder beim sog. Kutschersitz, den man in der Atemtherapie als atemerleichternde Stellung einsetzt.

! Aufgabe 3.17

Aus der Nullstellung sind folgende Muskeln an der Abduktion des Armes im Schultergelenk beteiligt: M. supraspinatus, M. infraspinatus (kraniale Fasern), M. deltoideus (Pars acromialis), M. biceps brachii (Caput longum).

Bei 80° Abduktion sind zusätzlich die kaudalen Fasern des M. infraspinatus, die Pars clavicularis und die meisten Fasern der Pars spinalis des M. deltoideus an der Abduktion des Armes beteiligt, da ihre Fasern im Laufe der Bewegung den Drehpunkt überqueren.

! Aufgabe 3.18

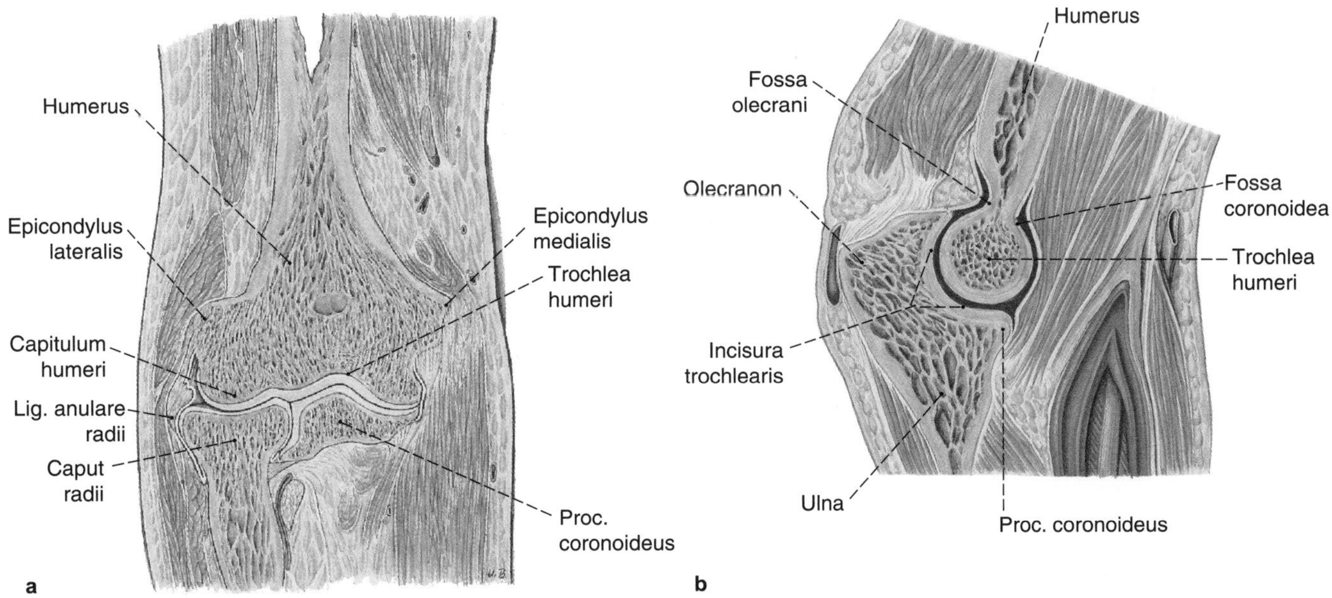

Abb. 3.17 Rechtes Humeroulnargelenk im Frontalschnitt (a) und Sagittalschnitt (b) [S700]

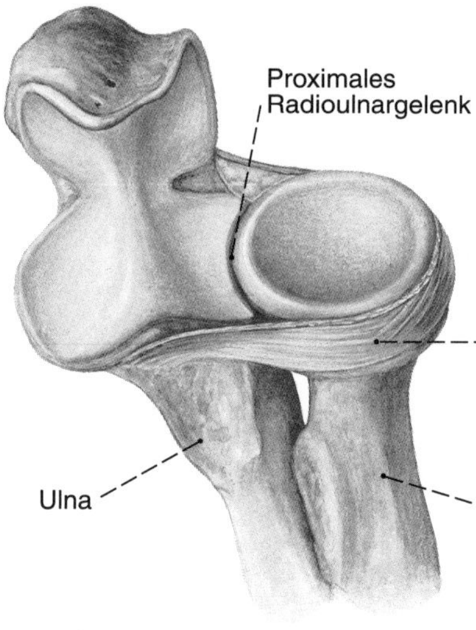

Abb. 3.18 Art. radioulnaris proximalis, Ansicht von proximal-ventral [S700]

! Aufgabe 3.19

Gelenkform	Beispiele
a) Scharniergelenk (Art. ginglymus)	Interphalangealgelenke der Finger und Zehen
b) Zapfengelenk (Art. conoidea)	Proximales Radioulnargelenk
c) Radgelenk (Art. trochoidea)	Medialer Teil des unteren Kopfgelenks, distales Radioulnargelenk
d) Eigelenk (Art. ellipsoidea)	Oberes Kopfgelenk, proximales Handwurzelgelenk
e) Sattelgelenk (Art. sellaris)	Sternoklavikulargelenk, Daumensattelgelenk
f) Kugelgelenk (Art. spheroidea)	Grundgelenke der Finger und Zehen, Hüftgelenk, Schultergelenk
g) Planes Gelenk (Art. plana)	Akromioklavikulargelenk, Wirbelbogengelenke

Bei Amphiarthrosen handelt es sich um echte Gelenke (straffe Gelenke), die durch Bänder in der Beweglichkeit sehr stark eingeschränkt werden, wie z. B. am Iliosakralgelenk oder der proximalen Verbindung von Tibia und Fibula (Art. tibiofibularis).

! Aufgabe 3.20

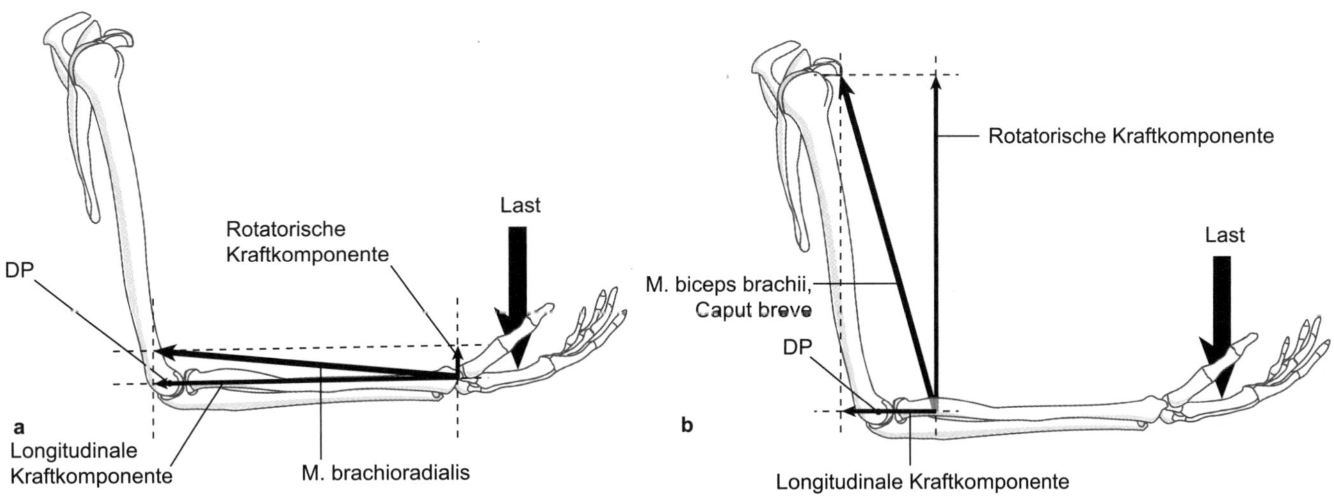

Abb. 3.21 Funktion des M. brachioradialis (a) und des M. biceps brachii (Caput breve, b) beim Heben von Gewichten [L157]

Durch die Kraftzerlegung der beiden Muskeln wird deutlich, dass der M. biceps brachii eine erheblich größere rotatorische Kraftkomponente hat als der M. brachioradialis. Da er ventral der Bewegungsachse des Humeroulnargelenks liegt, beugt er das Ellenbogengelenk. Der M. brachioradialis dagegen hat kaum Bewegungsfunktion. Aufgrund seiner großen longitudinalen Kraftkomponente übernimmt er jedoch eine andere wichtige Funktion: Er reduziert die auf die Unterarmknochen wirkende Biegebeanspruchung, indem er den Radius längs „verspannt". Dieses Prinzip bezeichnet man in der Biomechanik als *Zuggurtung.*

Es findet sich beispielsweise auch am Femur, wo der Tractus iliotibialis die Aufgabe der Zuggurtung übernimmt, aber auch bei allen Röhrenknochen, wo lange Muskeln eher parallel zum Knochen verlaufen (➤ Aufgabe 2.36).

! Aufgabe 3.21

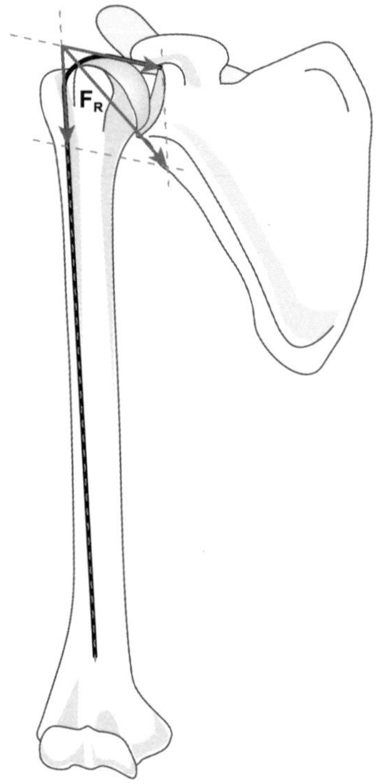

Abb. 3.22 Bedeutung fester Rollen am Beispiel der langen Bizepssehne [L157]

Die resultierende Kraft (F_R) der langen Bizepssehne, die sich aus der Umlenkung der Sehne ergibt, bewirkt eine Zentrierung des Caput humeri nach kaudal-medial. Die lange Bizepssehne kann also einem Hochstand des Humeruskopfs entgegenwirken und spielt eine wichtige Rolle für die Stabilität des Glenohumeralgelenks.

Solche „Rollensysteme" finden sich an verschiedenen Stellen am Körper, nämlich überall dort, wo Muskeln auf ihrem Weg vom Ursprung zum Ansatz in ihrem Verlauf umgelenkt werden (z. B. M. obturatorius internus um die Incisura ischiadica minor oder der M. iliopsoas um die Eminentia iliopubica und den Hüftkopf, ➢ Aufgabe 2.36).

! Aufgabe 3.22

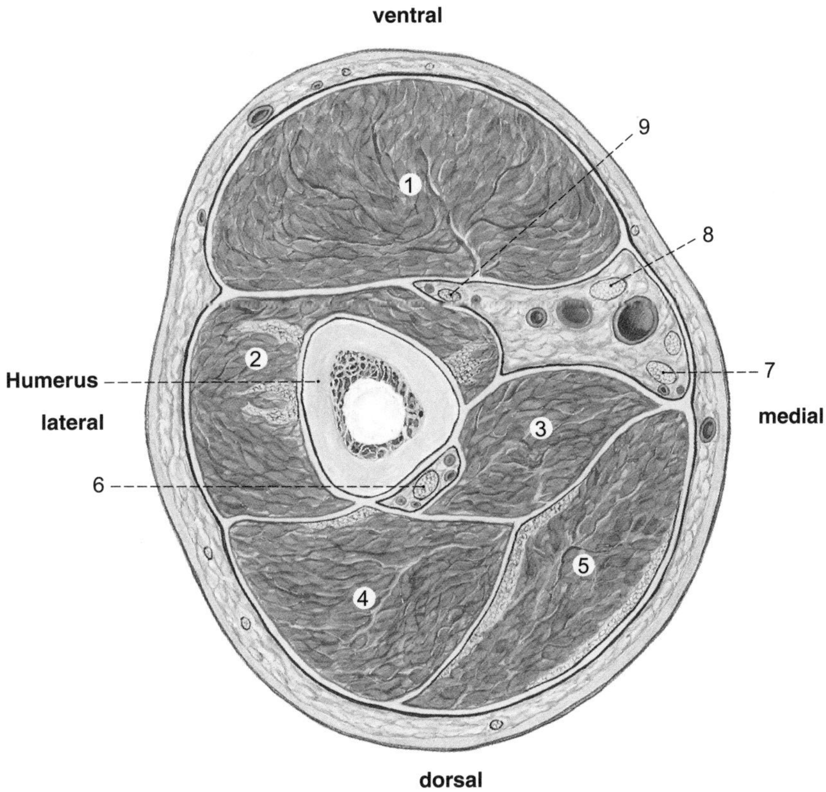

Abb. 3.23 Querschnitt durch die Mitte des Oberarms [S700]

1 M. biceps brachii
2 M. brachialis
3 M. triceps brachii, Caput mediale
4 M. triceps brachii, Caput laterale
5 M. triceps brachii, Caput longum
6 N. radialis
7 N. ulnaris
8 N. medianus
9 N. musculocutaneus

! Aufgabe 3.23

Bei Humerusschaftfrakturen kann es im Bereich des Sulcus nervi radialis zu Läsionen des *N. radialis* kommen. Daraus resultiert das klinische Bild der sog. **Fallhand,** wobei es zu einem Ausfall der Hand- und Fingerextensoren kommen kann. In der Folge ist die Dorsalextension im Handgelenk nicht mehr oder nur noch stark eingeschränkt möglich. Der M. triceps brachii, der ebenfalls vom N. radialis innerviert wird, ist meist nicht betroffen, da seine versorgenden Äste bereits oberhalb der Fraktur abgehen.

! Aufgabe 3.24

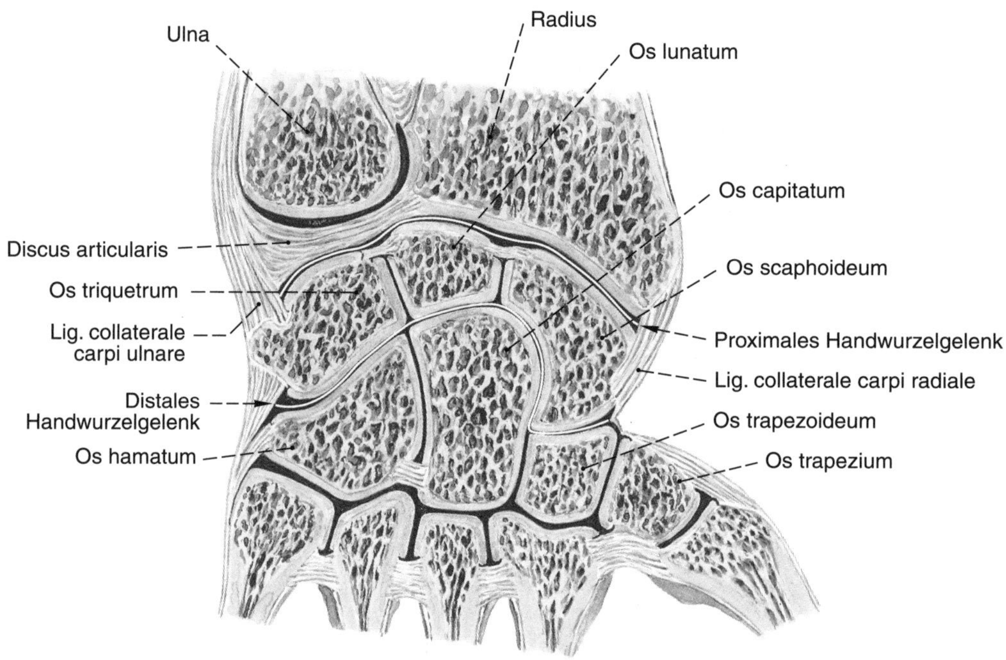

Abb. 3.24 Proximales und distales Handwurzelgelenk sowie Karpometakarpalgelenke der rechten Hand im Frontalschnitt, Ansicht von palmar [S700]

Die Kollateralbänder begrenzen die Bewegung der Hand zur Seite, also die radiale und ulnare Abduktion (oder Radial- und Ulnarduktion): Das Lig. collaterale radiale die Ulnarduktion, das Lig. collaterale ulnare entsprechend die Radialduktion. Beide Bewegungen finden im proximalen Handgelenk statt. Im distalen Handwurzelgelenk sind diese Bewegungen aufgrund des S-förmigen Verlaufs des Gelenkspalts kaum möglich.

! Aufgabe 3.25

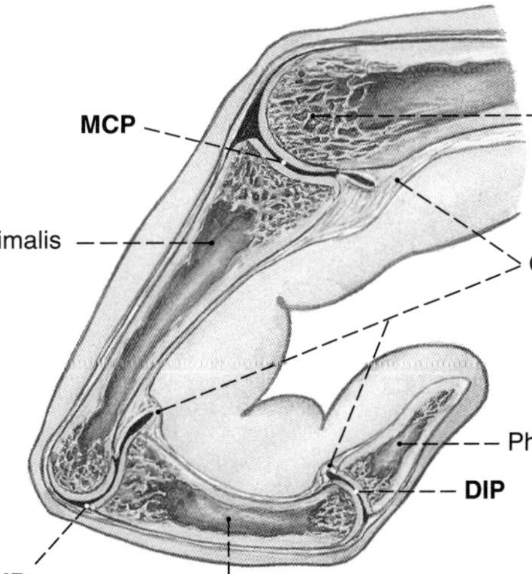

Abb. 3.25 Fingergelenke im Sagittalschnitt, Ansicht von lateral [S700]

Das Abspreizen der Finger II–V ist in Beugestellung kaum noch möglich, weil die Kollateralbänder der Grundgelenke in dieser Position verlängert und deshalb gespannt sind (ähnlich wie die Kollateralbänder des Kniegelenks bei Kniestreckung, ➢ Aufgabe 2.18).

! Aufgabe 3.26

Muskulatur des Unterarms

Ventrale oberflächliche Unterarmmuskeln	M. pronator teres, M. flexor carpi radialis, M. flexor carpi ulnaris, M. palmaris longus, M. flexor digitorum superficialis
Ventrale tiefe Unterarmmuskeln	M. flexor digitorum profundus, M. flexor pollicis longus, M. pronator quadratus
Dorsale oberflächliche Unterarmmuskeln	M. extensor digitorum, M. extensor digiti minimi, M. extensor carpi ulnaris
Dorsale tiefe Unterarmmuskeln	M. supinator, M. extensor pollicis longus, M. extensor pollicis brevis, M. abductor pollicis longus, M. extensor indicis
Radiale Unterarmmuskeln	M. extensor carpi radialis longus, M. extensor carpi radialis brevis, M. brachioradialis

! Aufgabe 3.27

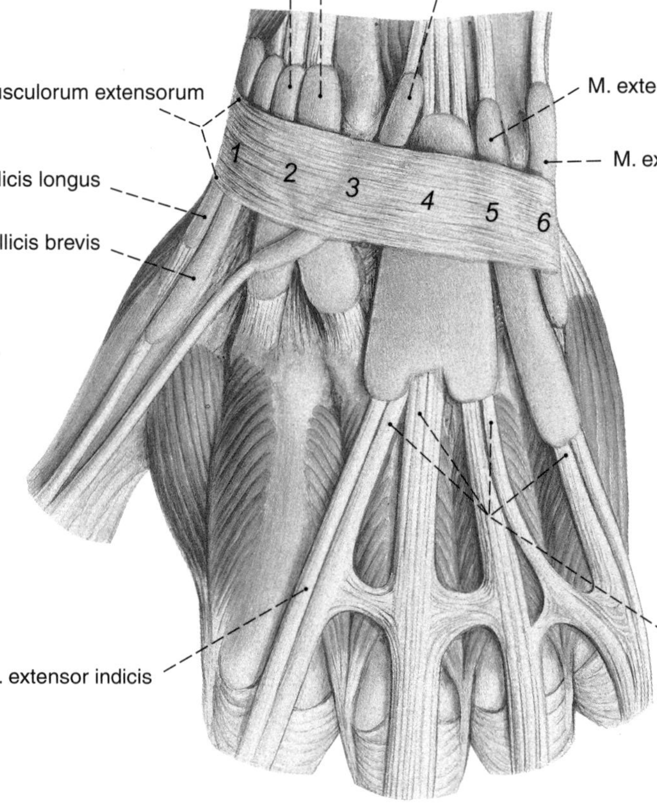

Abb. 3.26 Verlauf der Sehnen unter dem Retinaculum extensorum (Sehnenfächer) [S700]

Zuordnung der Unterarmmuskeln zu den Sehnenfächern

Sehnenfach	Muskeln
1	M. extensor pollicis brevis, M. abductor pollicis longus
2	M. extensor carpi radialis brevis, M. extensor carpi radialis longus
3	M. extensor pollicis longus
4	M. extensor digitorum, M. extensor indicis
5	M. extensor digiti minimi
6	M. extensor carpi ulnaris

! Aufgabe 3.28

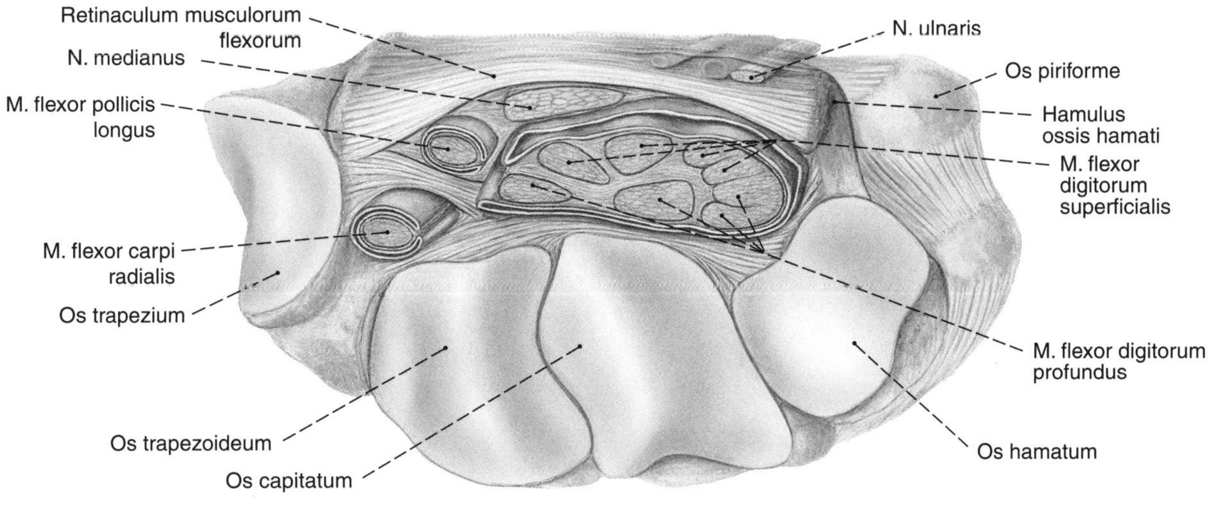

Abb. 3.27 Querschnitt durch den Karpaltunnel der rechten Hand, Ansicht von distal [S700]

! Aufgabe 3.29

Ursprung der Unterarmmuskeln am Epicondylus medialis und lateralis

Epicondylus medialis humeri	Epicondylus lateralis humeri
• M. pronator teres (Caput humerale) • M. flexor carpi radialis • M. palmaris longus • M. flexor digitorum superficialis (Caput humerale) • M. flexor carpi ulnaris (Caput humerale)	• Mm. extensor carpi radialis longus und brevis • M. extensor digitorum • M. extensor digiti minimi • M. extensor carpi ulnaris (Caput humerale) • M. supinator

Die Muskeln, die am Epicondylus lateralis inserieren, sind, mit Ausnahme des M. supinator, Extensoren der Hand- bzw. Fingergelenke. Dementsprechend ist in der Regel die Dorsalextension des Handgelenks schmerzauslösend, ebenso wie der Faustschluss. Am häufigsten ist die Insertion des M. flexor carpi radialis brevis betroffen.

! Aufgabe 3.30

Sie werden merken, dass ein kräftiger Faustschluss bei bereits flektiertem Handgelenk kaum möglich ist. Die mehrgelenkigen Unterarmbeuger sind in dieser Position bereits über das Handgelenk so weit angenähert, dass sie die Finger nicht mehr endgradig beugen können (aktive Insuffizienz).

Bei einem kräftigen Faustschluss wird das Handgelenk normalerweise durch die Mm. flexor carpi radialis brevis und longus in Dorsalextension und Radialduktion stabilisiert. Sie arbeiten also synergistisch mit den langen Fingerbeugern und werden daher auch als **Faustschlussmuskeln** bezeichnet.

! Aufgabe 3.31

Der N. medianus verläuft zunächst auf der medialen Seite des Oberarms zur Ellenbeuge und tritt dann, zwischen den **beiden Köpfen des M. pronator teres** hindurch, zwischen die oberflächliche und die tiefe Schicht der ventralen Unterarmmuskeln. Er innerviert motorisch *alle* Beuger des Unterarms, mit Ausnahme des M. flexor carpi ulnaris und des ulnaren Anteils des M. flexor digitorum profundus. An der Hand innerviert er zudem noch die Muskulatur des Daumenballens (mit Ausnahme des M. adductor pollicis und des Caput profundum des M. flexor pollicis brevis) sowie die beiden radialen Mm. lumbricales.

Durch den Ausfall des M. flexor digitorum superficialis, des radialen Anteils des M. flexor digitorum profundus sowie der Mm. flexor pollicis longus und brevis können Daumen, Zeige- und Mittelfinger nicht mehr vollständig gebeugt werden. Lediglich Ring- und Kleinfinger können mit dem ulnaren Anteil des M. flexor digitorum profundus noch flektiert werden, da dieser vom N. ulnaris innerviert wird.

Erst nachdem er die motorischen Äste für die Unterarmmuskulatur abgegeben hat, tritt der N. medianus durch den **Karpaltunnel** in die Hohlhand ein, weshalb bei einem Karpaltunnelsyndrom der Faustschluss nicht beeinträchtigt ist.

Anhang

Körperregionen

Caput	Kopf
Truncus	Rumpf
Thorax	Brustkorb
Dorsum	Rücken
Abdomen	Bauch
Pelvis	Becken
Obere Extremität	Arm
Brachium	Oberarm
Cubitus	Ellenbogen
Antebrachium	Unterarm
Manus	Hand
Untere Extremität	Bein
Femur	Oberschenkel
Genu	Knie
Crus	(Unter-)Schenkel
Pes	Fuß

Wichtige anatomische Begriffe aus dem Lateinischen und Griechischen

Angegeben sind Nominativform und Genitivendung bei Substantiven sowie männliche, weibliche und sächliche Form bei Adjektiven.

abdomen, -inis	Bauch
abducens, -entis	zur Seite wegführend
abductor, -oris	Wegführer
accessorius, -a, -um	hinzukommend
acetabulum, -i	Essigschälchen, Hüftgelenkspfanne
acromion	Schulterhöhe
adductor, -oris	Heranführer
adhaesio, -ionis	Verklebung
adiposus, -a, -um	fettreich
afferens, -entis	hinführend
ala, -ae	Flügel
albus, -a, -um	weiß
anconaeus, -a, -um	zum Ellenbogen gehörend
ante	vor, vorn
angulus, -i	Winkel
antebrachium, -i	Unterarm
anterior, -ior, -ius	vorderer
anulus, -i	kleiner Ring
anus, -i	Ring
apertura, -ae	Öffnung
aponeurosis	flächenhafte Sehne
arcuatus, -a, -um	bogenförmig
articulatio, -ionis	Gelenk
ascendens, -entis	aufsteigend
asper, -a, -um	rau
autochthon	bodenständig, ursächlich durch eigene Einflüsse entstanden
biceps, -ipitis	zweiköpfig
bifurcatio, -onis	Gabelung
brachium, -i	Arm, Stiel
brevis, -is, -e	kurz
bursa, -ae	Beutel
calcaneus, -i	Fersenbein
canalis, -i	Röhre, Kanal
capitulum, -i	Köpfchen
capsula, -ae	kleine Hülle
caput, -itis	Kopf
carpus, -i	Handwurzel
cartilago, -inis	Knorpel
cauda, -ae	Schwanz
cavitas, -atis	Aushöhlung
cervix, -icis	Hals, Nacken
chiasma, -ae	Kreuzung (der griechische Buchstabe Chi hat die Form eines „x")
chondralis, -is, -e	knorpelig
circumferentia, -ae	Umkreis, Umfang
clavicula, -ae	Schlüsselchen
coccyx, -gis	Steißbein
collateralis, -is, -e	begleitend, seitlich
collum, -i	Hals
columna, -ae	Säule
communis, -e	gemeinsam
condylus, -i	Gelenkwalze
conoideus, -a, -um	kegelförmig
coracoideus, -ea, -eum	rabenschnabelähnlich
coronoideus, -ea, -eum	kronenartig
corpus, -oris	Körper
costa, -ae	Rippe
coxa, -ae	Hüfte
crista, -ae	Kamm, Knochenleiste
cruciformis, -is, -e	kreuzförmig
crus, -ris	Unterschenkel

cuboideus, -ea, -eum	würfelförmig
cuneiformis, -is, -e	keilförmig
cutis, -tis	Haut, Oberfläche
deltoideus, -a, -um	deltaförmig
dens, dentis	Zahn
descendens, -entis	herabsteigend
digitus, -i	Finger/Zehe
discus, -i	Scheibe
dorsum, -i	Rücken
efferens, -entis	abführend, herausführend
eminentia, -ae	Erhabenheit
epicondylus, -i	außerhalb der Gelenkkapsel an der Gelenkwalze befindlicher Knochenfortsatz
erector, -oris	Aufrichter
extremitas, -atis	äußerstes Ende
facies	Oberfläche (Facies articularis = knorpelige Gelenkfläche)
fascia, -ae	Binde, Band
fenestra, -ae	Fenster
fissura, -ae	Spalte
flavus, -a, -um	goldgelb (Ligg. flava = gelbe Bänder)
foramen, -inis	Loch
fossa, -ae	Grube, Graben
fovea, -ae	Grübchen
frons, -tis	Stirn
gastrocnemius, -a, -um	zur Wade gehörend
gemellus, -i	Zwillingsbruder
genu, -us	Knie
glenoidalis, -is, -e	zur Gelenkpfanne gehörend
gluteus, -a, -um	zum Gesäß gehörend
gracilis, -is, -e	schlank, zart
hallux, -cis	Großzehe
hamatus, -a, -um	hakenförmig
hamulus, -i	kleiner Haken
hiatus, -i	Durchtrittsöffnung
incisura, -ae	Einschnitt
index, -icis	Zeigefinger
inguinalis, -is, -e	zur Leiste gehörend
interosseus, -a, -um	zwischen den Knochen gelegen
labium, -i	Lippe (paarig)
labrum, -i	Lippe (Faserrand einer Gelenkfläche, z.B. an Schulter und Hüfte)
lacuna, -ae	Lücke
latissimus, -a, -um	der breiteste
latus, -a, -um	breit
levator, -oris	Heber
ligamentum, -i	Band
longissimus, -a, -um	am längsten
longus, -a, -um	lang

lunatus, -a, -um	mondförmig
magnus -a, -um	groß
major, -us	groß
malleolus, -i	kleiner Hammer, Knöchel
manubrium, -i	Griff
manus, -nus	Hand
margo, -inis	Rand
mastoideus, -ea, -eum	einer Brustwarze ähnlich
maximus, -a, -um	größte
membrana, -ae	Membran, Grenzschicht (kollagenes Bindegewebe)
multifidus, -a, -um	vielfach gespalten
musculus, -i	Muskel
minimus, -a, -um	am kleinsten
minor, -or, -us	kleiner
navicula, -ae	Schifflein
nervus, -i	Nerv
nucha, -ae	Nacken
nucleus, -i	Kern
obliquus, -a, -um	schräg
obturatus, -a, -um	verstopft
occipitalis, -is, -e	zum Hinterhaupt gehörend
opponens, -entis	entgegenstehend
os, ossis	Knochen
palma, -ae	Handfläche
pars, partis	Teil, Abschnitt, Anteil
pecten, -inis	Kamm
pectoralis, -is, -e	zur Brust gehörig
pelvis, -oris	Becken
perforans, -ntis	durchbohrend
perforatus, -a, -um	durchbohrt
pes, pedis	Fuß
piriformis, -is, -e	birnenförmig
pisiformis, -is, -e	erbsenförmig
plexus, -i	Geflecht
pollex, -icis	Daumen
processus, -us	Fortsatz
profundus, -a, -um	tief
pronator, -oris	vorwärtsbeugen
protuberantia, -ae	Knochenvorsprung, Erhabenheit
pulposus, -a, -um	aus weicher Substanz
quadratus, -a, -um	viereckig
quadriceps, -ipitis	vierköpfig
radius, -i	Speiche
ramus, -i	Ast
recessus, -us	Ausstülpung
rectus, -i	gerade
recurrens, -ntis	zurücklaufend
rhomboideus, -a, -um	rautenförmig

sartorius, -a, -um	zum Schneidern verwendet
scalenus, -a, -um	treppenartig
scaphoideus, -a, -um	kahnförmig
semitendinosus, -a, -um	halbsehnig
septum, -i	Trennwand
serratus, -a, -um	gezackt
soleus, -a, -um	schollenähnlich
spina, -ae	Dorn
sternum, -i	Brustbein
styloideus, -a, -um	griffelförmig
sulcus, -i	Graben, Rinne
supinator, -oris	rückwärtsbeugen
sustentaculum, -i	Unterstützung
talus, -i	Sprungbein
tarsus, -i	Fußwurzel
tendo, -inis	Sehne
tensor, -oris	Anspanner
teres, -es, -es	rund
tractus, -us	Faserzug
transversus, -a, -um	transversal, quer
triceps, -ipitis	dreiköpfig
trigonum, -i	Dreieck
trochanter, -eris	Rollhügel
trochlea, -ae	Rolle
truncus, -i	Stamm, Bündel
tuber, -is	Höcker
tuberculum, -i	Höckerchen
tuberositas, -atis	Rauigkeit
ulna, -ae	Elle
uncinatus, -a, -um	hakenartig
vagina, -ae	Hülle, Scheide
vastus, -a, -um	groß, weit
vertebra, -ae	Wirbel
xiphoideus, -a, -um	schwertförmig

Register